实用儿童外治疗法

学术顾问　王　烈　孙光荣　倪桂臣　汪受传　肖和印　崔　红　闫慧敏
　　　　　郑　军　杨　健　张知新

主　　编　刘应科　王俊宏　孙丽平

副主编　许　华　袁　斌　吴力群　崔　霞　李　敏　邵征洋

参　　编（以姓氏笔画为序）

丁利忠　于雪飞　马娜娜　马斯风　马敬路　王　璐　王小进
王秋莉　王俊宏　孔慧敏　田浦任　冯兆才　任昕昕　刘　英
刘玉清　刘应科　刘玲佳　闫永彬　安　冰　许　华　孙丽平
李　晨　李　敏　杨　晔　杨嘉豪　吴力群　邱丽漪　张　辰
张　雯　张春红　邵征洋　林成雷　林丽莉　周　薇　周高俊
郑海涛　单海军　赵　颖　袁　斌　贾　慧　倪容华　徐化明
郭亦男　陶嘉磊　黄　茂　黄巧玲　崔　霞　崔瑞琴　彭珊珊
董晨霞　谢丁一　蔡超丽　樊燕萍　霍婧伟　魏丽娜

学术秘书　张　雯　刘玉清　倪容华

人民卫生出版社
·北　京·

版权所有，侵权必究！

图书在版编目（CIP）数据

实用儿童外治疗法 / 刘应科，王俊宏，孙丽平主编
. —北京：人民卫生出版社，2022.10
ISBN 978-7-117-33634-5

Ⅰ.①实… Ⅱ.①刘…②王…③孙… Ⅲ.①小儿疾
病 —外治法 Ⅳ.①R272

中国版本图书馆 CIP 数据核字（2022）第 181233 号

人卫智网	www.ipmph.com	医学教育、学术、考试、健康，
		购书智慧智能综合服务平台
人卫官网	www.pmph.com	人卫官方资讯发布平台

实用儿童外治疗法
Shiyong Ertong Waizhi Liaofa

主　　编：刘应科　王俊宏　孙丽平
出版发行：人民卫生出版社（中继线 010-59780011）
地　　址：北京市朝阳区潘家园南里 19 号
邮　　编：100021
E - mail：pmph @ pmph.com
购书热线：010-59787592　010-59787584　010-65264830
印　　刷：北京华联印刷有限公司
经　　销：新华书店
开　　本：710×1000　1/16　　印张：21
字　　数：355 千字
版　　次：2022 年 10 月第 1 版
印　　次：2022 年 11 月第 1 次印刷
标准书号：ISBN 978-7-117-33634-5
定　　价：99.00 元
打击盗版举报电话：**010-59787491**　E-mail：**WQ @ pmph.com**
质量问题联系电话：**010-59787234**　E-mail：**zhiliang @ pmph.com**
数字融合服务电话：**4001118166**　　E-mail：**zengzhi @ pmph.com**

王 序

中医药学是中华民族传统文化中的瑰宝，是中华民族生生不息的重要保障。其独特的理论体系及治疗手段使之能传承并发展数千年而依然存在，直到如今依然在广大人民群众的医疗保障事业中发挥着不可替代的作用。

中医治法分为内治法和外治法，治病之理同而法不同，所谓"外治之理，即内治之理；外治之药，亦即内治之药，所异者法耳"。比之汤剂口服，外治法确有优势，昔日往往被误认为仅仅是口服汤药的补充，而随着生活和医疗水平的提高，外治法愈发受到医家和病家的重视。较之成人，儿童有其独特的生理病理特点，其脏腑娇嫩，皮肤薄且吸收性好，外敷之剂从经脉孔穴入里可随气血直达病所，调理阴阳，求病康复。诸如小儿推拿、穴位敷贴等外治法治疗一些疾病尚有免服苦药之利，更为家长与患儿所接受，现今不仅公立医院，连社区一些儿科外治诊所都如雨后春笋般林立，造福一方。

我对小儿外治的发展有着深刻印象。1990 年，为推行小儿外治疗法，在南京召开的小儿外治主题会议上，我曾做了关于五倍子散敷脐的报告。《中医外治杂志》于 1992 年创刊，我受邀为创刊题词"殊病同源"，1995 年又被聘为杂志的学术顾问。经过多年的外治实践，我发现了几十种中医外治方法，如土茯苓退热、郁金治疗久汗、肉桂茴香止遗尿、土豆泥治痄腮、吴茱萸治口疮、王不留行止喘，还有自拟退热膏、止咳膏、进食膏、治汗膏、治遗膏等等，均为借鉴中医典籍验方，在临床多年实践中总结而成，疗效殊奇，在临床广为应用。

清朝吴师机之《理瀹骈文》是第一部中医外治疗法专著，纵观历史至今，儿科外治法尚无专门著作进行全面之总结归纳。是书《实用儿童外治疗法》，系国内中医儿科同仁齐心协力编著而成，系统总结了现代医家在小儿外治方面的理论认识和实践经验，基于中医理论指导，与现代科学技术相结合，尊古但不泥古,理论性与实用性均较突出,填补了中医儿科外治领域缺乏系统性总结的空白,实为儿科医生之圭臬、儿童病患之福音。

　　该书从儿科外治的发展简史、儿科外治的现代科学理论依据、常见外治疗法和方药,儿科常见病的外治法等几方面进行阐述和总结。纵览全书,愚以为有以下创新:一是悉数中医儿科外治发展简史,从先秦到当代,从萌芽到繁荣,从零散到系统,将中医外治从偏居一隅引向寻常治病之中。二是秉承中医整体观念、辨证论治,将现代科学理论与技术纳入外治之中,使中医外治如虎添翼,助力疗效之提高。林林总总、内容翔实,有论据、有辨证、有治法、有经验、有心悟,分层缕析又浑然一体,内容深厚又浅显易懂。传承精华,守正创新,充分发挥中医药防病治病的独特优势和作用,必将为保障婴童健康、实现全民健康贡献力量。

国医大师

庚子之春　于长春保赤堂

倪 序

学不分南北,医不分中西,治不分内外。不管何种流派,不管是中医还是西医,不论是内治还是外治,只要能够尽快治好患者,并且能够让患者舒心地接受,这就是好医生,好疗法!

疾病是复杂的,干预的方法也就多种多样。药物是一种良好的方法,当然也是不能治疗所有的疾病。寻求非药物的治疗显得非常重要,外治法就是其中重要治疗方法。传统的针灸疗法、推拿疗法、拔罐疗法、放血疗法等都是实践千年、疗效确切的治疗方法,可以统称为外治疗法。药物通过熏蒸、敷贴等经过皮肤、孔窍、腔道、穴位等途径吸收,亦可归为外治疗法。

儿童有其独特的生理、病理及疾病发生规律。儿童不愿意吃药、不愿意打针,存在畏惧感,从而降低了儿童治疗的依从性,自然影响了疗效。采用外治疗法可以很大程度上缓解这种困境,让儿童接受治疗,早日康复。

本书宗旨亦在此,希冀全体儿科同仁重视外治方法,用更好、更优的方法为祖国未来花朵的健康保驾护航,故为之序。

首都医科大学附属北京儿童医院原院长　倪桂臣

2022 年 4 月于北京

编写说明

先贤吴师机著《理瀹骈文》,首创外治疗法专著,系统总结了清以前外治疗法,集外治疗法之大成。儿童有其特殊性,外治疗法对治疗儿童疾病有明显优势,遂有了编写本书的想法。参与本书编写的专家均来自全国中医药院校及相关附属医院,编写内容均是临床一线经常使用的技法,成熟可靠。

本书以"中西医并重"为指导思想,从中西医结合角度挖掘并系统整理儿童中医、西医的各种外治疗法,着力突显儿童外治疗法特色,为提升儿童诊治的依从性寻求新的方法和突破。

本书云集中医、西医业界专家,对儿童外治疗法进行系统深入阐述,对儿童常用、有效的外治疗法进行重点介绍。

本书力求全面、系统地介绍儿科各种中医、西医的外治疗法。

本书对外治疗法进行了追本溯源的探讨,对一些外治疗法的历史源流进行了整理。

本书尝试从现代科学角度去探究外治疗法的原理,试图揭示外治疗法的作用机制,如现代药理学理论等。

本书集结了众多典籍及历代医家对儿童外治疗法的论述,也阐发、深化了相关知识,并且从现代儿童临床角度,对儿童外治疗法赋予了新意。

本书系统介绍了儿童常见疾病及症状的外治疗法,并附验案举隅和临证心悟,为众多临床一线专家的经验及心得传承,具有很好的经验示范性作用。

本书共分为六章,第一章儿童外治疗法概论由许华、王俊宏负责,第二章儿童外治疗法的现代科学理论由邵征洋、刘应科负责,第三章儿童常见外治疗法由崔霞、刘应科负责,第四章儿童常用外治方药由李敏、王俊宏负责,第五章儿童常见疾病外治疗法由吴力群、孙丽平负责,第六章儿童外治疗法文献研究由袁斌、孙丽平负责。

综上所述,汇成本书特色:

中西医荟萃,大专家联合
广收集典籍,汇历代名家
追溯源根由,求创新机制
重突出疗效,深挖掘特色
中西医外治,细详说操作
示疾病外治,又举例心悟

然而,金无足赤,人无完人,书亦无完书,鉴于编者的才识有限,学派林立,技法百家齐放,存在不足之处,期待各位读者斧正,希冀再版时更加完善。

编者

2022 年 4 月

目　录

第一章　儿童外治疗法概论⋯⋯⋯⋯⋯⋯⋯⋯⋯⋯⋯⋯⋯⋯⋯⋯⋯1

　第一节　外治疗法起源与发展⋯⋯⋯⋯⋯⋯⋯⋯⋯⋯⋯⋯⋯⋯⋯⋯1

　　一、形成期——先秦至两汉时期⋯⋯⋯⋯⋯⋯⋯⋯⋯⋯⋯⋯⋯1

　　二、发展期——晋隋唐时期⋯⋯⋯⋯⋯⋯⋯⋯⋯⋯⋯⋯⋯⋯⋯2

　　三、充实期——宋金元时期⋯⋯⋯⋯⋯⋯⋯⋯⋯⋯⋯⋯⋯⋯⋯3

　　四、成熟期——明清时期⋯⋯⋯⋯⋯⋯⋯⋯⋯⋯⋯⋯⋯⋯⋯⋯4

　　五、提高期——中华人民共和国成立以来⋯⋯⋯⋯⋯⋯⋯⋯⋯5

　第二节　西医学外治疗法概论⋯⋯⋯⋯⋯⋯⋯⋯⋯⋯⋯⋯⋯⋯⋯6

　　一、现代西医外治疗法的理论基础及作用机制⋯⋯⋯⋯⋯⋯⋯6

　　二、现代西医外治疗法的研究现状⋯⋯⋯⋯⋯⋯⋯⋯⋯⋯⋯12

　第三节　中医学外治疗法概论⋯⋯⋯⋯⋯⋯⋯⋯⋯⋯⋯⋯⋯⋯13

　　一、理论基础⋯⋯⋯⋯⋯⋯⋯⋯⋯⋯⋯⋯⋯⋯⋯⋯⋯⋯⋯⋯14

　　二、应用特点⋯⋯⋯⋯⋯⋯⋯⋯⋯⋯⋯⋯⋯⋯⋯⋯⋯⋯⋯⋯17

　　三、儿童常用的中医外治法⋯⋯⋯⋯⋯⋯⋯⋯⋯⋯⋯⋯⋯⋯18

　　四、儿童中医外治法的使用现状⋯⋯⋯⋯⋯⋯⋯⋯⋯⋯⋯⋯19

　　五、儿童中医外治法待完善的问题⋯⋯⋯⋯⋯⋯⋯⋯⋯⋯⋯21

第二章　儿童外治疗法的现代科学理论⋯⋯⋯⋯⋯⋯⋯⋯⋯⋯22

　第一节　瞬时受体电位通道与外治疗法⋯⋯⋯⋯⋯⋯⋯⋯⋯⋯22

　　一、瞬时受体电位通道⋯⋯⋯⋯⋯⋯⋯⋯⋯⋯⋯⋯⋯⋯⋯⋯22

　　二、瞬时受体电位通道与经皮治疗⋯⋯⋯⋯⋯⋯⋯⋯⋯⋯⋯23

三、瞬时受体电位通道与吸入治疗 ················24

四、瞬时受体电位通道与鼻内给药 ················26

五、瞬时受体电位通道与针灸治疗 ················26

六、瞬时受体电位通道与其他外治 ················27

七、中医药与瞬时受体电位通道 ················27

第二节　整体观念与外治疗法 ················29

一、整体观念 ················29

二、整体观念在外治疗法中的应用 ················31

第三节　经络理论与外治疗法 ················33

一、经络理论 ················34

二、现代研究 ················34

三、现代应用 ················37

第四节　现代药理学与外治疗法 ················38

一、透皮给药的现代药理学基础 ················38

二、口腔黏膜给药的现代药理学基础 ················44

三、鼻腔黏膜给药的现代药理学基础 ················45

四、直肠黏膜给药的现代药理学基础 ················47

第三章　儿童常见外治疗法 ················49

第一节　常见西医学外治疗法 ················49

一、小儿雾化吸入疗法 ················49

二、小儿鼻腔冲洗疗法 ················54

三、小儿纳肛疗法 ················60

四、小儿透皮给药疗法 ················61

五、小儿生物反馈疗法 ················64

第二节　常见中医外治疗法 ················66

一、小儿针刺疗法 ················66

二、小儿穴位敷贴疗法 ················71

三、小儿推拿疗法 ················74

四、小儿捏脊疗法 ················84

五、小儿熏蒸疗法 ················87

六、小儿药浴疗法 ················92

七、小儿中药湿热敷疗法 ································· 95

八、小儿中药冷敷疗法 ································· 97

九、小儿耳穴疗法 ································· 100

十、小儿放血疗法 ································· 102

十一、小儿脐疗法 ································· 104

十二、小儿中药淋洗疗法 ································· 106

十三、小儿中药热熨疗法 ································· 108

十四、小儿中药离子导入疗法 ································· 112

十五、小儿刺四缝疗法 ································· 114

十六、小儿灸法 ································· 116

十七、小儿拔罐疗法 ································· 120

十八、小儿刮痧疗法 ································· 124

十九、小儿穴位注射疗法 ································· 127

二十、小儿膏摩疗法 ································· 129

二十一、小儿中药灌肠疗法 ································· 131

第三节　其他特色外治疗法 ································· 134

一、小儿热敏灸疗法 ································· 134

二、小儿药枕疗法 ································· 136

三、小儿鼻疗法 ································· 138

四、小儿芳香疗法 ································· 143

五、小儿蜂疗法 ································· 146

六、小儿蜡疗法 ································· 149

第四章　儿童常用外治方药 ································· 152

第一节　常用中药 ································· 152

第二节　常用方剂 ································· 182

第五章　儿童常见疾病外治疗法 ································· 188

第一节　新生儿疾病 ································· 188

一、新生儿黄疸 ································· 188

二、新生儿呕吐 ································· 190

三、新生儿夜啼 ································· 191

第二节　肺系疾病……193

一、感冒……193

二、咳嗽……196

三、慢性咳嗽……199

四、肺炎喘嗽……201

五、哮喘……205

六、乳蛾……208

七、反复呼吸道感染……210

第三节　脾系疾病……212

一、呕吐……212

二、便秘……215

三、泄泻……218

四、厌食……220

五、儿童肥胖症……224

第四节　心肝系疾病……227

一、夜啼……227

二、汗证……230

三、多动症……233

四、多发性抽动症……235

五、病毒性心肌炎……238

第五节　肾系疾病……241

一、尿频……241

二、遗尿……244

三、性早熟……247

四、矮小症……249

第六节　其他疾病……251

一、发热……251

二、脱发……253

三、流涎……255

四、腺样体肥大……257

五、肌性斜颈……259

六、近视……261

　　七、过敏性鼻炎 ……………………………………………………264

　　八、脑炎后遗症 ……………………………………………………266

　　九、脑出血后遗症 …………………………………………………270

　　十、臂丛神经损伤 …………………………………………………275

　　十一、脑性瘫痪 ……………………………………………………279

　　十二、儿童湿疹 ……………………………………………………283

第六章　儿童外治疗法文献研究 ……………………………………287

　第一节　儿童外治法研究进展 ………………………………………287

　　一、传统外治法之非药物外治法 …………………………………287

　　二、传统外治法之药物外治法 ……………………………………292

　　三、其他疗法 ………………………………………………………297

　　四、总结 ……………………………………………………………297

　第二节　经典籍对外治疗法的认识 …………………………………298

　　一、《黄帝内经》中的外治法 ………………………………………298

　　二、《伤寒论》中的外治法 …………………………………………302

　　三、《备急千金要方》与《千金翼方》中的外治法 ………………305

　第三节　历代代表医家对外治法的认识 ……………………………305

　　一、秦汉时期 ………………………………………………………306

　　二、魏晋南北朝时期 ………………………………………………306

　　三、隋唐时期 ………………………………………………………308

　　四、金元时期 ………………………………………………………309

　　五、明代时期 ………………………………………………………310

　　六、清朝时期 ………………………………………………………311

　　七、民国时期至现代 ………………………………………………314

　第四节　儿科外治法的应用变迁 ……………………………………315

主要参考文献 …………………………………………………………317

第一章　儿童外治疗法概论

第一节　外治疗法起源与发展

中医外治法,相对于中医内治法而言,是口服药物以外治疗疾病的方法统称。经过长期医疗实践的总结、丰富和发展,中医外治法运用特定的手段对人体相应体表位置及特定部位产生不同程度、不同种类的刺激,达到调整机体功能、恢复生理状态、祛除疾病的目的。其包含的内容甚为广泛,诸如针刺、推拿、膏摩、拔罐、刮痧、艾灸、药浴、耳穴、敷贴、蜂疗等以及一些现代理疗手段均属其中。中医外治法历史悠久,自古就有"良工不废外治"之说,不仅能治疗体表的疾病,对内在疾病也有明显的效果。其以操作简便、安全可靠等优点广泛运用于内、外、妇、儿、五官等临床各科。

小儿中医外治法,即运用于儿科临床的中医外治法。《理瀹骈文》有云:"外治之理,即内治之理;外治之药,亦即内治之药,所异者法耳。"外治,其法理与内治相通,单独或与内治配合用于小儿疾病,安全经济,作用迅速,既可增强疗效,又能有效减免药物副作用及服药、打针带来的不适,被越来越多的临床医生和家长所接受,是小儿疾病重要的治疗手段。现将其起源与发展略简述如下:

一、形成期——先秦至两汉时期

考古学者研究发现,原始社会的医疗实践中已包含了针、灸、药物、推拿等器具的使用,随着生产力的发展,先后出现砭石、骨刺、竹刺等用具。

我国目前最早的医学方书《五十二病方》，载方283首，小儿有"婴儿瘈疭""婴儿病间（痫）""婴儿瘚"等记载，其中"婴儿病间（痫）"部分载有"取雷尾（矢）三果（颗）冶（研），以猪煎膏和之，小婴儿以水斗，大者以一斗，三分和，取一份置水中，挠，以浴之"。此为药浴用于小儿的最早史料，首开小儿外治法之先河。

《黄帝内经》中记载了涂法、渍法、浴法、熏法、吹耳法、按摩法、取嚏法、牵引法、结扎法、截肢等外治方法。虽未针对儿童论述，但其方法及理论的出现均为小儿外治法发展作好了铺垫。

本时期中医外治法经历了从无到有，方法种类由少到多的过程，小儿外治法虽然只是零星出现，并未系统论述，但种种迹象表明医家已经逐渐意识到小儿与成人生理病理均有不同，小儿病篇的专论呼之欲出。

二、发展期——晋隋唐时期

晋隋唐时期是小儿外治法发展的重要时期，多部医学专著中都出现了单独的小儿病篇，外治法种类逐渐增多，理论内容进一步丰富。

晋代陈延之《小品方》博涉约取，采有征信，总结了晋至齐初医学成就，同时又有新发展，是"僮幼入门"必学经典。卷八为治小儿百病诸方，记载了21种小儿外治方法，涉及17种疾病。诸法中，以药敷法为主，还有药浴、药粉涂身及针刺消肿等方法。如"治小儿白秃方。捣楸菜中心，取汁以涂头，立生"。治疗小儿发白、斑秃，以楸菜心捣汁涂抹患处，病情可有效改善。再如"疗小儿悬痈方。治方，可以棉缠长针，末小如粟，以刺决之"。用长针裹棉絮，刺破上颚所生的悬痈，有消肿排脓的作用。书中除了小儿疾病的治疗外，还论述了许多诸如接生、着衣、哺乳等方面的将养经验。

晋代皇甫谧的《针灸甲乙经》中单列《小儿杂病》，主要论述小儿惊痫及飧泄等杂病的证治。通过望诊对证候进行诊断，并以针刺法治疗小儿疾病，如"小儿惊痫，如有见者，列缺主之""小儿咳而泄，不欲食者，商丘主之"，首创小儿治疗针刺专论。

隋代巢元方《诸病源候论》单列小儿杂病的论述，论述了很多小儿病的内在机制，提出"疾微，慎不欲妄针灸，亦不用辄吐下，所以然者，针灸伤经络，吐下动腑脏故也，但当以除热汤浴之，除热散粉涂之，除热赤膏摩之"，病情不严重时针灸、吐下法不可取，因其易伤经络脏腑，选取药浴、粉身、膏摩等损伤轻、痛苦小的方法也有理想的效果。治疗运用药枕、灸法等，如"儿皆须著帽、项衣,取燥,菊花为枕枕之""若壮热者,即须熨使微汗,微汗不瘥,便灸两风池及背第三椎",发展了小儿疾病的辨证论治。

唐代孙思邈《千金备急要方·少小婴孺方》和《千金翼方·小儿》为少小专论,收载小儿外治法 27 种,290 条之多,是最早记载儿科理法方药的专篇,详细记载了小儿惊痫、伤寒、客忤、痈疽、瘰病以及五官科等疾病的治疗,同时介绍了乳母的选择、初生出腹、断脐、衣儿等将养的方法,体现了"治未病"思路;发展了多种外治方法如膏摩、灸法等,附有详细操作步骤并以多法复合作用于疾病;操作部位拓展到胃脘、前囟等皮肤薄弱、容易吸收之处,形式多样。如"治少小客忤,二物黄土涂头方。灶中黄土,蚯蚓屎等分捣,合水和如鸡子黄大,涂儿头上及五心……治少小犯客忤,发作有时者方。以母月衣覆儿上",治疗客忤,一法以药物涂头,另一法以母衣覆体,单独或配合使用,可镇静安神。现代育儿知识中,母亲哺乳衣的颜色、气味均有安抚的作用,在唐代已有迹可寻。再如以"真珠散……研之如粉,以熟帛三筛为散……遣人以小指爪挑少许敷眼中""治鼻不利,香膏方……取如小豆大纳鼻中,日三",将涂敷法发展为敷眼法、纳鼻法等,药物直达病所,疗效增强。

随着医者对小儿病的认识不断深入,本时期的小儿中医外治法大有"星星之火,可以燎原"之势,迅速地发展壮大,由散在提及到专篇论述,从一法到多法,操作种类增多、应用范围扩大、医者视野拓宽无不为儿科理论进一步发展作铺垫。

三、充实期——宋金元时期

这一时期诞生了许多儿科名家,如陈文中、曾世荣、钱乙等,同时涌现出了多种儿科学说,学术争鸣激烈。医家们在借鉴经典的基础上,又加入了自己的实践经验,形成多部儿科专著,外治法应用也更加灵活、多样。

《太平圣惠方》是我国现存 10 世纪前最大的官修方书,书中记载了针对小儿的多种外治法,针刺、药浴、艾灸、热熨、药袋、肠道给药、滴耳、吹药等。如"小儿……神气软弱,忽有非常之物,或见未识之人,气息触之……吐下青黄赤白,水谷解离,腹痛夭矫,面变易五色……雄黄一两、虎头骨三分微炙、麝香一分、猴孙头骨三分微炙、白龙脑一分、大蛇头一枚微炙、乳香一分、降真香一两末、煎香一两、白胶香一两、鬼臼一两去毛为末,右件药,都令研细,用熟枣肉和圆……带一圆于身上,辟一切惊忤之气"。将多药研磨成细粉,制成药丸放在香囊中,佩戴在身上,通过口鼻吸入药气达到治疗效果。再如"夫小儿大便不通者,由脏腑有热,乘于大肠故也……羊胆一枚,蜜一合,盐花半两……同煎如饧,捻如箸粗,可长一寸,内下部中,须臾即通",是从肠道给药治疗小儿便秘的方法。

《颅囟经》是目前现存于世的最早的儿科专著。书中有"以硝石散,每用时随肿大小。取苦莲根研汁调涂肿上。如有恶物,即看有点子,以膏贴之""以茴香散为细末,每洗眼时取药一分、水一盏,煎十沸后,温洗之""石硫黄为细末,以糁耳中,日一夜一",运用外敷、喷鼻、药浴、洗眼、糁耳等法治疗小儿病证。

北宋钱乙《小儿药证直诀》的出现,标志着中医儿科学辨证论治体系建立。书中记载了涂囟法、涂药及浴体法,方8首,治疗百日内发搐、胎肥、胎怯、胎热、丹瘤、龟背龟胸、疮在外等证,如"真者不过三二次必死……治之可发散,大青膏主之,及用涂囟浴体法",阐述了小儿百日内发搐的辨治及采用涂囟、浴体法治疗的情况。

南宋刘昉《幼幼新书》四十卷,设667门,总结了当时所存世的儿科文献,对疾病的认识及外治法应用均有很大篇幅。如卷十一(痫论候法)灸痫法第九,先汇总了痫证的病因病机,再将各家的治疗分型如五脏之痫、六畜之痫、暴痫等一一详述。以灸法、扑粉、药敷治疗脱肛,药浴、粉身治疗壮热,洗眼、涂敷、注药治疗眼赤痛等,小儿内、外、五官的多种疾病均能在书中找到大量外治文献依据。

本时期小儿中医的发展有了质的飞跃,专著问世,理论体系逐渐建立,制剂工艺精进,使小儿中医外治法有了理论内涵的支撑,得到了空前的发展,对后世产生了深远的影响。

四、成熟期——明清时期

明清时期是我国古代文化发展的兴盛时期,政治经济环境相对安定,为医学的全面总结和深入研究创造了条件。

明代李时珍的《本草纲目》,上承明代及以前的本草学成果,下启医药学先河,在中国乃至全世界产生了深远的科学文化影响。其汇集单方、验方万余首,内外治并重。小儿病有初生诸病、惊痫、诸疳、痘疮等病机和用药的介绍,方法多样。初生儿"肾缩吴茱萸同大蒜、硫黄涂其腹,仍用蛇床子烧烟熏之……血眼杏仁嚼乳汁点之……";小儿惊痫可用"蜥蜴同蜈蚣、螳螂嗅鼻,定搐"。

《幼幼集成》为清代儿科医家陈复正所著,全书6卷,从胎禀胎生到儿童,内容包含保育、调护、疾病防治等,所列甚全。不仅对小儿赋禀、指纹、小儿脉法、变蒸等经验做了详尽的总结,对咳嗽、哮喘、诸疳、食积、发热、肿满、夜啼等疾病的认识也进一步深化,在预防治疗诸病时,采用了大量外治法,如盐汤探吐法、搐鼻法、涂囟法、搽法等。卷三中发热证治后又附疏表、清里、解烦、开闭、引痰、暖痰、纳气、通脉、定痛等9种外治法,通过脐疗、膏摩、贴药、热熨等操作,致知力行,继往开来。

清代"外科之宗"吴师机所著《理瀹骈文》,是我国第一部外治法的专著,以膏药方为主,兼以含、填、熏、吹、抹、刷、摊、烧、扎、刮痧、火罐等数十种外治法疗疾。他认为小儿病"夫药熨本同乎饮汁,而膏摩何减于燔针",列儿科膏药方7首,以贴药的形式治疗小儿痘疹余毒未清、痞证、惊风等。内容丰富,见解独到,将外治法推上前所未有的高度。

《厘正按摩要术》4卷,为清代张振鋆所著,是近代系统总结小儿推拿学理论的经典,其问世标志着小儿推拿学学科体系的正式形成。其内容分为辨证、立法、取穴、列证,从症状的诊断、操作方法到取穴定位、具体疾病的治疗都有详细论述。28立法中,以按法、摩法为总纲,统领掐、揉、推、运、搓、摇等常用八法,引入针、灸、砭、盦、浴等法,自制熨法,又引入了陈飞霞9法。

《医宗金鉴·幼科心法要诀》是流传于清代的中医儿科学习读物,以七言诗歌的形式对小儿诊法及新生儿疾病(初生门)、惊风、痫证、感冒、咳喘、吐泻等进行了症状及分型治法的论述,其中一些外治疗法优势病种也有涉及。以医理相通的内服汤药与外治洗眼配合使用,以求达到更好效果。

明清时期儿科医理和外治体系都有巨大的发展,出现了多部经典集大成之作。专著的诞生使得原本已有血有肉的外治法更加富有灵气,运用于儿科也更加得心应手,分工细化。小儿推拿亦形成了自己独立的学术体系。这些都与当时的学术氛围密不可分。

五、提高期——中华人民共和国成立以来

清末至中华人民共和国成立前,社会动荡不安,国家风雨飘摇,传统文化备受摧残,小儿外治法与其他中医各学科的发展均受到重大打击,步履维艰。

中华人民共和国成立后,党和政府高度重视传统中医药的地位和作用,先后掀起了"中医学习西医""西医学习中医""中西医结合""中西医并重"的热潮。党的十九大以来,中医药事业发展备受重视,适宜技术的推广如火如

荼,相关政策法规的出台、人才培养力度加大、工作学习条件改善使得大批中医药人才不断涌现,学术思想不断创新,小儿中医外治法在宽松的文化环境中蓬勃发展。医者们通过整理研究发掘了刮痧、拔罐、耳穴、蜂疗、蜡疗等古老的方法为今日儿科所用,更将一些现代医疗技术融入儿科外治,如穴位注射、中药雾化、中药灌肠、中药贴膜、超声药物透入、热敏灸、电磁疗等方法的推广,不仅实现了"中体西用",让新技术为辨证论治服务,更提高了疗效、简化了操作、扩大了适应证,使外治法治疗小儿疑难急症成为现实。

当下中医事业机遇与挑战并存,我们要全面贯彻党的十九大精神,以习近平新时代中国特色社会主义思想为指导,更加深入地做好研究和整理前辈医家学术思想、学习经典著作、建设特色优势,做好理论创新、技术创新和临床攻关,不断充实、发展、创新小儿中医外治法,让它在新时代阳光的照耀下熠熠生辉。

(王俊宏　刘玉清　樊燕萍)

第二节　西医学外治疗法概论

一、现代西医外治疗法的理论基础及作用机制

外治疗法泛指以药物、器具或器械等从体外进行治疗的方法。通过皮肤、肛门、阴道、鼻腔、耳道等,使用雾化、超声波、烤灯、敷贴、涂抹、洗浴等方法,使药物或能量通过体外直达病所,达到治疗目的。外治法因其简便高效,能安全快速有效地缓解病痛,而越来越受到患者及家庭,尤其是受到不愿吃药的儿童及家长们的青睐。

西医学对疾病的治疗主要有药物治疗、手术治疗、激光治疗等。而现代外治法多涉及所用药物剂型和所应用的器械等。因此,现代外治疗法与现代药物制剂学、生物医学工程等学科多有交叉。如声、光、电、磁等新材料、新技术、新方法被不断引入外治领域,外治疗法也在不断补充、修正和发展。

将外治法进行分类,有助于进一步阐明外治法的理论基础及作用机制,推动外治疗法的发展。概括起来,外治疗法按其原理、作用机制等可分为整体治疗、局部治疗、药物治疗及非药物治疗等。具体而言,整体治疗是指以人整体为对象进行治疗,如导引、运动疗法、音乐疗法等。

本文章节将着重叙述现代西医药物外治法的理论基础、作用机制及使用现状；非药物外治疗法等将另篇叙述。

西医学药物外治法，指用药物制成不同的剂型，采用不同的给药方法，使药物直接作用于患处，从而达到治疗目的的方法。包括外用药物疗法及药物物理疗法。给药途径主要有透皮给药系统及黏膜给药系统等。其理论基础及作用机制与皮肤黏膜的解剖结构，生理功能等密切相关。

（一）透皮给药系统

透皮给药系统是指药物以一定的速率通过皮肤，经毛细血管吸收进入体循环而产生疗效的一类给药系统。意指在皮肤表面给药，药物由皮肤吸收进入全身血液循环并达到有效血药浓度，实现治疗或预防疾病的目的。透皮给药系统作为最常见的外治疗法，应用最广。

1. 皮肤的生理结构　皮肤是人体最大的器官，成人占体重的 5%~8%，新生儿可达 13%。皮肤起化学屏障及物理屏障作用，是温度调节的部位和末端感觉器官。皮肤覆盖于人体表面，保护机体免受外界有害因素的侵害，感知刺激，并做出应激反应。

现代解剖学将皮肤分为表皮、基底膜带、真皮、皮下组织，皮肤附属器及血管和淋巴。表皮由角质细胞和树枝细胞两大类细胞组成；皮肤基底膜带位于表皮和真皮之间；真皮内有毛囊、皮脂腺及汗腺等皮肤附属器，并且含有丰富的血管、淋巴、神经和肌肉，有利于药物吸收。表皮和真皮都含有大量免疫细胞。皮下组织，又称皮下脂肪，含有血管、淋巴管、神经、汗腺等，有利于药物吸收。

在活性表皮、皮脂腺和毛囊中，还存在一些代谢酶，如细胞色素 P450、蛋白水解酶、基质蛋白金属酶及羧酸酯酶等。它们通过糖代谢、蛋白质代谢及脂类代谢等途径渗透通过皮肤的药物，即透皮给药的"首过效应"。皮肤内的首过效应不到肝脏的 10%，但是药物的代谢反应，如氧化还原、水解（第 I 相生物转化）和甲基化、葡萄糖醛酸化（第 II 相生物转化）等反应都会在皮肤中发生。

在角质层的浅表处还寄生有许多的微生物，它们主要寄生于毛囊、皮脂腺口的漏斗部和汗管口等。这些微生物有降解药物的能力，特别在药物以薄层涂于皮肤表面时，此作用尤为突出。

2. 药物透皮吸收的机制

药物透皮吸收有两个途径：一是表皮途径。药物经过完整表皮进入真皮和皮下脂肪，被毛细血管和淋巴管吸收进入体循环，是药物透皮吸收主要途径。二是皮肤附属器途径。药物通过皮肤附属器吸收要比表皮途径快,但由于表面积小,不是主要吸收途径。

药物透皮吸收过程,主要包括释放、穿透及吸收三个阶段。释放,指药物从基质中释放出来而扩到皮肤;穿透,指药物透入表皮内;吸收,指药物透过表皮,达到真皮和皮下脂肪层,通过血管和淋巴管进入体循环,进而产生全身作用。目前认为其机制主要是:①药物敷贴于局部皮肤后,形成一种相对封闭的状态,使角质层含水量提高,变为多孔状态,使药物容易渗透;②通过表皮转运、角质层转运、动脉通道而被吸收进入血液循环。

药物在经皮吸收过程中可能会在皮肤内产生积累,形成贮库,其主要积累部位是角质层。贮库的形成是由溶解于角质层中的游离药物与结合于角质层中的药物所引起,而后者起主要作用。

透皮给药部位可以根据机体解剖结构特点选择。例如脐部皮下脂肪少,但动静脉血管丰富,利于药物吸收;脂溶性药物,在皮下脂肪易吸收。此外,可以按经络穴位给药,来治疗相应部位的疾病,穴位给药以中药为主。

3. 透皮给药制剂 中医虽然无"透皮"之名,但中医外治法中的敷贴疗法与"透皮"疗法异曲同工,且历史悠久。敷贴疗法以中医理论为基础,以整体观和辨证论治为原则,以经络腧穴学说作为指导。

与传统的给药方式相比,透皮吸收制剂有以下优点:①可避免肝脏的首过效应和胃肠道对药物的降解,减少胃肠道给药的个体差异,提高药物的生物利用度;②可产生恒定、持久和可控的血药浓度,减少给药次数和剂量,且避免口服给药的峰谷现象,从而减轻了不良反应;③减轻注射用药的痛苦;④患者可自己用药,使用方便,可随时中断给药,适用婴儿、老人和不宜口服的患者,患者依从性好。

透皮给药系统一般分为半固体制剂、液体制剂、气体制剂等。半固体制剂包括贴片、软膏剂、糊剂、凝胶剂、贴膏剂等;液体外用制剂包括洗剂、搽剂、涂剂等;气体制剂包括气雾剂、喷雾剂等。

在儿科领域,透皮贴剂可广泛应用于呼吸道、消化道及皮肤等疾病的治疗,如小儿腹泻、肺炎、肠痉挛等。

(二)黏膜给药系统

黏膜给药系统主要指口腔黏膜给药系统、鼻黏膜给药系统、直肠黏膜给药系统、耳黏膜给药系统、眼黏膜给药系统和阴道黏膜给药系统等。

1. 口腔黏膜给药系统 口腔黏膜是重要的给药途径之一,适用于全身和局部给药。口腔中含有较大的黏膜表面区域,可用于吸收各种药物。药物透过口腔黏膜吸收后,经颈静脉、上腔静脉直接进入体循环,避免药物被胃肠道酶解酸解,避免首过效应,提高生物利用度;口腔黏膜抗机械刺激性强,黏膜更新修复快;较简便,遇到不适宜情况时,易于移除或终止给药;患者依从性良好。

(1)口腔黏膜的生理结构:口腔黏膜被覆于口腔表面,其生理结构包括黏膜层、角质化层、上皮细胞间隙中脂类物质、基底膜和固有层等。其中,基底膜起连接和支持作用,具有选择通透性;固有层具有丰富的毛细血管和神经组织,其主要功能是保护下层组织、防御化学损伤及外源物质的入侵。

根据口腔黏膜不同部位的结构和功能不同,可分为三大类型:咀嚼黏膜,被覆黏膜,及覆盖舌背的特殊黏膜等。由于不同区域口腔上皮细胞的厚度及角质化水平不同,渗透性也有所差异。其中颊黏膜和舌下黏膜上皮层均为非角质化上皮,血流丰富,渗透性好,有利于药物吸收,是口腔黏膜给药的常用部位。

此外,口腔黏膜表面还有唾液。人的唾液 pH 6.5~7.5,其中99%是水,还有1%其他物质,包括各种糖蛋白、淀粉酶和羧酸酯酶等。

(2)药物经口腔黏膜吸收的机制:口腔黏膜给药途径主要有颊黏膜、舌下黏膜及局部给药等,其吸收机制为非离子型药物被动扩散。口腔黏膜生理结构、血流供应状况、血管淋巴管转运和细胞再生、口腔唾液分泌和运动,以及药物的理化性质如分子大小、离子化程度等,都将影响药物经口腔黏膜吸收进入体循环的速率和程度。

亲水性药物能迅速通过口腔黏膜;脂溶性(非解离型药物),吸收较好;而离子型药物,口腔黏膜几乎不能吸收。

(3)口腔黏膜给药制剂:口腔黏膜给药制剂常见的有速溶片、滴丸、贴片、贴膜、凝胶剂、软膏和溶液剂、咀嚼片、含片、舌下含片、口腔崩解片、喷雾剂等。口腔速溶片是指在口腔内能迅速崩解和溶解的片剂,在口腔内遇到唾液即迅速溶解,因而服用方便;口含片是指口腔和黏膜内缓缓溶解而不吞下的片剂,含片多用于治疗口腔及咽喉疾患,其药效发挥迅速,可产生持久的治疗作用;滴丸系指固体或液体药物与基质加热熔化混匀后,滴入不相混溶的冷凝液中收缩冷凝而制成的制剂。

目前上市制剂,国外有口腔黏膜全身给药制剂如止吐安定药马来酸丙氯拉嗪,镇痛药丁丙诺非等。国内有局部给药如替硝唑、醋酸地塞米松粘贴片等。

此外,口腔黏膜黏附制剂,可使药物与口腔黏膜较长时间地接触,延长药物在口腔的滞留时间,使口腔黏膜通透性改变而有利于药物的吸收。

2. 鼻黏膜给药系统 鼻黏膜给药系统,指在鼻腔内使用,经鼻黏膜吸收而发挥全身治疗作用的制剂。其特点是药物吸收后直接进入体循环,无肝脏首过效应,不存在消化液对药物的降解作用,吸收完全;药物吸收好,起效时间快;患者依从性好,适用于需进行长期用药的患者。对患儿、吞咽困难及昏迷患者,鼻腔给药较为方便,易于被接受,依从性好。

(1)鼻腔黏膜的生理结构:在解剖学上,鼻腔分为5个部分:鼻前庭、中庭、呼吸区、嗅觉区和鼻咽。前庭区位于鼻腔最前部,无呼吸功能;鼻黏膜主要存在于鼻腔的前庭、下鼻甲、中鼻甲、上鼻甲、后鼻孔等。鼻腔上部的黏膜比鼻腔底部和各鼻窦内黏膜厚,呼吸区内黏膜表层细胞皆有许多微绒毛,可大大增加药物吸收的有效面积;鼻黏膜上皮下层有丰富的毛细血管、静脉窦、淋巴管等,交织成网,经鼻黏膜给药后,药物能迅速直接进入血液循环而发挥治疗作用。

鼻腔的腺体含有浆液和黏液分泌细胞,分泌浆液和黏液到鼻腔表面。鼻黏液覆盖在鼻黏膜上。鼻黏液含有 95%~97% 的水和 2%~3% 的蛋白质,包括糖蛋白、蛋白水解酶、分泌蛋白、免疫球蛋白和血浆蛋白等。鼻腔黏液的 pH 值 5.5~6.5,为蛋白水解酶的最适值。

鼻黏膜表面有众多纤毛,能快速向后摆动,清除鼻黏膜表面物质,这对清除鼻腔异物、保持鼻腔清洁具有重要意义,同时也对鼻腔给药在鼻腔内的保留有很大影响。鼻上皮细胞下有许多大而多孔的毛细血管和丰富的淋巴网,加之鼻黏膜表面积相对较大,这就使其成为较理想的黏膜给药途径。

鼻黏膜在解剖生理上与脑部也存在着独特的联系,即鼻腔与颅腔间的筛孔,这是血-脑屏障中组织屏障作用最弱的部位。药物经鼻黏膜吸收入血,同时还从外鼻孔向后到达筛孔,直接进入颅内。

(2)药物经鼻腔黏膜吸收的机制:药物经鼻黏膜的吸收主要通过2种途径:细胞途径和细胞间隙途径。脂溶性的药物转运方式为浓度依赖型的被动扩散、受体或载体介质和囊泡转运机制;极性药物经细胞间隙或小孔穿透表皮。药物经鼻腔毛细血管吸收后,直接进入体循环,而不经过门-肝系统,避免了肝脏的首过效应,因而鼻腔是药物吸收的良好部位。

鼻腔内药物进入脑的方式包括两种:药物经鼻黏膜上皮嗅神经元受体细胞以外的其他区域,可通过胞饮或扩散作用,进入支持细胞和腺细胞,也可穿过细胞间隙进入细胞,药物吸收进入血液循环后再通过血脑屏障入脑;其次,药物还可通过嗅神经与嗅黏膜上皮两条通路直接吸收入颅内。多数小分子经嗅黏膜上皮通路吸收入脑,其吸收速度较嗅神经通路快。

此外,鼻腔给药可诱导局部黏膜免疫应答,其免疫效果与皮下注射免疫相近,甚至比口服免疫更有效、更强烈。

鼻黏膜厚度、水溶性细胞间隙、黏膜的脂质双分子溶液 pH 和渗透压,鼻黏膜纤毛清除率、鼻腔的病理学状态(如感染、过敏、鼻腔阻塞等)、环境因素(温度、湿度)、鼻腔内酶对药物的降解、免疫功能、鼻腔血流量和流速均会影响黏膜或纤毛的正常功能,从而影响药物的吸收。

药物的理化性质、对鼻黏膜刺激性、渗透率、黏性、密度、给药浓度和体积、药物的剂型都会影响药物的吸收。因此,胃肠道难以吸收的强亲水性药物更适合鼻腔给药。给药装置方面,液滴或粉末的颗粒大小、药物的沉积部位和形式、用药后药物从鼻腔的流失程度等,对药物的吸收利用也有影响。

(3)鼻腔黏膜给药制剂:鼻腔给药既能发挥局部作用,也能通过吸收发挥全身作用。鼻腔给药剂型有滴鼻剂、喷雾剂、粉末制剂、微球和凝胶制。鼻腔给药制剂携带与使用均较为方便,患者可自行用药,不必考虑饭前饭后的给药时间间隔。

目前,鼻腔给药制剂有:富马酸酮替芬、复方色甘酸钠、糠酸莫米松、曲安奈德等鼻喷雾剂,复方薄荷脑鼻用吸入剂、盐酸西替利嗪滴鼻液等。药物吸收促透剂,可延长药物与鼻黏膜的接触时间,药物吸收利用好。但许多药物与辅料多为分子量较大的肽类和蛋白质类药物,有生物黏附性的亲水凝胶或微球制剂,可引起鼻腔刺激,对鼻腔纤毛运动有不良影响。长期使用,可引起鼻黏膜损伤、鼻塞、过敏等。鼻黏膜给药必须安全、有效、稳定,对鼻黏膜纤毛等无毒副作用。

3. 直肠黏膜给药系统 直肠黏膜给药系统是指通过肛门将药物送入肠管,通过直肠黏膜的吸收进入血液循环,发挥药效以治疗局部或全身疾病的给药方法。直肠给药的主要方法常见三种:保留灌肠法、直肠点滴法及栓剂塞入法。

(1)直肠黏膜的生理结构:大肠的末端是直肠,连接乙状结肠与肛管。直肠结构两头狭小、中间宽大。直肠黏膜从齿状线开始有黏膜肌,直肠壁分为黏膜层、黏膜下层、直肠肌层及浆膜层。直肠黏膜层结构又分为上皮、固有层及黏膜肌层:壶腹部上皮为单层柱状上皮,含大量杯状细胞,壶腹部固有层含丰富的肠腺,有较多小静脉;壶腹部黏膜肌层为内环形,外纵行两层平滑肌,在齿状线附近黏膜肌层消失。直肠无绒毛,皱褶少,表面积小。直肠分泌液 pH 7~8,仅有 0.5~1.25ml,分泌液缓冲容积小。

(2)直肠给药吸收途径:直肠的周围有丰富的动脉、静脉、淋巴丛,直肠黏膜具有很强的吸收功能。直肠给药,药物混合于直肠分泌液中,通过肠黏膜被吸收,其传输途径大致有三:其一,由直肠中静脉、下静脉和肛门静脉直接吸收进入大循环,因不经过肝脏从而避免了肝脏的首过解毒效应,提高血药浓度;其二,由直肠上静脉经门静脉进入肝脏,代谢后再参与大循环;其三,直肠淋巴系统也吸收部分药物。三条途径均不经过胃和小肠,避免了酸、碱消化酶对药物的影响和破坏作用,亦减轻药物对胃肠道的刺激,因而直肠给药大大地提高了药物的生物利用度。

(3)直肠给药制剂:直肠给药具有操作简单、适应范围广泛、疗效可靠、无创等多种优势,应用前景十分乐观。其优点如下:吸收速度快;直肠给药保持了药物的原剂型,避免了口服后上消化道的首过效应;50%~70% 的药物可通过直肠吸收并经中下静脉和肛管静脉绕过肝脏直接进入大循环,减少对肝脏的损害;药物在肠腔内直达病灶发挥作用。

直肠给药剂型在儿科领域也发挥着重要的作用,常被称为"儿童绿色疗法""21 世纪儿童给药的良好选择"。直肠给药剂型包括栓剂、凝胶剂、灌肠剂、泡沫气雾剂及直肠用胶囊等。

受传统观念影响,直肠给药系统在国内的应用和研发较少。2017 年国家重大新药创制科技重大专项鼓励开展适宜儿童的直肠给药关键技术研究,表明了对于直肠给药系统在儿童用药领域的重要性。将稳定性差的多肽、蛋白质类药物、中药汤剂、注射剂改为直肠给药剂型在儿童外治法中具有良好的应用开发前景。

综上所述,对于外治法的机制,目前主要为"经络传导、皮肤透入和黏膜吸收"三个方面,而药物外治法主要是后两者。从西医学基本理论及生理、病理、药理的角度看,内治与外治是否真的相同,有待于用科学严谨的临床及实验研究,从深层次揭示外治法本质,阐明外治机制,促进外治疗法的科学发展。

二、现代西医外治疗法的研究现状

现代外治疗法,因其简便高效,能安全快速有效地缓解病痛而越来越受到患者及家庭,尤其是受到不愿打针吃药的儿童及家长们的青睐。总体看,对儿童外治疗法的适应证、操作方法种类、疗效、安全性及机制等方面的研究越来越深入。

具体看,如前文所述,外治疗法适应证广,涉及人体各个器官系统疾病。如运动系统疾病,包括骨及软骨、关节、肌肉及软组织疾病等;消化系统疾病,包括腹泻、厌食、腹痛、便秘、腹胀等;呼吸系疾病,包括哮喘等;神经系统疾病,包括脑瘫、面瘫、神经损伤、精神发育迟缓等;皮肤黏膜类疾病,包括口腔溃疡、湿疹、白癜风、脓疱疮、疖肿、皮炎、荨麻疹、血管瘤等;泌尿生殖系统疾病,包括遗尿、外阴皮炎、鞘膜积液、肾炎等;心血管系统疾病,包括晕厥、心动过速;神经精神类疾病,包括抽动症、多动症、孤独症等;耳鼻喉科疾病,包括鼻炎、腺样体肥大及声带小结等。其他疾病如肥胖症、夜啼、顽固性呃逆、龋齿疼痛、乳房异常发育、蛲虫症等。

西医的非药物外治法,包括手法或非药物性器具等治疗,主要有光波照射、电刺激、石膏支具固定、矫形器、降温毯、水浴、治疗仪、针固定、牵引等。这些外治疗法都需要医师对患儿的病情做出准确判断,才能给出适当的治疗方案。有些仪器设备还需要专业医师在治疗时直接操作。因此,儿童外治疗法需要专业的外治法医师来保证其实施过程的规范、安全及临床疗效等。

综上所述,目前外治疗法在儿童中的应用非常广泛,且疗效肯定,安全简便。外治法的理论基础及作用机制研究,对推广应用及研发新的外治疗法有非常重要的意义。

（刘应科　倪容华）

第三节　中医学外治疗法概论

儿童中医学外治疗法,是在中医学理论指导下,依据儿童特有的生理病理特点,将药物施于儿童体表、穴位,或通过刺激经络、穴位、皮肤、黏膜、肌肉、筋骨等以达到防病治病的一种医学疗法。中医外治疗法是中医学的瑰宝,源远流长,具有作用迅速、简便安全、易学易用、易推广的特点。临床实践证明,中医外治疗法使用得当,可以提高患儿的依从性,减少针药的痛苦,有效缓解临床症状,可以单用或与内治法配合应用。尤其对服药不便、抗拒打针的小儿,外治疗法易于为患儿和家长所接受,有着广泛的应用前景。

一、理论基础

儿童中医学外治疗法，其理与内治诸法相通，是从人的整体观出发，依据脏腑经络学说及小儿特有的生理病理特点而形成的具有中医特色的防病治病的方法，有着坚实的理论基础和大量的临床实践经验。

（一）整体观念

整体观念是中国古代唯物论和辩证法在中医学中的体现。整体，一方面是指事物统一完整性，各个部分在统一的整体中，缺一不可；另一方面指联系性，整体中的各个部分是相互联系、相互作用的。整体观念就是强调在观察分析和研究处理问题时，要注重事物的统一完整性和联系性。中医的整体观念是指人是一个有机整体，人与环境之间存在着不可分割的联系，即人体本身的统一性和人与自然环境的统一性两个方面。

首先，人体是多层次结构构成的有机整体，构成人体的各个部分。脏腑形体官窍之间，结构上不可分割，功能上相互协调、相互为用，病理上相互影响。人体各个部分以五脏为中心，配合六腑，通过经络系统"内属于脏腑，外络于肢节"的作用，以及气与血推动、温煦、滋润、濡养等功能，有机联系起来而构成一个整体。人体某一局部的病理变化往往与全身脏腑、气血、阴阳的盛衰有关，而全身脏腑、气血、阴阳的变化又常常会表现在外，即"有诸内必形诸外"。因此，中医在诊断疾病时，往往通过五官、形体、面色、舌脉等部位外在变化，了解和判断内在脏腑病变，同时注重各脏腑病变的相互影响。在治疗疾病上，某一局部的病变常常从普遍联系的观念出发，采用如"不治本脏治他脏""以右治左、以左治右"等方法。

其次，中医十分注重人与自然界的统一性。大自然存在的阳光、空气、水、温度、引力等，构成了人类赖以生存、繁衍的最佳环境。自然界的规律变化时刻影响着人体，从而产生相应的反应。《黄帝内经》中有云："人与天地相应者也""人与天地相参也，与日月相应也"，这种人与自然规律相统一的特点被中国古代学者称为"天人相应"或"天人合一"。在处理人与自然的关系上，中医从整体出发，提倡要了解自然规律，顺应自然规律，与自然和谐共生。明代医家张景岳云"春应肝而养生，夏应心而养长，长夏应脾而养化，秋应肺而养收，冬应肾而养藏"，说的就是人体的五脏生理活动，必须适应四时五季的变化，才能与外界环境保持平衡协调。古人提倡的"春夏养阳、秋冬养阴"以及"天灸"疗法，就是人类顺应自然采用的防病治病的方法。

（二）经络学说

经络一词首见于《内经》，《灵枢·邪气脏腑病形》说："阴之于阳也，异名同类，上下相会，经络之相贯，如环无端"。经络系统，是由十二经脉、奇经八脉、络脉、十二经筋、十二皮部等组成，以十二经脉为主体，具有沟通联系的作用，使脏腑、形体、官窍各种功能协调统一。在各条经络上有很多穴位，称之为腧穴。腧穴是脏腑经络之气输注在人体体表的特殊部位。经穴有 361 个，例如迎香、水沟、百会、合谷、足三里、涌泉等。此外，还有经外奇穴，定位不在十四条正经经络上，但也有特定的名称、位置和一定的主治作用，例如太阳、印堂等。

经络的生理功能具体表现在沟通表里上下，联络脏腑器官；通行气血阴阳，濡养脏腑组织；感应传导；调节人体功能活动。第一，人体由五脏六腑、四肢百骸、五官九窍等组成，各有独特的生理功能。只有通过经络的联系，这些功能才能达到相互配合，相互协调。第二，气血阴阳必须通过经络或血脉才能输布全身，以营养各组织器官，维持机体的正常生理功能。第三，经络有感应刺激，传导信息的作用。第四，经络能调节人体全身的功能活动，使之保持协调、平衡与和谐。《灵枢·海论》中说："夫十二经脉者，内属于脏腑，外络于肢节"。《灵枢·邪气脏腑病形》说："十二经脉，三百六十五络，其血气皆上于面而走空窍"。《灵枢·经脉》说："经脉者，所以决死生，处百病，调虚实"。经络把人体联系成为一个整体，以维持人体组织器官的正常活动。人体的五脏六腑、五官九窍、四肢百骸、筋骨皮肉都需要气血的濡养与经络的联系，才能发挥各自的功能，并相互协调形成一个有机的整体。

经络学说不仅可以说明人体生理功能，还可以解释病理变化，指导疾病诊断和治疗。经络腧穴在接受了来自体表的药物或手法、器械、温热等刺激后，将感应传向远方，达到疏通气血，调整阴阳的作用，发挥脏腑器官抗御病邪的能力，从而达到治疗疾病的目的。常用的针刺法、推拿法、灸法、耳穴、拔罐等疗法的理论基础均是经络学说。

仲景云："腠者，是三焦通会元真之处，为血气所注；理者，是皮肤脏腑之纹理也。"人体的皮毛腠理与五脏六腑相互贯通，所以，将药物施用于体表，其药性就可透过皮毛腠理而内达脏腑，起到祛除病邪，调整脏腑阴阳偏胜的作用，从而达到治疗疾病的目的。吴师机亦云："就病以治病，皮肤隔而毛窍通，不见脏腑恰直达脏腑也"。腧穴为人体气血汇聚之所，是脏腑经络之气达于体表的部位，也是中医外治法常用的治疗部位。儿童常用的穴位敷贴、经皮离子导入、灸法等均是依据这一原理。

(三)小儿特有的生理病理特点

小儿具有"脏腑娇嫩、形气未充,生机蓬勃,发育迅速"的生理特点,以及"发病容易、传变迅速,脏气清灵、易趋康复"的病理特点。

明代名医万全将小儿生理特点概括为"两有余,三不足",即"肝常有余,脾常不足;心常有余,肺常不足;肾常虚"。清代吴鞠通《温病条辨·解儿难》曰:"稚阳未充,稚阴未长也",共同说明了小儿脏腑娇嫩,肌肤柔弱,五脏六腑、四肢百骸等物质基础虽已全形,但尚未壮实和坚固,其形与气皆为不足,以肺、脾、肾三脏更为明显。因其皮肤娇嫩,药物更易渗透皮肤,相较于成人,更易吸收药性和达到病所。

同时,小儿还有"生机蓬勃、发育迅速"的生理特点,指小儿时期在生长发育过程中,无论是机体的形态结构,还是各种生理功能活动,都是处在迅速地、不断地向着成熟、完善方面发展。年龄越小,发育的速度越快,而且遵循着一定的规律。

小儿脏腑娇嫩,形气未充,对邪气的抵抗力较差。加之寒暖不能自调,乳食不知自节,一旦调护失宜,则外易为六淫所侵,内易为饮食所伤。小儿"肺常不足",卫外不固,对外界的适应能力较差。寒暖不能自调,六淫之邪不论从口鼻而入,或由皮毛侵袭,均能影响肺之宣肃功能,而引发肺系疾病,如感冒、咳嗽、肺炎喘嗽等。万全《育婴家秘·五脏证治总论》指出:"天地之寒热伤人也,感则肺先受之"。小儿"脾常不足",消化能力薄弱,稍有乳食不节,喂养不当,饥饱不适,便易损伤脾胃而患病,如呕吐、泄泻、厌食、积滞、疳证等,严重者可影响小儿生长发育。万全《育婴家秘·五脏证治总论》言:"水谷之寒热伤人也,感则脾先受之"。传变迅速表现在小儿疾病的寒热虚实容易相互转化或同时并见。《小儿药证直诀》明确指出:"脏腑柔弱,易虚易实,易寒易热"。"易虚易实"指小儿一旦患病,则正气易虚而邪气易实,所谓"邪气盛则实,精气夺则虚"。实证可以迅速转化为虚证,或者转为虚实夹杂;虚证亦可兼见实象,出现错综复杂的证候。"易寒易热"是指小儿在疾病过程中,由于"稚阳未充",阳气易损而出现阴寒之证,所谓"阴胜则寒";又由于"稚阴未长",阴液易劫而表现为热的证候,所谓"阳胜则热"。

同时,小儿患病在病情发展转归的过程中,由于体禀"纯阳",生机蓬勃,活力充足,反应敏捷,修复能力极强,并且病因单纯,极少七情劳倦伤害,几种疾病同时并见的情况也较少,对药物的反应灵敏,所以只要辨证正确,治疗及时,护理得当,可随拨随应,恢复健康。

二、应用特点

中医外治法具有简、便、廉、捷、验等优点,易学易用,易于开展,尤其对于体弱、服药困难小儿,药物外治法与内治法有殊途同归、异曲同工之妙,更有内服法所不及的诸多优点。其应用特点可概括为以下几点:

（一）使用外治法,亦需辨证论治

需根据中医理法方药理论,辨明阴阳,分清表里寒热,邪正虚实;根据四时所伤,五脏病变而施治;探明病因,洞察风、寒、暑、湿、燥、火的变化;详问七情对疾病的影响,喜、怒、忧、思、悲、恐、惊如何伤及五脏六腑。吴师机说:"外治必如内治者,先求其本。本者何?明阴阳识脏腑"。如小儿发热,辨证属风热者,可选用薄荷叶捣烂揉擦迎香穴,以疏风散热;小儿发热,辨证属风寒者,可用葱白、芫荽煎汤外洗,可发汗解表。再如小儿泄泻,辨证为伤食泻者,推拿手法宜选用推板门、清大肠、补脾土、摩腹等;辨证为脾虚泻者,宜推三关、补脾土、补大肠、摩腹等。只有辨证准确,才能使外治法有据可依、有法可循、治之无误,更好地发挥其治疗作用。

（二）治法多样、简便易行

外治法来源于医疗实践,方式方法多种多样,如手法、器械、药物,或单用或并用,施治部位较广。小儿外治法的实施部位多位于四肢、头面、胸腹等比较容易暴露的部位,操作简单方便。此外,外治法所用方法大多较为简单容易掌握,如艾灸、拔罐、推拿等,所需药物的剂量较小,多采用传统的研磨、熏蒸、调和等方法,可以节约大量药材,便于操作,易于掌握和推广。

（三）疗效显著、适应证广

实践证明,外治法对多种疾病有很好的治疗和辅助作用。对病情轻浅单纯的疾病以及在疾病的初期阶段,完全可起到主治作用。尤其是不肯服药的儿童,外治法能起到内治所不能及的效果,丰富了临床治疗手段。如小儿高热,可采用熏蒸、刺络放血、敷贴等疗法,解表祛邪,使体温下降,防止发生变证。肺炎患儿,采用中药外敷、中药离子导入等,有止咳平喘、化痰的作用。外治法不仅对急性病有迅速控制症状的作用,而且对某些慢性病疗效也是显著的。如治疗支气管哮喘采用外敷消喘膏,冬病夏治,方便易行,可使其症状得以明显减轻;治疗小儿厌食,采用穴位敷贴、推拿、针刺四缝穴,可以改善食欲,增加进食量等。外治法对各种疾病的治疗创造了有利的条件,是一种行之有效的治疗方法。

（四）安全可靠，不良反应小

外治疗法作用药物剂量较小，多以外敷、熏洗等方法进行，首过消除效应较弱，一般没有胃肠刺激，不良反应较小。由于外治法通过皮肤、黏膜的渗透作用起到治疗效果，这样就可以随时观察患者的不同反应而决定去留。

（五）充分发挥了中医治未病的特色

对于一些功能性疾病、慢性疾病、急性病的恢复期、体弱儿童的调护等，利用治未病观念，使患儿机体达到阴平阳秘的良好状态。例如许多中药外治法，如药物兜肚、药枕、药褥、药被、药衣、佩戴香囊等，不但可以用于治疗疾病，还可健脑益聪、强身健体，经实践证实，具有较高的养生保健和防治疾病的价值。

三、儿童常用的中医外治法

吴师机的《理瀹骈文》中曾总结了敷、熨、罨、涂、熏、浸、洗、擦、搭、抹、嚏、吹、吸、捏、呷、坐、塞、踏、卧、刷、摊、点、滴、烧、照、缚、扎、刮痧、火、罐、按摩、推拿等数十种外治方法，用于痈疽疔肿、风湿痹痛，跌打损伤等外科疾患及内、妇、儿、外、五官等各种疾患的治疗。目前临床上，儿童常用的外治法有推拿、针灸、刺血、药物熏洗、药物外敷、穴位敷贴、中药透皮给药等。

推拿疗法，通过一些特定的手法作用于患儿体表的特定部位，进行点、线、面的操作，以调整机体的生理和病理状态。推拿具有疏通经络、通利关节、畅通气血、扶正祛邪、调节脏腑的功能。小儿推拿可以用来治疗小儿发热、腹泻、厌食、惊风、遗尿、咳嗽、便秘等疾病，还可以提高小儿机体各项功能，促进生长发育，提高机体免疫力，预防疾病的发生，达到"未病先防"的目的。同时，因小儿脏腑娇嫩，发病容易，传变迅速，易发生危重病候。通过推拿可以有效阻止疾病进一步发展的趋势，起到"既病防变"的作用。

小儿具有脏腑娇嫩、脏气清灵的特点，对经络腧穴刺激比较敏感，针灸治疗操作简便，安全可靠。例如针刺四缝疗法，皮肤消毒后，以三棱针或粗毫针针刺四缝穴，刺后用手挤出黄白色黏液，具有清热除烦、调和脏腑的作用，用于治疗积滞、厌食和疳证。

刺血疗法古称刺络。它是以三棱针等针具刺破人体某些穴位、病灶处、病理反应点或浅表小静脉，并放出少量血液，从而达到治愈疾病目的的一种特殊外治方法。传统医学认为"瘀为万病之本"，瘀则气血阻滞，瘀则不通，不通则痛。刺血疗法是一种能改善血液循环的传统中医治疗方法。例如治疗小儿外感高热的刺络放血疗法。

药物熏洗是将药物煎汤,以蒸汽熏蒸患处或浸浴其中的方法。在一定的温度与促透剂的协助下,药物经皮肤快速吸收进入血液,可以直达病所。同时,借助药力和热力,通过皮肤黏膜作用于机体,促使腠理疏通,脉络调和,气血流畅。

药物外敷,包括了直接涂敷和封包疗法。涂敷法是用新鲜中药捣烂或将药物研末后加入醋或水调匀,涂敷于患儿肌表以治疗疾病的一种方法。涂敷部位大都在手足心、胸部或肿胀部位等。如用青黛粉调蛋清外敷腮部治疗腮腺炎等。封包疗法是将药物用布包裹好后置于局部肌肤上加以包扎的方法。

穴位敷贴疗法是传统针灸疗法和药物疗法的有机结合。清代徐洄溪讲其"闭塞其气,使药性从毛孔而入其腠理,通经贯络,或提而出之,或攻而散之,较之服药尤有力"。

中药透皮给药系统是将中药或中药提取物与适当基质和/或透皮吸收促进剂混合后,敷贴于皮肤表面或相应穴位以起到治疗作用,与穴位敷贴机制不谋而合。

四、儿童中医外治法的使用现状

中医外治技术的历史源远流长,疗效可靠,近年来,在儿童疾病的应用越来越广泛,也得到了家长的认可和接受,临床应用广泛。

(一)中医外治法治疗小儿外感发热

常用的有药浴、推拿、刺络放血等。药浴治疗外感发热主要选用柴胡、青蒿、金银花、连翘、薄荷、牛蒡子等解表清热之中药泡浴,药汁与皮肤充分接触,可以扩张皮肤毛孔,使药物渗透到皮下组织,促使机体排汗散热。小儿推拿治疗外感发热时的手法有开天门、推坎宫、揉太阳、清天河水、清肺经,后背脊椎行推法,按揉大椎、合谷、外关、曲池等,具有解肌散热、疏通经络、祛风解表的功效,操作简单,患儿一般无不良反应,疗效好。刺络拔罐治疗外感发热常作为辅助手法。经络是气血运行的通道,刺络可疏通经络、调和营卫,放血可使火热随血外泄,拔罐可增强活血之力,迫邪外出。一些医家在临床及现代研究中用此法亦取得不错效果。

(二)中医外治法治疗小儿肺系疾病

可采用穴位敷贴、推拿、拔罐、针法、离子导入等。陈丽兰等将制南星、法半夏、川牛膝、山芹根、半枫柯等研粉调成糊状,并制成中药穴位敷贴块,分别贴于天突、肺俞、尺泽穴、阴陵泉、涌泉穴,用以治疗儿童感染后咳嗽,结果总有效率为93.02%。张连娟运用敷胸散(主要成分是大黄、芒硝)治疗小儿肺炎,敷于肺炎肺部啰音较多处,3天为1个疗程,相继敷用2个疗程后,肺部啰音可逐渐减少直至消失,胸片提示炎症吸收,临床症状逐渐消失。涂一世等采用非时令序贯疗法治疗小儿反复呼吸道感染,即依据五行相生的规律,按脾(土)、肺(金)、肾(水)的脏腑功能及穴位的主治作用选取相关穴位,总有效率为93.75%。陈喆应用推坎宫、开天门、揉风池、揉太阳、揉板门、掐四缝、推三关、揉足三里、揉肺俞、揉膻中、摩腹、捏脊等,防治小儿反复呼吸道感染疗效满意。周秀玲等选取天突、膻中、肺俞、膈俞进行留罐治疗小儿外感咳嗽30例,疗效显著。

(三)中医外治法治疗小儿脾胃疾病

中医外治法治疗脾胃疾病多集中在功能性疾病方面。例如治疗小儿厌食症,常以揉板门、推脾经、推胃经、揉中脘、运内八卦、推揉四横纹、摩腹、按揉足三里、按揉脾俞、按揉胃俞等为基本推拿方,实证加清天河水、清大肠、退六腑、揉二人上马;虚证加揉一窝风、补肾经、推三关、上推七节骨、捏脊。针刺四缝穴是治疗小儿厌食的常用方法,主要是通过刺激人体腧穴,激发经络之气,调节脏腑功能,达到治病的目的,操作简便、价格低廉。

张永春用术芍散敷贴治疗小儿功能性腹痛,将白术、干姜、吴茱萸、枳实、白芍、延胡索组方的颗粒剂装入纱布中后贴于脐部,结果显示能够有效且迅速缓解腹痛,减少复发率。谢胜等采用背俞穴指针治疗小儿功能性腹痛,选取足太阳膀胱经的肝俞、脾俞、胃俞按顺序点按和按揉10min,通过调理脏腑气机达到治疗目的,效果明显。刘素云等采用中药穴位敷贴联合红外线辅助治疗儿童胃肠功能紊乱,能够缓解患儿呕吐、腹泻等症状,达到了减少输液、减少住院时间的目的,为家长广泛接受。

治疗小儿便秘,临床常以大肠、膊阳池、腹、足三里组成基本处方。实证加顺运内八卦、退六腑、推下七节骨;虚证加补脾经、推三关、捏脊、揉二马、揉肾俞。

(四)中医外治法治疗小儿杂病

程春华等采用镇惊散敷脐,联合三字经推拿(平肝经10min,清补脾经10min,运八卦10min,清心经5min,捣揉小天心2min,捏脊疗法),每日1次,一般治疗3~5次,疗效显著。毕美芬治疗36例疱疹性口腔炎患者,用自拟口疮散(吴茱萸、黄连、黄芩、连翘,研极细粉,用醋适量调和,捏成小饼状)外敷于双侧涌泉穴,再贴肤疾宁固定,10h 后取下,每日 1 次,1 个疗程后治愈率约为 75%。张毅用四黄五倍子汤外洗治疗婴儿湿疹,药物组成:黄连 15g,大黄、黄芩、黄柏、五倍子、荆芥、百部、苦参、蒲公英、紫花地丁、金银花各 30g。用药后全部病例瘙痒症状开始减轻和皮疹开始消退的时间为 1~2 天,痊愈率约90.77%。

五、儿童中医外治法待完善的问题

目前儿童中医外治疗法的应用日益广泛,但仍然存在许多问题,有待进一步完善。

(一)儿童中医外治法技术规范标准研究不足

中医外治技术规范标准主要包括用药规范、操作技术等,如适应证、用法、用量、用药部位、用药面积、用药时间等,另外病程、气候、环境等对中药外治的疗效都有影响。目前常用的外治法大多是通过临床经验总结,或者是从中医古籍中摘录总结得出,限制了临床的应用。例如儿童常用的熏洗疗法,方药的组成、剂量、熏洗液制备、温度、浓度、熏洗时间、熏洗时房间温度、熏洗时机等对于熏洗疗效都有影响,但目前尚缺乏统一的共识性的指导规范。

(二)儿童中医外治作用机制研究不足

与广泛的临床应用相比,儿童中医外治作用机制研究滞后,缺少系统的儿童中医外治疗法的评价实验、指标体系、评价方法。目前中医外治法的文献,大多是临床经验总结或小样本临床研究,鲜有药理实验或动物实验,其理论基础亟待完善。

(三)临床研究不足

高质量规范性的临床研究较少,临床的疗效判定标准仍比较模糊,多采用有效率、症状积分等进行评价,且样本量小,难以得到医疗同行的广泛认可。传统的外治法需要和西医学技术相结合,才有利于中医药的发展和提高,有利于丰富中医外治技术的内容。

（许 华 张春红）

第二章　儿童外治疗法的现代科学理论

第一节　瞬时受体电位通道与外治疗法

一、瞬时受体电位通道

瞬时受体电位通道(transient receptor potential channel,TRP channel)是位于细胞膜上的一类重要的阳离子通道。其最初是在果蝇的一个盲株中发现的(Montell 和 Rubin,1989 年)。在长时间的强光照射下,这些自发性突变果蝇表现出短暂的钙离子流入其感光细胞,这就是为什么被称为"瞬时受体电位"的原因。这一开创性的发现为发现第一个哺乳动物的 TRP 通道铺平了道路,因为它们与果蝇通道具有同源性,故称之为"经典型"(TRPC)。

一般来说,TRP 通道有六个跨膜区段(S1~S6),在 S5 和 S6 之间有一个成孔环。许多 TRP 通道都是非选择性的 Ca^{2+} 渗透通道,从环境感觉信号到细胞外神经递质和细胞内信使,几乎都是通过化学信号门控。因此,TRP 通道可以被认为是配体门控阳离子通道的超家族,但是也有一些也可以通过物理信号进行门控,例如温度、机械力和电压。人们也因 TRP 通道对不同刺激的敏感性不同,将 TRP 通道分成温度敏感性(热敏)、化学敏感性、机械敏感性、光敏感性等。

因为它们能被不同的物化因素刺激,即能对细胞环境中的变化做出反应(包括温度、拉伸/压力、化学物质、氧化/还原、渗透压和酸碱度等),所以又被称为"细胞传感器"。而哺乳动物中几乎所有细胞都表达 TRP 通道家族的至少一个成员。由于 TRP 通道广泛地表达和定位,且在感觉和信号传导中都起到了关键作用,目前被认为参与了多种基本的生理过程,涵盖纯感官功能(如信息素信号、味觉传导、伤害感和温度感),稳态功能(如 Ca^{2+} 和 Mg^{2+} 重吸收和渗透调节)和运动功能(如肌肉收缩和血管舒缩控制)等。此外,广泛的研究表明,TRP 通道涉及影响许多系统的疾病,如神经系统、呼吸系统、泌尿生殖系统、消化系统、心血管系统、免疫系统以及内分泌系统等。并且,TRP 通道与越来越多的细胞内蛋白质相互作用,形成"信号丛"和"通道体"。这种互动现在被认为对 TRP 通道的交换、定位和活动很重要。最近研究表明,操纵 TRP 通道与其调节蛋白之间的相互作用可以用于治疗,而 TRP 通道能被一些化学物质、温度、机械、电压等激活,也就是说它在外治中也扮演了重要的角色。

二、瞬时受体电位通道与经皮治疗

皮肤覆盖于人体全身表面,能感知刺激,并做出应急反应,且具有多种生理功能,对正常机体极其重要。同时,TRP 通道在皮肤末梢感觉神经元广泛表达,临床上通过透皮给药能产生局部和全身治疗作用,对一些局部皮肤感觉,如疼痛、瘙痒等有着独到的疗效。儿童耐受度高,故而多种外治方法都是采取经皮外治疗法。临床常见的经皮制剂有:膏剂、贴剂、洗剂、液体制剂等。

目前临床上常见含有辣椒素的乳膏、液体制剂、贴剂用于局部以达到止痛的目的,如含有辣椒素的乳膏外用治疗慢性疼痛。人们随之发现了 TRP 通道中的一个亚型——TRPV(TRP vanilloid),中文叫香草酸亚型。辣椒素的结构就是一种酰基化的香草酸。而 TRPV 的 TRPV1 多位于躯体感觉(背根和三叉神经)神经节中的一类伤害感觉神经元中,因其对辣椒素独特敏感性而著称。这些神经元在辣椒素最初的激发之后是一种持久的难治性状态(传统上称为脱敏),在这种状态下,细胞不仅对重复的辣椒素刺激没有反应,而且对各种不相关的刺激如毒热和酸性物质也没有反应。这种脱敏状态意味着 TRPV1 有着很高的镇痛潜力,所以成为了镇痛的热点。

所谓"痒为痛之渐,痛为痒之甚",在以前人们认为瘙痒只是疼痛的一种轻微表现,瘙痒和疼痛是由同样的神经传导的。直到后来人们通过实验证实了人体中存在一种与瘙痒相关的特异性 C 纤维。而 TRPV1 广泛表达于神经系统特别是外周感觉神经系统,如 Aδ- 纤维和 C- 型纤维等。激活感觉神经上 TRPV1 可产生温感,烧灼性疼痛,辛辣感及瘙痒,同时还能介导神经源炎症。所以,临床上应用含辣椒素的乳膏减低皮肤的敏感性来治疗瘙痒,也有含薄荷醇的洗剂,获得了良好的止痒效果。

临床上常用的止痛方法还有冰敷,一般认为冰敷温度在10~15℃能达到镇痛效果,又不容易产生不良反应。这可能跟另外的TRP通道有关。目前局部外用薄荷醇已经在腕管综合征和颈部疼痛患者中作为镇痛剂进行临床试验。

另外,TRP通道除了在感觉神经元传入纤维中表达外,还在脏器的其他细胞中表达。所以透皮给药除了局部疗效,其他全身疗效可能也跟TRP通道密切相关。

中药穴位敷贴、冬病夏治很多选择背部腧穴,特别是膀胱经的腧穴,如儿童哮喘多选心俞、肺俞、膈俞等,遗尿选肾俞等。从生理解剖来讲,这些穴位靠近脊椎,也就是说贴近相关脏器的传出传入纤维。而中药中有很多药物的成分就是瞬时受体电位一些通道天然的外源性激动剂或是抑制剂,如白芥子、细辛、吴茱萸、生姜、肉桂、薄荷等。一项通过白芥子穴位敷贴对豚鼠实验研究发现,白芥子穴位敷贴对TRPV1在肺组织内表达具有明显影响,从而起到了抗哮喘中气道高反应性的作用。这可能就是我们中药穴位敷贴治疗哮喘疾病的机制之一。也进一步证明了从TRP通道去研究我们一些传统的外治可能会给我们带来巨大收益。

但是值得注意的是,很多TRP通道不仅能被化学物质激活,还能同时被温度等激活。如TRPV1不仅被辣椒素等激活,在温度≥43℃的时候它也能被激活。激活感觉神经上TRPV1还会产生热感,甚至是烧灼性疼痛。然而儿童皮肤娇嫩,所以如果药物配比不当,则易导致敷贴处皮肤呈灼烧样破坏。同样,人们在开发第一代TRPV1拮抗剂的时候,临床发现会导致患者高热,并通过提高热痛阈值使患者面临烫伤风险。这都是我们需要注意警惕的。

三、瞬时受体电位通道与吸入治疗

肺是呼吸系统的核心器官,由支气管反复分支及其末端的肺泡共同构成。气体进入肺泡内,与肺泡周围的毛细血管内的血液进行气体交换。目前临床使用的许多吸入制剂药物都只在肺部发挥作用,但作为吸收发挥全身作用药物的部位,肺部还具有许多适用于药物吸收的条件包括:①表面积大,约100m²;②呼吸膜很薄,药物入血速度快;③肺毛细血管网丰富,血流量大;④代谢酶活性低且集中,蛋白质、多肽等大分子物质也可透过肺泡被快速吸收入血;⑤避免肝脏的首过效应。

TRP 通道在呼吸系统中也广泛分布,从鼻咽喉到气管,直至肺泡,其末梢位于气道上皮细胞间隙或在气道黏膜基底膜下直接形成网丛。而且研究发现呼吸道由感觉传入纤维密集支配,这些纤维通过刺激性物质和 / 或炎症刺激激活,可引起多种中枢和外周保护性反射反应,包括咳嗽、黏液分泌和支气管痉挛等。在这些传入纤维中表达的 TRP 通道里,TRPA1 和 TRPV1 作为威胁气道功能和完整性的自然刺激物和刺激性化学物质的传感器而最受关注。除了现在临床常用的吸入糖皮质激素、β 受体激动剂等,现在也越来越多的人把 TRP 通道作为治疗呼吸系统疾病的目标。

目前我们发现环境中的一些刺激性物质,如臭氧、甲苯二异氰酸酯、香烟气体会通过 TRPA1 受体激活迷走神经传入神经 C 纤维,引起咳嗽反射。同时 TRPA1 受体还能被<17℃的温度所激活,结合儿童好发哮喘的季节和特点,不难发现较低的环境温度对哮喘的发病有着一定的影响。这都提醒我们 TRPA1 在哮喘及咳嗽中扮演着重要的角色。但遗憾的是,虽然有相关的实验,目前 TRPA1 拮抗剂还没有被作为止咳平喘的药物进入临床。

另外,TRPV1 也是控制气道敏感性的另一个关键因素。日常生活中有些人在闻到一些辣味明显的气味后会出现打喷嚏甚至是咳嗽症状。实验也证明了吸入辣椒素会在人体内引起多种保护性反射反应,包括咳嗽、打喷嚏和气道黏液的分泌等。目前辣椒素吸入试验被广泛应用于识别气道高反应性慢性咳嗽患者。据研究,这些患者的气道症状主要是由于感觉神经过于敏感活跃导致的,给予吸入的 TRPV1(和 / 或 TRPA1)拮抗剂后能得到一定的改善。但值得警惕的是,在啮齿类动物中,辣椒素也会引起肺化学感受器性反射,这被认为是急性辣椒素给药的主要剂量限制因素(在脱敏研究中,辣椒素需要连续增加剂量以避免潜在的致命呼吸抑制)。

近年来 TRPV1 与儿童支气管哮喘的关系已成为哮喘病理机制研究的热点,且取得了一定的进展。研究表明 TRPV1 可能是诱导儿童哮喘的重要信号调节因子,此外 TRPV1 在支气管狭窄、蛋白分泌、气管黏膜水肿、炎性细胞趋化、咳嗽反射等方面也起着重要作用。还有学者在人体气道上皮细胞发现功能性的 TRPV1 在难治性支气管哮喘患者气道中高表达。这些都说明 TRPV1 跟哮喘关系密切。

还有一些证据表明 TRPV1 还与慢性咳嗽的病理机制有关。然而,TRPV1 作为镇咳药物的靶点仍然存在争议,因为吸入选择性 TRPV1 拮抗剂 SB-705498 未能改善慢性咳嗽患者的自发性咳嗽。但最近的一项研究表明,PGE_2 和缓激肽是两种内源性炎症介质,它们能激活离体豚鼠的感觉神经节并诱发豚鼠咳嗽。有趣的是,有效阻断这种咳嗽反应需要同时对抗 TRPV1 和 TRPA1 受体。这或许在提醒我们,将吸入性的 TRPV1 和 TRPA1 拮抗剂混合使用或许能获得较好的缓解咳嗽、哮喘效果。

另外,《外台秘要》中就记载了相当多的外治方法,其中记载有一些熏咳法。有一则为崔氏疗久咳不愈的疗法,即取款冬花置于铁质容器中,下面以炭火焙之,吸取款冬花烟,三日一度,六日可愈。排除款冬花有类激素等作用外,我们可以大胆猜想款冬花中就存在有某一 TRP 通道的天然拮抗剂。

四、瞬时受体电位通道与鼻内给药

鼻上皮细胞下有许多大而多孔的毛细血管和丰富的淋巴网,加之鼻黏膜表面积相对较大,所以鼻黏膜也是临床上较理想的黏膜给药途径。而在人类鼻黏膜中,TRPV1 大量分布及表达在上皮细胞、血管内皮细胞及黏膜下腺及神经组织。在过敏和炎症反应中,神经内分泌和免疫因子可通过激活 TRPV1,导致神经递质的释放,并通过轴突反射激活感觉神经释放多种神经肽,进而调节鼻黏膜下微血管的血流量和腺体的分泌,参与调节免疫反应,从而引发鼻黏膜高敏反应等一系列症状。

所以除了目前临床上常用的一些鼻内喷剂,研究 TRP 通道药物用于过敏性鼻炎等疾病也是目前的新方向。有学者通过研究发现,临床上给季节性过敏性鼻炎患者以鼻腔给药灌洗方法,使用 TRPV1 阻滞剂 SB-705498,可抑制由辣椒素引起的感官症状,但是并不能减少由过敏原引起的变应性鼻炎患者的症状,包括感觉症状、瘙痒或打喷嚏。虽然 TRPV1 阻滞剂在变应性鼻炎患者中无明显效果,但是在以非变应性鼻炎患者为主体的 RCT 试验中,使用 SB-705498 可减轻患者症状,为安全高效的临床方法。

五、瞬时受体电位通道与针灸治疗

关于针灸,西医学也有很多相关研究。比较有趣的是有学者对艾灸进行了分析,他们认为艾灸与中药内服的治疗方法不同,主要是通过艾条燃烧产生的温度在局部持续加热从而起到了疗效。而其中的机制,应当也与 TRP 通道中的热敏通道有关,即激动温度敏感性的 TRP 通道。他们结合大量报道及研究,对比各种灸法,以及艾条距离皮肤的具体产生的温度,建议艾灸的峰值温度应在 40℃ 以上才能有较好的临床疗效。而且时下新疗法"热敏灸"也可能跟 TRP 通道关系比较密切。

另外，还有一项动物实验发现，电针可以改善由 TRPV1 介导的低阈值急性酸性疼痛。值得注意的是 TRP 通道还可以被电压激活，这可能是现代电针的治疗机制之一。

六、瞬时受体电位通道与其他外治

"良工不废外治，熏蒸可得奇效"，外治一直是我们中医治疗的一大特色。目前对于外治的相关研究也很多。TRP 通道跟外治确实值得我们注意。除了经皮、吸入、鼻内、针灸等跟 TRP 通道相关之外。还有很多一些外治疗法的机制也可能跟 TRP 通道密切相关。

芳香疗法中一类香薰疗法，主要是由一些具有挥发性药物起到治疗作用。β-香茅醇是一种含乙醇的单萜类化合物，存在于香茅等精油中，能抑制影响呼吸道的病原微生物。动物实验发现它还能缓解大鼠气管收缩。而 β-香茅醇可能是人 TRPV1 的激动剂，人们认为它的一些作用可能就跟激动 TRPV1 有关。

当排尿反射的下行神经元控制消失时，膀胱会受到自主神经控制。在这类患者中，通过向膀胱腔内注射辣椒素，可以增加膀胱容量，提高排尿压力阈值，从而减少膀胱排空的欲望。重要的是，接受膀胱内香草酸疗法的患者其膀胱活检没有显示任何显著的组织病理学和 / 或超微结构（电子显微镜）改变。这也给我们治疗小儿神经性尿频等疾病提供了新的外治思路，虽然可能患儿接受度不高。

目前脉冲聚焦超声（pFUS）技术正被开发用于临床神经 / 免疫调节和再生医学，人们研究发现 pFUS 通过声辐射力机械地激活 TRPC1 而产生作用。TRPC1 的电生理功能为其他 pFUS 技术的生理调节和临床应用的优化策略提供了潜在的机制性见解。

七、中医药与瞬时受体电位通道

TRP 通道家族几乎遍及全身多个系统及脏器，并参与人体基本的生理过程，而它们可由不同的物化因素激活，特别是对温度，对自然界的一些化学刺激物等的敏感，这都或许能解释一些传统中医中药治疗方法等起效的原因。

中药有四气五味，"四气"为寒、热、温、凉，而 TRP 通道中有一类对温度敏感型（当然这不是说它们只对温度敏感，它们同时还能被其他化学物质等激活），人们将其称为"热敏通道"。其中确认分布在感觉神经元上的热敏通道有6种，在从冷痛到热伤的某一特定温度它们被激活、表达。其中TRPV1-2转导热、TRPV3-4转导温、TRPM8转导凉、TRPA1转导寒。如在舌头上感觉温度的或许是TRPM5，它同时感受味觉。众多存在于食品和环境中的天然化合物都能激活热通道。中药中寒热表现突出的辣椒、干姜、薄荷等是热敏通道激活剂。

目前，已经有很多实验证明，部分中药或植物提取物可以激活相应的热敏通道，而这些热敏通道相对应激活的温度是有限的。有学者曾建议可以把激活温度作为量化标准，判定中药的四气，以符合中药理论的方式对四气进行分类。非常巧妙的是，热敏通道对寒热的分类也是4类。他们综合大量有关报道建议，以热敏通道的热激活阈值作为分类依据：大热，激活TRPV2，激活温度≥52℃；热，激活TRPV1，激活温度≥43℃；温，激活TRPV3，激活温度≥34~38℃；凉，激活TRPV4，激活温度≥27~34℃；寒，激活TRPM8，激活温度≥25~28℃；大寒，激活TRPA1，激活温度≤17℃，这几个温度点很巧妙地与中药的四气相合。这确实很有趣，热敏通道确实为中药四气理论的研究提供了新的研究方法与思路，从而客观地揭示了中药药性理论的科学内涵，以更有效地指导临床实践。

TRP通道研究的快速进展使人们认识到这些通道在可及范围内对健康和疾病中所起的作用。然而迄今为止，在哺乳动物的28种TRP通道中，只有4种（TRPV1和V3、TRPA1和TRPM8）处于药物开发的临床阶段，尽管积累的证据表明其他TRP通道也与疾病有关。

首先，TRP通道具有多模门控机制，大多数TRP通道还显示出广泛的组织分布。甚至TRPV1（传统上被认为是多模态感觉神经元的特征）似乎也在皮肤、尿路上皮和肥大细胞等意想不到的部位表达。因此，TRP通道的药物调节可能对靶点造成不可接受的副作用。如早期TRPV1拮抗剂可能引起体温过高和/或导致热感受损，TRPM4阻滞剂可能导致危险的心律失常和高血压等。

第二，我们对TRP通道的认识，大多数来自于对体外疾病系统或临床前啮齿动物模型的研究，而这些体外实验和动物模型并不足以真实反映人类的疾病。

第三，与许多疾病目前可用的治疗方案相比，TRP通道激动剂和拮抗剂的优缺点需要仔细权衡。例如，与哮喘患者吸入糖皮质激素和支气管扩张剂相比,TRPA1和/或TRPM8拮抗剂有哪些优势还需要实验和临床进一步研究。

第四,TRP通道能被多种刺激激活,且其在体内广泛分布,那么像我们的推拿,是否因为有通过激活机械敏感性TRP通道产生了作用? 还有,电针的疗效是否也跟一些电压激活的TRP通道有关? 有一大部分TRP通道都能被植物源性化学物质激活,那么中医药的一些外治如穴位敷贴、膏剂涂抹、洗浴剂、内鼻剂的疗效是否也有明确的相关性? 如何去研究TRP通道与中医药的相关性及其价值等。在TRP通道机制的指导下,利用在疾病中靶向TRP通道,来开发出新型药物,可能就是一把钥匙,帮我们打开中医药的一片新领域。

(田浦任　邵征洋)

第二节　整体观念与外治疗法

一、整体观念

1. **定义**　整体观念,是中医学认识人体自身以及人与环境之间联系性和统一性的学术思想。它是中医学理论体系的指导思想,发源于中国古代哲学同源异构和普遍联系的观念,体现在人们观察、分析和认识生命、健康和疾病等问题时,注重人体自身的完整性以及人与自然、社会环境之间的统一性和联系性,并贯穿于中医学的生理、病理、诊法、辨证、养生、防治等各个方面。

2. **本质**　中医整体观念体现在人体自身的统一和人与自然、社会环境的统一当中。

(1)人体自身的统一性:人体以五脏为中心,在经络系统的沟通、联络下将各脏腑官窍、四肢百骸紧密联系为一个有机整体。中医"整体观"强调机体表现于外的各种生理、病理征象均与内在脏腑的功能状态密切相关。人体外在肢体、官窍与内在脏腑功能的联系,实际上是机体整体功能的组成,正常生命活动的维持既需要各脏腑功能的正常发挥,又依赖于各脏腑系统之间功能的协同和制约。健康状态下,人体五脏六腑各司其职,协调互用,共同维持机体内、外的和谐稳态。疾病状态下,人体某一脏腑、经络功能失用,势必表现出相应官窍、肢体的外在症状或体征,所谓"有诸内必形诸外"是也。中医理论认为机体的"形"和"神"是一个统一的整体,相协相依,互不可分。中医学的"形"是指人体内视之可见、触之可及的精微物质及脏腑、官窍、四肢、百骸等有形躯体。"神"是机体生命活动的总体现,狭义上指人的精神意识、思维活动等。气血是构成形体的最基本物质,气血又为化神之源;神能御气行血,人体脏腑功能活动受神所司。形为神之宅邸,形健则神昌,形衰则神败;神为形之主宰,神明则形安,神离则形坏。因此,生理上形神一体,两者互依互存,病理上相互联系,不可分割。

(2)人与自然、社会环境的统一性:自然环境中的空气、水、食物、阳光等是人赖以生存的物质基础。精气学说认为,自然与人体有着共同的物质本原,人由天地之精气阴阳交合而化生。《素问·宝命全形论》曰:"天地合气,命之曰人";《管子·内业》载:"人之生,天出其精,地出其形,合此以为人"。因此,人体与自然环境的物质基础均是精气。同时,生态环境的周期性变化对生命体的活动具有节律性的影响,人体对自然变化又具有相适应的能力。同时,人之身心无时无刻不受其所处社会的政治、经济、人文、家庭、事业等各种因素的影响,有利的社会支持、良好的人际关系有助于维持身心的和谐统一,不利的社会变迁或恶劣的社会环境则可危害人的身心。故而,人之生、老、病、死无不与天候地气、人情世俗密切相关。上述人与自然、社会的协调统一,中医谓之"天人相应"。《灵枢·逆顺肥瘦》上说:"圣人之为道者,上合于天,下合于地,中合于人事,必有明法……"用之于临床,则要求为医者不仅要通过患者表现于外的症状、体征去正确把握其内在脏腑的功能状态,还必须要重视患病机体所处生态环境、社会环境对患者生理及病理的影响,努力达到天人合一的理想状态。从全新的健康理念和西医学模式的角度来分析,中医的整体观更加符合"生物 - 心理 - 社会"的医学模式,有着十分强大的优越性。

3. **哲学属性** 从其哲学属性诠释中医整体观念,有助于我们更好地理解中医药整体观念的优势。阴阳学说是中国古代哲学思想所描述的规律和对自然理解的体现。例如,古人对自然的认识有天地、日月、男女等,当他们发现世界是一分为二的,阴阳学说便由此逐渐演化而来。而进一步运用阴阳理论来理解人体内的五脏六腑,便产生了藏象学说以及运动阴阳学说来分析药物、辨治理论。从某种程度上讲,中医的整体观念是从哲学中来,又到哲学中去,这种与哲学互生互长的深刻联系符合辩证唯物论的根本法则,也说明了中医的科学性。中医的整体观念不仅是语言逻辑的推演,也是哲学思想的逻辑推演。经过了数千年的临床应用,中医整体观念的哲学逻辑已被证实有效。虽然现代技术无法详细解释所有细节,但其科学性质是不容置疑的。它注重把握人体内、外运动以及变化过程,注重对形成疾病的天时地利、社会状况的外环境的调整,注重对于人意识作用的全面、深刻理解,以及对患者的意识干预。因此,中医的整体观念是中医学的基本指导原则,同时也是哲学指导下科学技术的升华。

4. 优势　临床医学角度下中医整体观念的优势　人体的结构和功能是不可分割的,如果组织没有了结构,功能自然就无法存在;同样功能异常了,结构也会受到影响,而功能都没有了,结构存在的意义也就没有了或者减弱了。在医学上单纯地去研究结构有一定意义,但是这个结构需要和功能联系起来,才会更重要。科学技术发展了,医学研究进入到细胞、分子、基因的微观层面,虽然对疾病的认识更加深入了,但是临床却不能完全依赖这些微观上的认识。因为过于微观则不容易全面,还是要重视宏观上的认识。

整体观念是中医特色,同样也应该是医学特点。临床上不应该仅仅看到病,而要重视这个生病的人,重视这个人所处的自然环境、社会环境。中医历经千年,在认识疾病和人的过程中始终强调整体性,并形成了很多独特的理论,这是中医的优势。

二、整体观念在外治疗法中的应用

1. 整体观念在针灸经络学说中的运用　经络学说是针灸治疗疾病的理论基础,是研究经络系统的生理、病理及其与脏腑相互关系的学说。经络系统的结构完整性是其功能统一性的基础。因此,经络学说的整体观可以从经络结构的整体性和经络功能的整体性两方面来认识。

(1)经络结构的整体性:经络是经脉和络脉的总称,是人体内运行气血、维持功能平衡的重要调节通道。经脉沟通人体上下内外,络脉纵横交错,遍布全身,把各脏腑、形体、官窍联结成一个统一的功能整体。经脉内属于脏腑,外络于肢节,十二经在内属络于五脏六腑,在外结聚散布于经筋、皮部;十四经脉之间也有表里配对关系,通过相应络脉别出,走向其互为表里的经脉。十五络脉和十二经别加强了十二正经之间及其与体内脏腑的表里属络关系。奇经八脉循行中与各经交会,加强了十二正经之间的联络。

(2)经络功能的整体性:经络运行气血布达周身,十二经气血流注逐经相传,周而复始,如环无端,使脏腑孔窍、皮肉筋骨得以濡养,维持正常身体功能。生理状态下,人体脏腑官窍功能的正常发挥,局部与整体功能的协调,依赖于经络系统联系脏腑、沟通内外以及"行血气而营阴阳"的功能正常。病理状态时,经络既能抗御病邪、反映病候,又能传导感应、调整虚实。腧穴是人体脏腑经络之气输注出入于体表的特殊部位,既是疾病反应点,又是治病刺激点。其中分布于十四经上的腧穴称经穴。经穴效应特异性地发挥依赖于与整体关系密切的经脉脏腑归属及经脉脏腑器官的循行分布和联系。古人有"离穴不离经",《针灸大成》曰"宁失其穴、勿失其经",其观点并非不重视穴位效应的相对特异性,而是强调临床选穴不能脱离经脉的整体性。脱离了经络的整体性功能去研究经穴效应特异性是片面和不完整的。现代对经脉整体性功能的研究主要着眼于十二正经。例如从心经是一个功能整体的角度出发,通过针刺手少阴心经上的神门、灵道、少海及经线上的非穴点(灵道和少海的中点)与经线旁开点做对照研究,观察各"穴点"对冠心病患者心功能的调节效应。发现针刺心经上3穴都能改善患者心肌供血,以神门穴的效应最强;心经上的穴位和非穴点都对心功能有一定改善作用,但存在疗效差异;经线旁开点对冠心病患者的心功能几乎没有调节效应。认为心经作为一个整体功能参与经络调节且证实心经上不同穴位的治疗效应具有相对特异性。

(3)针灸经络学说的应用:中医常以"天人相应"观指导针灸临床选穴处方,人体经脉的气血流注依时而盛衰开阖,经穴效应亦应时而不同,故针灸取穴治病当"谨度病端,与时相应"。如以候四时血气之所在而决定刺灸的所取腧穴、所用手法的"四时针法"。《灵枢·终始》说:"春气在毫毛,夏气在皮肤,秋气在分肉,冬气在筋骨。刺此病者,各以其时为齐。"《内经》五输应四时:井应春,荥应夏,输应长夏,经应秋,合应冬。结合五脏、五行和阴阳的理论而形成四时五输穴刺法。"子午流注针法"是以中医"天人相应"的整体观念以及五输穴配合阴阳五行为理论指导,运用干支配脏腑,推算经气流注的盛衰开阖,以时取穴的一种治疗方法。四时针法、子午流注法强调了季节、时间因素对针灸所选经穴效应特异性的影响。徐明明等将60例高血压患者随机分为试验组和对照组,试验组在常规高血压治疗基础上按照子午流注"因时选穴"配合温灸法,对照组采用常规抗高血压治疗,比较两组在干预后第1、3、6个月时的血压控制情况,结果显示试验组疗效明显优于对照组,说明子午流注针法配合温灸可更有效地控制血压。王伟贵等以120例腹泻型肠易激综合征患者为研究对象,随机分为常规西药治疗组(对照组)与子午流注针法结合辨证取穴组(观察组),结果显示观察组(91.67%)有效率显著优于对照组(73.33%),认为子午流注合辨证取穴能有效改善腹泻型肠易激综合征患者的临床症状。

2. 整体观念在推拿中的运用

(1)整体观念指导手法选择:推拿治病,功在于手。手法是推拿治病的主要手段。《医宗金鉴·正骨心法》云:"但伤有轻重,而手法各有所宜,其痊可之迟速,及遗留残疾与否,皆关乎手法之所施得宜""盖正骨者,须心明手巧,既知其病情,复善用夫手法,然后治自多效"。故选择手法要从整体上综合考虑。

1)熟悉手法功用:各种手法对不同疾病的治疗机制不一,而对于不同治疗部位,同一手法的作用也各不相同。正如推拿名家王松山主张的"虚让多抹少推,实让多推少抹"就是根据手法功用之差别选择。

2)注意手法配伍:《推拿抉微·推拿代药赋》曰:"寒热温平,药之四性,推拿揉掐,性与药同"。推拿手法也有了配伍问题。除"单行"法以外,应着重"相须""相使"手法的配合使用,以期增效;而"相杀""相反"等手法则须慎用或禁用。所谓"用推即是用药,何可乱推"。

3)因人因病制宜:人有胖瘦,病有虚实,手法各有所宜。如对不同年龄、不同体质的患者,理当手法刺激强弱各异,施术时间长短有别。而治疗腕、踝关节损伤,则强调动静结合。早期肿胀之处,宜"点"不宜"推",宜轻不宜重。于静中求动,改善局部血运,加速损伤的修复。

(2)整体观念确立操作程序:《小儿推拿广意》在"推拿面部次第"中有"一推坎宫,二推攒竹穴,三运太阳,四运耳背高骨……"之记载;《推拿捷径》中也有易懂易记的"推拿次序歌"。可见先辈们对此颇为注重。整体观念讲的是统一性和完整性,各类手法随意而施,上下不整,先后无序,势必作用分散,疗效减弱。所以,如何施术当有通盘考虑。从施术过程来看,一般应分三个阶段:①前期准备:多用轻柔手法松解痉挛、活跃肌肉以利施术,不可图省事而予舍弃;②中期施术:灵活选用直接、间接、诱导、补泻等法,达到矫正纠偏之功;③后期整理:续以揉、搓、拍、抖等法达到调畅气血、解除疲劳、巩固疗效的作用。从施术部位看,则以先上后下、先内后外、先点后面、先近(心)后远(心)、先同侧后对侧为宜。

(林成雷　邵征洋)

第三节　经络理论与外治疗法

经络腧穴治疗是基于中医经络理论指导下的药物、手法、器械从外施予经络、腧穴起效的治疗方法,如针刺、灸疗、火罐、经穴推拿、脐疗、穴位敷贴、耳穴埋豆、熏蒸等。

一、经络理论

经络学说是研究人体经络的生理功能、病理变化以及与脏腑关系的学说。经络是经脉和络脉的总称。"经",有路径的含义,是经络系统中的主干;"络",有网络的含义,是经脉所分出的小支。经络纵横交错,遍布于全身,是以十二经脉、奇经八脉、十二经别、十五络脉,及其外周所联系的十二经筋和十二皮部共同组成。《灵枢·海论》曰:"夫十二经脉者,内属于腑脏,外络于肢节"。每一经络都与不同的器官连接,人体通过这些经络把内外各部组织器官联系起来以构成整体。《灵枢·本脏》曰:"经脉者,所以行血气而营阴阳,濡筋骨,利关节者也"。《灵枢·经脉》曰:"经脉者,所以能决生死,处百病,调虚实,不可不通"。作为人体血液循环通道的主干和分支,经络是联系脏腑形体肢节、沟通内外上下、运行全身气血、感应传导信息的通道;具有运行气血、协调阴阳、联络脏腑肢体、抵御外邪、保卫机体的功能,与人体生理病理息息相关。

腧穴是人体脏腑经络气血输注于体表的特殊部位。"穴"是孔隙和聚集的含义。"腧"与"俞""输"意义同,有转输和输注的含义。经络腧穴与脏腑相关,内外相连,也就使腧穴-经络-脏腑间相互联系,内外通达;具有输注气血、反映病证、协助诊断与防治疾病的作用。经络学说应用的理论依据是"经脉所通,主治所及",腧穴从属于经脉,气血通过腧穴通行出入,脏腑和经脉之气在腧穴这一部位聚集、出入。因此,腧穴就具备了抵御外来疾病、反映机体病症、感受刺激和传入信息等功能。当人体内部发生病变时,内在的病理状态可以通过经脉和腧穴反映在体表部位,发送疾病信号。腧穴部位的变化也可作为诊断和治疗疾病的依据。因此,腧穴与经络、脏腑、气血的活动有密切关系。中医认为,经络"通则不痛,不通则痛",气血不通畅则肢体疼痛,经气通畅则气血调和,疼痛缓解。推拿疗法运用"推、揉、挤、按、摩、点、拿、搓、拍、叩、掐、捏、压、运"等手法刺激腧穴,整筋理复,疏通经络,实现全身气血的畅通运行,从而缓解"不通"的表现。

二、现代研究

1. **经络现象的探讨** 循经感传现象是经络现象最主要的特征,其他还有循经性感传异常、循经性疼痛、循经性皮肤病或皮肤显痕等。其主要方法是通过电脉冲或针灸等方法,对人体的穴位进行刺激,使人体感觉到酸麻、胀痛,这种现象被称之为循经传感。这些特殊感觉自被刺激的穴位起,沿经脉循行。

若被施针者能够对传导的具体途径进行指明,则将其称之为显性传感,相反则称之为隐性传感。

20 世纪 70 年代,曾经一项有关经络感传现象的大规模研究,得出了经络感传现象的存在,同时发现了 400 多名"经络敏感人",在他们身上观察到沿经红线、白线等。不同个体,循经感传的方向、速度、酸麻胀痛感的强度、内脏感传的效应都大不相同,但这些又与针灸治疗时所描述的"得气"现象极为相似。近年来,随着经络客观检测的逐步深入研究,如皮肤电阻检测、放射性核素示踪、低频声信号检测、红外辐射成像、体表超微弱发光检测、钙测定等,更加确认了经络的存在。

2. **中医外治的经络感传效应** 体表是人体经络循行的部位,药物施治于体表,除了药物气味随经脉而布散全身外,还可以通过对局部经穴的刺激作用、穴位感应、经络放大效应调节经络的气血运行盛衰,而发挥治疗效果。中医理论认为,人之躯体为表,而气血循于内,其内外结构、功能之协调皆依赖"经气""络气"以及络脉表层精细的"玄府""腠理"而完成。因此,经络之气具有从经脉至络脉 - 玄府 - 腠理的三级结构性。现代学者认为,经络为生命信息的载体,具有一定辐射性。脏腑内部制约及外在现象与内部功能的关联皆因脉络传导而递次实现。"外在生命活动表现"以及"内部气、血、津、液"间皆存在调平、控制、制化关系,这些缜密的内在关联机制,即统称为经络气机。而现代对经络之气的循环途径多以"电磁场、蛋白质传导、生物信息传递"等形式表达。

目前,现代研究发现经络感传效应包含了 P 物质传导、"神经递质"传导、蛋白质传导、生物电流、信息流等多种传导方式。邓亲恺曾根据 P 物质论提出,经络之气,实际指代特定神经肽功能;其中 P 物质传导即存有明显的线性循行特征。当神经元细胞发出神经指令时,其分泌出的多类肽通过"P 物质流"来寻找固有的作用路线。此线路反映于现代生物学领域,即表现为具有固定循行规律的神经肽流。王永红认为,经络作用机制包括自我识别、渗透功能,同时亦囊括扩散、自律调节、自稳中和,而上述功能,皆取决于定向神经递质、传感器的干预、定位,以规范生物讯息。胡云章从"腧穴刺激治疗"角度,提出经络的物质基础为细胞组织间的组织液蛋白质,而经络功能的实质即蛋白质的压电传感。蛋白质分子结构为探讨经络的关键,蛋白质分子自发络合成线状结构,便具有了导体或半导体的性质,可依据器官、组织特征实现生物信息转化。张力依据"电场学说"提出,经络为生理信息传递及调控的中枢,针刺中"得气"即为生物电场的应激反馈,人体各组织存在不等的梯度电场,此类梯度力作用的结果即构成线性、稳固性的生物电网。

3. 经络理论的脏腑相关性研究 祝总骧教授提出"经络是人体内多结构、多层次、多功能的控制系统"。通过经络系统可把人体的五脏六腑、奇恒之腑、五官九窍、四肢形体紧密联系起来。经络"内属于脏腑,外络于肢节""有诸内必形诸外",说明脏腑气血变动会经过经络的通路作用或腧穴的门户作用显示于外。因此,局部用药或刺激既可以通过穴位的近治作用,也可以发挥腧穴的远治作用,通过经络传导纠正脏腑阴阳气血的盛衰达到治疗疾病目的。

脐,亦为神阙穴,属任脉,与十二经脉相通,具有调节正经气血的作用,故脐可以通过奇经八脉通调周身之经气。研究发现神阙穴下有腹壁脐周静脉网,含有丰富的血管,浅层有内脏小神经节,药物经脐能迅速渗透和吸收,进入全身血液循环,以调和阴阳,从而达到治病的目的。此外,现代研究证实,针刺心包经内关、郄门穴等,可提高动物缺血 - 再灌注心脏心肌细胞肌浆网 Ca^{2+}-ATPase 的活性,促进 Ca^{2+}-ATPase mRNA 基因的表达,调节心肌细胞 G 蛋白信号通路、细胞凋亡及调控及基因 bcl_2、bax 的表达,从而减轻心脏损伤的程度。电针胃经可降低胃黏膜损伤指数,显著提高胃黏膜损伤大鼠胃黏膜组织三叶因子 TTF mRNA 的表达水平,并明显优于电针胆经。电针足阳明经四白、足三里穴可能通过对胃窦及延髓生长抑素(SS)含量的改变来影响胃黏膜血流量,促进胃黏膜损伤的修复。这些研究从器官、细胞到分子不同的层次阐明了针刺经穴(经脉)对内脏活动的调节作用。

4. 经络与神经 - 内分泌 - 免疫网络 经络学说所揭示的人体体表与体表、体表与内脏特异联系、调控、效应之间都与神经 - 内分泌 - 免疫机制相关。神经 - 内分泌 - 免疫网络三者相互协调又相互制约,成为机体自稳的整合和调控系统。三者之间进行信息沟通的生物学语言是各种神经递质、神经肽、细胞因子、激素等。这些化学信息分子相互作用、相互影响,共同构成完整的网络结构。人体对内部环境及外部环境的应变,则需要这个网络结构来实现。

针灸作用的良好发挥,离不开神经系统的支持。针灸刺激机体特定的穴位后,患者体验到的"针感"——酸、麻、胀、重、痛等意识性感受,以及医者运针时的"手下感"的"沉紧"状阻力感,都提示穴位下的感受器已被激活。针刺刺激已转换为神经信号传向外周和中枢各级水平。大脑中枢接收信号后,通过神经 - 内分泌 - 免疫系统,实现信息的传导,从而对机体的靶器官、靶细胞产生作用,最终达到治疗疾病的目的。有实验证明,电针治疗能够提升甲状腺功能低下大鼠血清甲状腺素及睾酮含量。现代研究发现源于神经、内分泌、免疫系统的介导物质可在中枢神经元共存,这为针灸发挥神经 - 内分泌 - 免疫网络调控提供了有力依据。

三、现代应用

随着西医学与理学、工学等学科的相互渗透、结合,在中医外治理论指导下,借助材料、机械、光电、仪器仪表等工程技术的革新,"医工结合",研制出许多操作简便、经济适用、无痛、无创、便于普及和推广的现代中医外治仪器。

1. 脉冲电学在临床中的应用 19 世纪初法国医师提出针上用电流的想法,20 世纪初 Daris 用电针治疗坐骨神经痛,20 世纪 50 年代后我国开始将脉冲电与针具相结合用于临床。电针疗法是在针刺腧穴得气后,通以脉冲电流治疗疾病的方法,根据频率不同,分为低频脉冲和高频脉冲。王佩等研究发现电针能显著缩短术后肠鸣音恢复时间、首次排气时间及排便时间,表明电针治疗术后胃肠功能紊乱效果显著。实验研究也表明电针胃经穴位可调节胃溃疡大鼠组织特异代谢物的表达,恢复胃黏膜的损伤。徐世芬等采用电针百会、神庭治疗原发性失眠,结果治疗组的总有效率为 85.7%,对照组为 43.75%。可见,脉冲电的生物学效应,加强了针刺的疗效,促使电针在消化、泌尿、神经系统疾病中都有广泛应用。

2. 超声波在临床中的应用 超声波是一种物理机械振动波,可以通过声能、机械能、热能直接或间接刺激经穴使机体产生超声生物效应以达到治疗疾病的目的。临床常见超声针灸仪、超声药物导入仪器等。超声波通过毫针作为载体刺激人体经穴,或利用特制的超声探头直接作用于经络腧穴。李泞珊等利用超声针灸仪刺激足三里穴位研究胃黏膜的损伤变化,发现治疗后兔胃黏膜损伤指数明显降低,HE 染色可见胃黏膜完整,腺体结构排列整齐,说明超声针灸治疗胃黏膜损伤有满意效果。

3. 激光针灸在临床中的应用 激光针灸是采用低频弱激光,以聚焦光束模拟针的效应,扩束激光模拟灸的效应,照射机体腧穴,激发穴位下细胞的振动和旋转,从而通过光能 - 动能 - 热能,而达到治疗疾病的目的。根据工作物质的不同,临床常用的激光针分为氦氖激光、氩离子激光、二氧化碳激光、低频脉冲式激光等。不同物质输出光子的透射力不同,对组织的刺激强度也不同。相比于传统针刺,它具有操作简单、无菌、无创、无痛的特点,避免了小儿惧针拒药的心理,具有较高的安全性和依从性。不少国内研究者通过动物实验或临床观察证实了激光照射穴位的有效性。如陈颖之通过实验得出激光针灸照射厌食大鼠的足三里所取得疗效和单用西沙比利大鼠的疗效相近，同时提高了厌食大鼠血浆微量元素 Fe 和胃饥饿素的含量，从而增加了厌食大鼠的摄食量。陈伟斌等研究发现激光针灸照射足三里、内关、四缝和神阙后，胃窦收缩加快，胃排空时间缩短，提示胃肠功能的改善可能是激光针灸治疗厌食症的机制之一，其疗效还优于传统针灸治疗。

（董晨霞　蔡超丽　邵征洋）

第四节　现代药理学与外治疗法

用现代药理学的方法阐明外用制剂对相关疾病的作用机制是近年来科研工作者研究热点。现代药理学对外治疗法在临床上的运用和研究具有一定意义。

儿童外治是治疗儿童疾病的重要手段。研究表明外治法治疗部分小儿疾病效果好、不良反应少，简便易行，可克服小儿喂药困难、惧怕打针、内服药物副作用明显等问题。同时，因儿童皮肤薄嫩，具有良好透皮吸收能力，外治常能取得理想效果。本节主要探讨外治疗法中透皮给药及黏膜给药的现代药理学基础，并列举常用剂型的现代药理学研究方法，为读者提供参考。

一、透皮给药的现代药理学基础

皮肤是人体最大的器官，约占成人体重的 5%~8%，新生儿可达 13%。成人皮肤面积约为 1.5~2.0m²，婴儿约为 0.41m²，新生儿约为 0.21m²。它起化学屏障及物理屏障作用，是温度调节的部位和末端感觉器官。

（一）皮肤的生理结构

皮肤组织包括表皮、真皮与皮下组织、皮肤附属器及血管和淋巴。但处于不断生长发育的小儿，由于个体及各器官系统尚不成熟，其皮肤结构及功能与成人相比有显著不同。人体皮肤厚度一般为 0.5~4mm（不包括皮下脂肪层），不同部位厚度有明显差异，掌跖部位皮肤较厚，眼睑、外阴等部位皮肤较薄。儿童皮肤较成人薄很多，表皮棘层仅有 2~3 列细胞，且多数细胞均为空泡，透明层缺乏，角质层为由数层相互黏着不紧的鳞片组成，真皮结缔组织也相对不甚成熟，真皮乳头层平展，因而皮肤外观平滑、柔软、细嫩，纹理不清。由于表皮菲薄,真皮胶原纤维和弹力纤维容易撕断,毛细血管脆弱以及保护作用尚不健全,因而颇具易伤性,即使微小的机械性、化学性、温热性刺激也易伤及而出血。在汗液浸渍下摩擦部位常发生褶烂,而臀部、会阴部皮肤由于汗、尿、粪便的影响也易出现炎症。在婴儿期,身体各部分的皮肤厚度几乎没有差别,表皮、真皮和皮下脂肪的厚度随年龄的增长而增厚。

皮肤结构复杂且所含细胞功能高度特异化,如角质形成细胞、朗格汉斯巨细胞、梅克尔细胞、黑素细胞、成纤维细胞、肥大细胞、嗜酸性粒细胞、T 细胞和B 细胞、神经末梢细胞等,它们共同组成独立的组织系统并参与机体的代谢活动。新生儿表皮基底层可见黑素细胞,但无成熟的黑素体,角质形成细胞所含的黑素体比成人少,但所含黑素细胞单位面积均数与成人相当。

1. **皮肤表面**　皮肤与外界环境接触的最外层是由毛发及附着在皮肤表面的蒸气层构成。皮脂腺分泌的表面脂覆盖在皮肤表面上,但两者成分不尽相同,这主要是由于表皮表面微生物酶解所致。皮肤表面定植着大量的微生物,种类繁多,以细菌为主,此外还有少量真菌、病毒及节肢动物等。它们是维持皮肤微生态平衡的重要成员。能起到降解皮肤表面上药物的作用。此外,皮肤表面还有成纤维细胞分泌的糖蛋白。

正常皮肤表面偏酸性,pH 范围为 5.5~7.0,不同部位 pH 不尽相同,小汗腺较多的部位约为 5.5,大汗腺较多的部位约为 6.5,一般上肢及手背处偏酸性,头部、前额及腹股沟处偏碱性。小儿表皮脂质膜及汗液分泌情况直接影响皮肤的酸碱度。一般皮脂分泌多则 pH 值多偏酸,出汗多则偏碱。新生儿的皮表 pH 值约为 7.4。青春期皮表脂质膜达最厚,皮表 pH 值为一生中最低,可小于5.4。皮表的酸性可抑制病原微生物的生长繁殖,也具有一定的碱中和能力。

2. **表皮**　表皮主要由角化的鳞状上皮组成,通常分为角质层、透明层、颗粒层、棘层和基底层。除角质层外,其他各层统称活性表皮,厚度约50~100μm。角质层由活性表皮中颗粒层转化而来,其细胞已死亡,全层约由12~20 层角质形成细胞组成,厚 10~20μm,其结构扁平,呈六角形,与皮肤表面平行。角质层充满纤维蛋白。角质形成细胞间隙充满有序排列的脂质双分子层。角质细胞与细胞间脂质双分子层共同形成的砖墙似结构决定了角质层是药物经皮吸收的天然屏障。新生儿角质层层数与成人无差异,有完整的皮肤屏障,药物经皮吸收能力与成人相同。

3. **真皮及皮下脂肪组织**　真皮位于表皮和皮下组织之间,约 3~5mm 厚,由胶原纤维、弹力纤维、网状纤维和无定型基质组成。纤维和基质均由成纤维母细胞合成,包括透明质酸、基质黏多糖、硫酸软骨素及硫酸软骨素 B 等。真皮由乳头层和网状层构成,两层间无明显界限。乳头层内含有丰富的毛细血管、毛细淋巴管、游离的神经末梢及触觉小体。网状层位于乳头层下方,较厚,是真皮的主要组分,其含有较大的血管、淋巴管和神经。真皮乳头与下伸的表皮相互交错,组成一个功能整体。当炎症发生时,它们发生联合反应。

皮下组织,又称皮下脂肪组织,其厚度随部位和性别有所差异。它与真皮结缔组织连接,界限不清,有较大的血管、淋巴管、神经穿过。皮下组织 90%以上由棕榈酸、肉豆蔻酸、亚麻二烯酸、油酸、硬脂酸和十六碳烯酸六种脂肪酸组成,可使人体内部器官与外界隔离,同时提供能量贮备。小儿皮下组织较成人薄。其皮下脂肪及组成与成人不同,含有大量硬脂和软脂,尤其新生儿,皮下脂肪密度大,寒冷条件下易发生硬变。

4. **皮肤附属器** 皮肤附属器主要包括毛发、皮脂腺、汗腺,约占皮肤面积的 0.1%。人体大部分表面均覆盖有由角化的上皮细胞构成的毛发。人体面部毛发密度约为 600 根 /cm²,其余部位约为 60 根 /cm²。毛干为皮面以上部分,毛根在毛囊内,毛根处膨大部位为毛球。毛囊下方有受交感神经支配的平滑肌。毛发的生长受多种因素的影响,如遗传、健康、营养、激素等。早产儿和部分足月新生儿全身覆有纤细的胎毛。胎毛柔软、纤细,缺少色素,无毛干髓质,生长潜力有限。足月新生儿胎毛通常脱落而代之以毳毛,在头皮部则由粗的色素较深的终毛取代。在出生前,头发的生长通常与胎儿发育同步,但受基因、性别、胎龄和胎儿营养状况的影响。

皮脂腺遍布全身各处皮肤。儿童皮脂腺结构与成人基本一致,包含皮脂腺腺体及皮脂腺导管。皮脂腺腺体由皮质腺体细胞组成,皮脂腺导管由复层鳞状上皮组成,身体大部分区域的皮脂腺数量约为 100 个 /cm²,面部和头面部高达 400~900 个 /cm²。一个皮脂腺有几个小叶,小叶的导管开口位于毛囊漏斗的下端,几乎所有的皮脂腺均与毛囊相连,但如颊黏膜、唇红部、妇女乳晕、阴唇、眼睑等导管直接开口于皮肤表面。身体部分区域如面部、外耳道周围、胸部和肩部及肛门与外生殖器等处皮脂腺特别大,如面部皮脂腺常与较小毫毛相连,毛囊开口很大。皮脂为皮脂腺分泌,其成分 50% 以上是甘油二酯和甘油三酯,小部分为蜡、鲨烯、胆固醇与胆固醇酯。

汗腺包括外泌汗腺(小汗腺)和顶泌汗腺(大汗腺)。汗腺总数从新生儿出生后就不再增加。但由于新生儿发汗中枢尚不成熟,活动的汗腺数目不多,且汗腺导管开口处常被表皮鳞屑阻塞,因而泌汗功能较差,对热的适应能力不强。出生后 6 个月开始具有正常发汗功能，至 2 岁以后活动的汗腺数目增多，与成人接近。小汗腺分布于身体大部分皮肤中，属于单管状腺体，由小汗腺小叶、小汗腺腺体、小汗腺导管组成。唇缘、鼓膜、甲床、乳头、包皮内面、小阴唇、阴茎和阴蒂等处没有外泌汗腺分布。在身体其他部位，外泌汗腺密度高达 80~600 个 /cm²，全身汗腺总数约为 160 万 ~450 万个，汗腺的分泌物即汗液，相对密度 1.005，pH 约为 4.5~5.5。大汗腺主要分布于肛门、生殖器和腋部，少量分布于外耳道，眼睑和乳晕部位。腺体导管开口于毛囊漏斗部，少量直接开口于皮肤表面。大汗腺分为分泌部位和导管部位，其细胞分泌机制可能包括局浆分泌、顶浆分泌或全浆分泌。大汗腺的分泌物决定了人的特殊体味。

5. **血管和淋巴管**　皮肤中血管丰富，包含大量毛细血管。皮肤血供主要来源于直接皮肤系统、肌肉皮肤系统、筋膜皮肤系统。三大系统有血管相连，它们负责为皮肤提供氧及营养物质，并参与皮肤组织新陈代谢，调节体温。新生儿乳头下血管排列无序，丰富的毛细血管在真皮上部聚集，随着时间推移，毛细血管网逐渐减少，胎毛逐渐丧失，皮脂腺活性慢慢降低。皮肤中丰富的血供导致外界扩散进入皮肤的药物分子快速吸收入血及代谢，维持真皮中较低的药物浓度水平。

淋巴管起源于真皮乳头层的毛细淋巴管，延伸至表皮与真皮的结合处，起到调节微循环的作用。毛细淋巴管内的渗透压低于毛细血管及周围间隙的渗透压，多余的组织液可以通过毛细淋巴管回收，进一步调节组织间质压力，促进免疫应答。在透皮给药时对药物的清除起到关键作用。

6. **神经**　外界环境的刺激通过神经纤维传递到大脑，大脑将感知情况反馈到皮肤。表皮中神经末梢分布极少，感觉神经纤维和自主神经纤维的分支渗透到整个真皮层。小儿出生时，皮肤神经网的结构与功能均不完善，早产或足月新生儿神经直径较小，直径较大的神经主要分布于真皮深部。真皮乳头结缔组织中被囊神经末梢可分为环层小体和触觉小体。环层小体的功能为感受压力和振动刺激，触觉小体的功能为感受触觉。

（二）皮肤的功能

1. **皮肤屏障作用**　皮肤屏障包括表皮渗透屏障、免疫屏障和色素屏障等，同时，皮肤微生态及酸性环境与皮肤屏障之间也有着千丝万缕的联系，共同维持皮肤正常生理代谢。随着国内外学者对皮肤屏障结构及其功能的研究，对皮肤屏障功能的了解也越来越深入。皮肤屏障功能，特别是表皮渗透屏障功能的重要性越来越受到临床皮肤科医师的重视。脂质层表皮渗透屏障受损,经表皮水分流失增加,皮肤则出现干燥、脱屑。同时,对外界抗原及微生物的抵御能力下降,可导致多种皮肤病的发生。表皮渗透屏障与免疫屏障、酸性屏障及微生态共同构成一个整体防御系统。表皮微生态、pH 值可影响表皮渗透屏障,表皮渗透屏障受损,又可影响其他屏障功能。足月新生儿与成人皮肤屏障功能相似,了解皮肤的屏障作用有助于外用药物的局部治疗。

2. **皮肤代谢与贮存作用**　皮肤内存在着一些代谢酶,如细胞色素 P450、蛋白水解酶、基质蛋白金属酶及羧酸酯酶。这些代谢酶主要存在于活性表皮、皮脂腺和毛囊中。它们通过糖代谢、蛋白质代谢及脂类代谢等途径代谢渗透通过皮肤的药物,即透皮给药的首过效应。皮肤内的首过效应不到肝脏的10%,但是药物的代谢反应,如氧化还原、水解(第 I 相生物转化)和甲基化、葡萄糖醛酸化(第 II 相生物转化)等反应都会在皮肤中发生。许多微生物寄生在人体皮肤上,它们主要寄生在角质层的浅表处,毛囊、皮脂腺口的漏斗部和汗管口等。新生儿出生时皮肤上微生物较少,出生 6 周后与成人相当。这些微生物有降解药物的能力,特别在药物以薄层涂于皮肤表面时,此作用尤为突出。透皮给药系统贴于皮肤数天至一周后,有利于微生物生长,从而使药物的降解作用变得明显。药物在经皮吸收过程中可能会在皮肤内产生积累,形成贮库,其主要积累部位是角质层。贮库由溶解于角质层中的游离药物与结合于角质层中的药物共同形成,后者起主要作用。

3. **皮肤免疫作用**　皮肤是人体最大的免疫器官,皮肤组织中角质形成细胞、朗格汉斯细胞、树突状细胞、T 淋巴细胞共同组成和庞大的免疫系统。银屑病、白癜风、特异性皮炎等皮肤病与皮肤免疫有着密切的联系。对皮肤免疫类疾病发病机制研究是目前医学研究的热点。

(三) 透皮给药制剂应用

透皮给药制剂通过不同途径吸收,产生局部和全身治疗作用,尤其适合患儿。儿童处于生长发育期,身体器官功能不完善,药物使用不当易发生不良反应。当药物制成外用制剂后,可降低儿童对口服、注射等其他给药方式的抵触情绪。

1. **经皮吸收过程**　药物通过皮肤表面进入人体循环的途径分为表皮途径和附属器途径。表皮途径为药物穿越角质层进入活性表皮,被真皮毛细血管吸收进入人体循环的途径。

表皮途径又分为细胞转运及细胞间途径。研究表明大部分药物主要通过细胞间途径进入活性表皮,进而进入真皮。药物吸收的另一条途径是通过皮肤附属器吸收即通过毛囊、皮脂腺和汗腺。但因皮肤附属器数量较少，仅约占体表面积 0.1%，故不是药物主要经皮吸收途径。有研究显示小儿皮肤的经皮吸收速率小或正常，也有结果显示小儿皮肤吸收大于成人，这可能是药物不同性质所产生的差异。足月新生儿有发育成熟的角质层，皮肤通透性与成人相当。

2. 透皮给药局部治疗作用　　皮肤病的局部治疗是指药物涂布在皮肤上发挥局部治疗作用而不进入体循环，可避免因口服吸收"首过效应"而导致的生物利用度低的情况，同时可以降低全身性副作用，在皮炎、湿疹、体股癣、银屑病、白癜风、脱发等治疗过程中发挥着重要的作用。有研究显示，糠酸莫米松乳膏联合夫西地酸乳膏治疗儿童湿疹的疗效确切，可有效改善患儿的临床症状，减轻其皮损程度，提升临床疗效。含有糖皮质激素的乳膏、溶液、洗剂和软膏等，能减轻患儿的红斑、鳞屑及瘙痒症状，常作为各年龄组局部治疗的一线用药。随着多学科交叉研究及皮肤给药机制研究的不断深入，一些新的药物载体被不断地开发并应用于皮肤的局部治疗中，如脂质体、传递体、醇质体、可形变纳米粒、固体脂质纳米粒、纳米结构的脂质载体、聚合物纳米粒、微球等。它们的共同特点是提高皮肤渗透能力，增加药物在皮肤中的滞留量，提高载药量，减少药物的不良反应及刺激，缓释控释，延长给药时间，减少给药次数，提高患者顺应性。

3. 透皮给药的全身治疗作用　　与传统的给药方式相比，透皮吸收制剂有以下优点：①可产生恒定、持久和可控的血药浓度，从而减轻不良反应；②避免肝脏的首过效应，提高药物的生物利用度；③减轻注射用药的痛苦；④患者可自己用药，出现问题可及时停药，使用方便；⑤减少给药次数和剂量。临床使用的透皮给药制剂主要以敷贴剂为主。在儿科领域，透皮贴剂可广泛应用于呼吸系统、消化系统及皮肤等疾病的治疗，如小儿腹泻、肺炎、肠痉挛等。目前已上市产品有丁桂儿脐贴、牛黄退热贴等。

（四）透皮给药制剂现代药理学研究实例

1. 半固体制剂　　半固体制剂包括软膏剂、糊剂、凝胶剂、贴膏剂等。如芥子防哮膏由白芥子、延胡索、细辛、甘遂、麻黄等组成，对肺脾气虚证支气管哮喘患儿进行穴位敷贴治疗后，其血清肿瘤坏死因子 -α 的水平显著下降。

2. 液体制剂　　皮肤疾病常用的液体外用制剂包括洗剂、搽剂、涂剂等。阴炎净洗剂（湖南省妇幼保健院院内制剂）是一种由蛇床子、地肤子、黄连、连翘、苦参等 9 味中药组成的复方洗剂，其特点是作用温和、毒副作用小。医师在临床工作中发现其对新生儿接触性皮炎湿疹有明显疗效。肖作奇等研究了阴炎净洗剂对大鼠接触性皮炎湿疹的防治作用及机制,结果表明:与空白对照组比较,模型对照组大鼠变应性反应评分和皮肤肿胀度均显著升高;电镜下可见表皮结痂坏死、真皮层损伤严重、毛囊坏死;血清中白细胞介素-2、白细胞介素-4、干扰素-γ含量显著增加,白细胞介素-6含量略有增加;与模型对照组比较,除阴炎净洗剂低剂量组大鼠皮肤肿胀度、血清中白细胞介素-4含量以及各给药组大鼠血清中白细胞介素-6含量改善不显著外,其余指标均显著改善。

复方紫草油的组成药物共5味,君药为紫草,凉血活血、解毒透疹;臣药为忍冬藤、白芷,清热解毒、散风通络、消肿止痛;佐药为麻油,消肿止痛、拔毒生肌;使药为冰片,清热止痛、防腐止痒,同时可作为透皮促渗剂使用。临床常用于轻度烫伤、烧伤、创面修复、儿童湿疹、尿布皮炎、药疹等,均具有较好疗效。李陈等探讨外用复方紫草油对幼龄小鼠急性炎症的影响及其可能作用机制,结果表明复方紫草油0.1g/ml对幼龄小鼠耳肿胀有明显抑制作用;复方紫草油0.2g/ml对幼龄小鼠皮肤毛细血管通透性亢进有明显抑制作用;复方紫草油0.1g/ml能明显降低耳廓肿胀模型幼龄小鼠血清一氧化氮、肿瘤坏死因子-α、白细胞介素-6含量,能显著改善幼龄小鼠耳廓肿胀、充血、炎细胞的浸润以及降低P2X7受体阳性表达强度。

3. **气体制剂** 气体透皮给药制剂包括气雾剂、喷雾剂等。蔡立民等对白花丹止痛喷雾剂的抗炎镇痛作用进行了研究。通过二甲苯致小鼠耳炎症、蛋清致大鼠足肿胀实验及测定炎症组织中前列腺素含量观察白花丹止痛喷雾剂的抗炎效应;采用小鼠热板法、醋酸扭体法观察白花丹止痛喷雾剂的镇痛作用,结果表明:中剂量白花丹止痛喷雾剂(1mg/ml)明显降低二甲苯所致小鼠耳廓肿胀率,可显著提高小鼠的热板痛阈值,延长小鼠的疼痛潜伏期;高剂量白花丹止痛喷雾剂(2mg/ml)能减少大鼠足炎症组织中前列腺素的含量,且在减少小鼠扭体反应次数方面的作用显著优于双氯芬酸(扶他林)组。

二、口腔黏膜给药的现代药理学基础

(一)口腔黏膜的生理结构

口腔黏膜被覆于口腔表面,面积约100cm^2,厚度约500~600μm,约有40~50个细胞层。由外到内依次为上皮层、基底膜和固有层(结缔组织)构成。基底膜起连接和支持作用,具有选择通透性。固有层具有丰富的毛细血管和神经组织,其主要功能是保护下层组织、防御化学损伤及外源物质的入侵。由于不同区域口腔上皮细胞的厚度及角质化水平不同,所以渗透性也有所差异,其中颊黏膜和舌下黏膜上皮层均为非角质化上皮,血流丰富,渗透性好,有利于药物吸收,是口腔黏膜给药的常用部位。

（二）口腔给药吸收途径

口腔黏膜是重要的给药途径之一,适用于全身和局部给药。口腔中含有较大的黏膜表面区域可用于吸收各种药物。药物经口腔给药后,可通过口腔黏膜下毛细血管吸收,使药物通过颈内静脉直接进入全身循环,避免胃肠道中的酸水解及肝脏首过效应,具有生物利用度高、患者依从性良好的优点。目前常用的口腔给药途径可分为颊黏膜给药、舌下给药和局部给药。

（三）口腔给药制剂应用实例与现代药理学研究

1. 应用实例　常见的有口腔黏膜给药剂型中有速溶片、口含片、滴丸等。口腔黏膜表面没有角质层,给药起效速度快,且不会产生疼痛感,因此患者依从性更好。口腔黏膜的血液灌注程度高,黏膜渗透性高,药物吸收速度快,可以避免口服给药可能引起的副作用。口腔速溶片是指在口腔内能迅速崩解和溶解的片剂,服用方便。口含片是指口腔和黏膜内缓缓溶解而不吞下的片剂,含片多用于治疗口腔及咽喉疾患,其药效发挥迅速,可产生持久的治疗作用。滴丸系指固体或液体药物与基质加热熔化混匀后,滴入不相混溶的冷凝液中收缩冷凝而制成的制剂。

2. 现代药理学研究　陈盈哲等观察口腔黏膜创伤修复中不同生长因子对牙龈成纤维细胞迁移和增殖的影响,并探讨其可能的机制,结果表明,表皮生长因子、碱性成纤维细胞生长因子、转化生长因子 -β1、转化生长因子 -β3 均能够显著增加牙龈成纤维细胞的迁移。

三、鼻腔黏膜给药的现代药理学基础

（一）鼻腔黏膜的生理结构

鼻黏膜表面有众多纤毛,以约 1 000 次 /min 的速度向后摆动,对鼻黏膜表面物质的清除速度为 3~25mm/min,平均为 6mm/min,这对清除鼻腔异物、保持鼻腔清洁具有重要意义,同时也对鼻腔给药的药物在鼻腔内的保留有很大影响。鼻上皮细胞下有许多大而多孔的毛细血管和丰富的淋巴网,加之鼻黏膜表面积相对较大,这就使其成为较理想的黏膜给药部位。在解剖学上,鼻腔分为 5 个部分:鼻前庭、中庭、呼吸区、嗅觉区和鼻咽。前庭区位于鼻腔最前部,无呼吸功能;呼吸区内黏膜表层细胞皆有许多微绒毛,可增加药物吸收的有效面积,鼻黏膜上皮下层有丰富的毛细血管、静脉窦等,使经鼻黏膜给药后药物能迅速直接进入血液循环而发挥治疗作用;由于鼻腔在解剖生理上与脑部存在独特的联系,药物可经鼻腔内的嗅觉系统绕过血 - 脑屏障传递至脑内,增加药物在脑内的分布,提高疗效。

(二)鼻腔给药吸收途径

药物经鼻黏膜的吸收主要通过 2 种途径:细胞途径和细胞间隙途径。脂溶性的药物转运方式为浓度依赖型的被动扩散、受体或载体介质和囊泡转运机制;极性药物经细胞间隙或小孔穿透表皮。药物经鼻腔毛细血管吸收后,直接进入体循环,而不经过门 - 肝系统,避免了肝脏的首过效应,因而鼻腔是药物吸收的良好部位。鼻腔内药物进入脑的方式包括:被嗅细胞摄取直接入脑;通过三叉神经通路入脑;吸收进入血液循环后再通过血 - 脑屏障入脑。

(三)鼻腔给药剂型应用实例与现代药理学研究

1. 应用实例 鼻腔给药吸收迅速,可避免肝脏的首过效应,生物利用度高,给药方便,适用于一些不能口服的药物,具有提高肽类及蛋白质药物的生物利用度、增加向脑内递送药物效率、减少对胃肠道刺激等特点,特别是能为肽类及蛋白质类药物提供一条非注射的有效给药途径,其免疫制剂可诱导局部及系统免疫应答。鼻腔给药既能发挥局部作用,也能通过吸收发挥全身作用,剂型包含滴鼻剂、喷雾剂、气雾剂、吸入粉雾剂等。鼻腔给药制剂携带与使用均较为方便,患者可自行用药,对机体损伤较轻,不必考虑饭前饭后的给药时间间隔。患者依从性好,易于被婴幼儿接受,可用于治疗婴幼儿常见的感冒发热、上呼吸道感染等。雾化吸入糖皮质激素常用于治疗儿童呼吸系统疾病,布地奈德和硫酸特布他林联合雾化治疗儿童哮喘急性发作疗效确切;安乃静滴鼻有良好的吸收和退热功能;注射用咪达唑仑滴鼻可治疗儿童癫痫发作。

2. 现代药理学研究 中药醒鼻方是福建中医药大学附属人民医院名老中医的临床经验方,主要由徐长卿、蝉蜕、冰片等组成,有疏风清热、开窍醒鼻之功效。该方后被制成醒鼻凝胶剂。南丽红等观察了醒鼻凝胶剂对变应性鼻炎豚鼠鼻黏膜组织中核转录因子 -κB 和血清中白介素 -5、粒细胞 - 巨噬细胞集落刺激因子、趋化因子 -1 表达的影响,从而探讨醒鼻凝胶剂治疗变应性鼻炎的可能机制,通过研究结果推断醒鼻凝胶剂的作用机制可能为通过抑制核转录因子 -κB 的活化与核移位,减弱了白介素 -5、粒细胞 - 巨噬细胞集落刺激因子、趋化因子 -1 的表达,从而减轻鼻道的炎性反应达到治疗作用。

四、直肠黏膜给药的现代药理学基础

(一)直肠黏膜的生理结构

大肠的末端是直肠,连接乙状结肠与肛管。直肠结构两头狭小、中间宽大。直肠黏膜从齿状线开始有黏膜肌。直肠壁分为 4 层,黏膜层、黏膜下层、直肠肌层及浆膜层。直肠黏膜层结构分为上皮、固有层及黏膜肌层:壶腹部上皮为单层柱状上皮,含大量杯状细胞,齿状线区域存在着一个 0.7~2.0cm 宽的上皮移行区域,此区域不规则,为未角化复层扁平上皮;壶腹部固有层含丰富的肠腺,有较多小静脉;壶腹部黏膜肌层为内环形,外纵行两层平滑肌,在齿状线附近黏膜肌层消失。直肠无绒毛,皱褶少,表面积小,约为 $0.02~0.04m^2$,直肠分泌液 pH 值 7~8,体积仅有 0.5~1.25ml,分泌液缓冲容积小。直肠内平均温度 36.9℃。直肠黏膜结构小儿与成人相同。

(二)直肠给药吸收途径

直肠的周围有丰富的动脉、静脉、淋巴丛,直肠黏膜具有很强的吸收功能。直肠给药,药物混合于直肠分泌液中,通过肠黏膜被吸收,其传输途径大致有三:其一,由直肠中静脉、下静脉和肛门静脉直接吸收进入大循环,因不经过肝脏从而避免了肝脏的首过效应,提高血药浓度;其二,由直肠上静脉经门静脉进入肝脏,代谢后再参与大循环;其三,直肠淋巴系统也吸收部分药物。三条途径均不经过胃和小肠,避免了酸、碱消化酶对药物的影响和破坏作用,亦减轻药物对胃肠道的刺激。因此,直肠给药大大地提高了药物的生物利用度。

(三)直肠给药剂型应用实例与现代药理学研究

1. 应用实例　直肠给药剂型包括栓剂、凝胶剂、灌肠剂、泡沫气雾剂及直肠用胶囊等。直肠给药具有操作简单、适应范围广泛、疗效可靠、无创等多种优势,应用前景十分乐观。其优点如下:吸收速度快;直肠给药保持了药物的原剂型,避免了口服后上消化道的首过效应;50%~70% 的药物可通过直肠吸收并经中下静脉和肛管静脉绕过肝脏直接进入大循环,减少对肝脏的损害;药物在肠腔内直达病灶发挥作用。直肠给药剂型在儿科领域也发挥着重要的作用。阿奇霉素制成栓剂,可避免因口服而发生的副作用,青蒿醚联合阿奇霉素直肠联合制剂,可为疟疾流行地区有严重发热疾病的儿童提供治疗;复方半边莲注射液保留灌肠治疗小儿急性支气管肺炎临床疗效显著,副作用极少且轻微;目前临床上使用的双氯芬酸钠栓剂对小儿高热惊厥疗效良好,不良反应少。将稳定性差的多肽、蛋白质类药物、中药汤剂、注射剂改为直肠给药剂型在儿童外治法中具有良好的应用开发前景。

2. **现代药理学研究实例** 李小江等观察癌热宁栓剂的解热机制,结果表明癌热宁栓剂可显著降低发热家兔的体温,疗效与消炎痛栓相当,癌热宁栓退热作用机制与调控核转录因子 -κB 通路有关。

儿童是特殊群体,其脏腑娇嫩,形气未充,皮娇肉嫩,在外治法的应用有其特殊性。历代医家在儿科外治方面取得的经验,应加以总结与传承。外治基础理论不足是儿童外治普遍存在的问题,如目前医疗机构应用比较广泛的"三伏贴"疗法,大多数人都认可其的疗效,但这个疗效来自何处?它的作用机制是什么?是否有个体差异?均需我们进一步探讨研究。广大外治工作者应以现有中医基础理论为指导,认真做好文献整理工作,用科学严谨的临床及实验研究,采用现代药理学研究手段从深层次揭示外治法本质,阐明外治机制,促进外治疗法的科学发展,为我国儿童外治事业添砖加瓦。

(黄巧玲)

第三章　儿童常见外治疗法

第一节　常见西医学外治疗法

一、小儿雾化吸入疗法

雾化吸入疗法的优势首先在于呼吸系统的解剖和生理结构,其次是气溶胶技术在给药时的应用。肺部的特殊生理结构,如肺泡表面积巨大、细胞膜薄、毛细血管丰富等,使得吸入治疗具有直达靶部位、起效快、不良反应少、毒副作用小、清除速率慢等优势。本节重点介绍雾化吸入器吸入疗法。目前可见 3 大类吸入给药器:压力定量气雾吸入器、干粉吸入器、雾化吸入器。

（一）雾化吸入器

1. 雾化吸入器的优势

（1）适合所有年龄段和各级疾病严重程度;

（2）不需要呼吸协调配合;

（3）可以应用各种剂量的药物;

（4）低口咽部的沉积率;

（5）气道黏膜的湿化,以促进黏液纤毛清除系统的工作;

（6）可以多种药物混合应用,灵活剂量调节。

2. 雾化吸入器的种类和适用年龄

（1）喷射雾化器:其原理是高速运动的压缩气体通过狭小开口后突然减压,在局部产生负压将药液吸出,并通过高速运动的持续气流形成药雾微粒,其中大药雾微粒通过挡板回落至贮药池,小药雾微粒则随气流输出,一般药液量需>2ml,使用时常用的气流量为 6~8L/min,产生的微粒直径在 2~5μm,适用于任何年龄。

(2)超声雾化器:产生的微粒直径在 3.7~10.5μm,一般药液量需>10ml,气雾水粒密度大,有效药物颗粒少,并可能增加气道阻力;超声雾化器的高频还可以转化成热能,可能影响糖皮质激素类药物的活性,故不适合治疗儿童喘息性疾病。

(3)振动筛雾化器:优势为残留量低,雾化时间更短、有效沉积率更高,同时能雾化极小体积的剂量(<0.5ml)和较好地保持药物的活性等。因此振动筛雾化器更适于雾化生物大分子等稳定性较差的药物,而且振动筛雾化器便于携带,也更节能,是近年来发展较快的雾化器。但由于需要激光打孔和定期清洗消毒,因而成本较高,用混悬液时网眼容易堵塞,滤网耐久性能较低。适用于任何年龄。

(二)雾化吸入药物

1. 糖皮质激素 吸入性糖皮质激素(ICS)主要用于气道炎症性疾病的治疗,可有效改善病情,既可作为医院内缓解急性期发作的合并治疗手段,也适用于家庭的长期控制治疗。目前国内有三种用于儿童雾化吸入的 ICS 混悬液,包括布地奈德(BUD)、二丙酸倍氯米松(BDP)和丙酸氟替卡松(FP)。

2. 支气管舒张剂

(1)短效 β_2 受体激动剂(SABA):主要机制为通过兴奋气道平滑肌和肥大细胞膜表面的 β_2 受体,活化腺苷酸环化酶(AC),增加细胞内环磷酸腺苷(cAMP)的合成,舒张气道平滑肌和稳定肥大细胞膜而发挥作用。目前国内已经上市的药物有特布他林和沙丁胺醇雾化液。用量为:体重 ≤20kg,每次 2.5mg;体重>20kg,每次 5mg。

(2)短效抗胆碱能药物(SAMA):主要机制通过与内源性胆碱竞争靶细胞上的毒蕈碱受体(M受体)而发挥作用,可舒张支气管平滑肌并抑制黏液高分泌状态。异丙托溴铵雾化液是目前国内唯一 SAMA。用量为:体重 ≤20kg,每次 250μg;体重>20kg,每次 500μg。

3. 雾化祛痰剂 国内上市的祛痰雾化吸入制剂仅有乙酰半胱氨酸,其作用为降低痰液的黏滞性;改善纤毛运动,增强纤毛清除功能;增加肺泡表面活性物质;抑制黏液细胞增生,抑制黏蛋白 MUC5AC 表达;作为抗氧化剂谷胱甘肽的前体药物,在外周气道可以发挥清除氧自由基的作用;抑制细菌生物膜形成,破坏已形成生物膜,协同抗生素有效抗菌。用量为:每次 0.3g,每日 1~2 次。

4. 干扰素 IFN-α 作为一种广谱抗病毒药物和免疫调节剂,目前我国尚无雾化吸入用 IFN-α 制剂的药品,临床用药过程中是将注射用 IFN-α 作为雾化制剂使用,属于"超说明书用药"。因此必须纳入国家相关"超说明书用药"的管理,并遵循"超说明书用药"的原则和有关指南或共识而实施。指南或共识推荐儿童雾化吸入 IFN-α 的剂量:2~4μg/(kg·次)(IFN-αlb),或 20 万 ~ 40 万 IU/(kg·次)(IFN-α2b),每日 2 次。在推荐剂量范围内雾化吸入的 IFN-α 不会出现发热、寒战等流感样症状。

5. 抗生素 目前国外已上市的雾化吸入治疗用的抗感染药物仅有几种,我国仅有部分厂家的注射用两性霉素 B 被批准用于雾化吸入治疗严重的系统性真菌感染。由于抗感染药物的雾化吸入剂型尚未在我国上市,临床应用抗感染药物注射剂型用作雾化吸入较为普遍,而其疗效及安全性缺乏充分的循证医学证据,非雾化吸入剂型抗感染药物雾化可引起多种不良反应,不推荐非雾化吸入剂型的抗感染药物作雾化使用。

6. 雾化药物的配伍

(1)ICS 与 SABA、SAMA、乙酰半胱氨酸可以混合同时雾化吸入。

(2)IFN-α 不可与某些酶(如糜蛋白酶)、乙酰半胱氨酸及异丙托溴铵合用。

(三)儿童呼吸系统疾病雾化吸入治疗方案

1. 哮喘

(1)急性发作期:联合 ICS、SABA、SAMA 雾化吸入,根据发作时病情轻重,确定雾化吸入的次数和间隔时间,一般治疗持续 7~10 天。

(2)慢性持续期:坚持应用布地奈德 0.5~1mg/d,每 1~3 个月评估 1 次,确定增减药物。

2. 支原体肺炎 处于急性期患儿,如有明显咳嗽、喘息,X 线胸片肺部有明显炎症反应及肺不张,应用布地奈德混悬液 0.5~1.0mg/ 次,同时联合使用支气管舒张剂雾化吸入,2 次 /d,用 1~3 周。对处于支原体感染后恢复期患儿,如有气道高反应性或小气道病变,或肺不张未完全恢复,可以用布地奈德混悬液雾化吸入 0.5~1.0mg/d,持续使用 1~3 个月后复查。伴有痰多且黏稠的患儿在急性期可以同时吸入乙酰半胱氨酸治疗。

3. 毛细支气管炎、哮喘性支气管炎、哮喘性肺炎 急性期同哮喘发作期的治疗;缓解期的治疗可进一步减量治疗,尤其是对于过敏体质及具有家族过敏性疾病的患儿。布地奈德混悬液 0.5mg/ 次,2 次 /d。以后视病情逐渐减量,整个雾化吸入治疗时间建议不少于 3 周。

4. 毛细支气管炎 针对病因的雾化吸入治疗方案:2~4μg/(kg·次)(IFN-α1b),或 20 万 ~ 40 万 IU/(kg·次)(IFN-α2b),每日 2 次,连续 5~7 天。

5. 病毒性肺炎

(1)轻症肺炎为 1~2μg/(kg·次)(IFN-α1b),或 10 万 ~ 20 万 IU/(kg·次)(IFN-α2b);每日 2 次,连续 5~7 天;

(2)重症肺炎为 2~4μg/(kg·次)(IFN-α1b),或 20 万 ~ 40 万 IU/(kg·次)(IFN-α2b);每日 2 次,连续 5~7 天。

6. 急性喉气管支气管炎 雾化吸入布地奈德混悬液的初始剂量为 2mg/次,此后可每 12h 雾化吸入 1 次,最多用 4 次,可以同时给予 SAMA 的联合雾化吸入。

7. 支气管肺发育不良 雾化吸入布地奈德混悬液 0.5mg/ 次,2 次 /d,共 14 天,有研究推荐治疗 1 个月,疗效更加。急性期伴有气道痉挛时可同时应用支气管舒张剂。

8. 疱疹性咽峡炎 雾化系治疗的方案为 1~2μg/(kg·次)(IFN-α1b),或 10 万 ~ 20 万 IU/(kg·次)(IFN-α2b),每日 2 次,连续 3~5 天。

9. 儿童 EB 病毒感染相关性疾病 2~4μg/(kg·次)(IFN-α1b),或 20 万 ~ 40 万 IU/(kg·次)(IFN-α2b);每日 2 次,连续 5~7 天。

10. 手足口病

(1)轻症:1~2μg/(kg·次)(IFN-α1b),或 10 万 ~ 20 万 IU/(kg·次)(IFN-α2b);每日 2 次,连续 3~7 天;

(2)重症:为 2~4μg/(kg·次)(IFN-α1b),或 20 万 ~ 40 万 IU/(kg·次)(IFN-α2b);每日 2 次,连续 3~7 天。

11. 慢性咳嗽相关疾病

(1)感染后咳嗽(PIC):雾化吸入布地奈德混悬液治疗 PIC 的推荐剂量为 0.5~1.0mg/ 次,使用频次依病情而定,疗程 2~3 周。

(2)嗜酸性粒细胞性支气管炎:首选 ICS 治疗,如布地奈德雾化溶液 0.5~1.0mg/ 次,2 次 /d,持续时间不少于 8 周。

(3)变应性咳嗽(过敏性咳嗽):ICS 治疗有效,推荐布地奈德治疗,0.5~1.0mg/ 次,2 次 /d,持续 4 周以上。

(4)迁延性细菌性支气管炎(PBB)、慢性化脓性肺疾病(CSLD)、支气管扩张症(BE)：联合吸入 SAMA、SABA 对症治疗，乙酰半胱氨酸雾化吸入溶解痰液，疗程依据病情而定。

（5）迁延性肺炎和慢性肺炎：联合吸入 SAMA、SABA 对症治疗，乙酰半胱氨酸雾化吸入溶解痰液，疗程依据病情而定。

（6）百日咳及类百日咳综合征：痉咳期可选择 ICS 和 SAMA 和 / 或 SABA 吸入治疗。对痰液黏稠的幼儿，可使用乙酰半胱氨酸雾化吸入治疗，一般疗程 5~10 天。

（7）原发性纤毛运动障碍(PCD)：雾化吸入 3%~7% 高渗盐水和乙酰半胱氨酸是常用的治疗方法。

（8）囊性纤维化(CF)：雾化吸入治疗支气管舒张剂、乙酰半胱氨酸。

（四）雾化吸入治疗注意事项

1. 以下因素影响雾化治疗效果

（1）患儿的呼吸形式影响药物在呼吸系统的沉积率。

1）吸气过快鼻咽部沉积增加，肺沉积减少。

2）频率快、吸气容积小，肺内沉积少。

3）潮气量增加、吸气时间延长，沉积增加。

（2）最佳的呼吸形式：雾化吸入过程中间歇深吸气，每分钟 2~3 次；婴幼儿安静状态下，潮式呼吸最佳。

（3）喷射雾化器气流要求在 6~8L/min，驱动气流或气源压力低，雾化颗粒直径增大，肺部沉积率降低。

（4）储药杯过满会减少药物输出，一般 4~5ml 为佳。

（5）储药杯内的混悬药液浓度也会随着雾化时间的延续而变高，即喷雾初期药物浓度低，末期高，因此不要浪费末期的喷雾。如果药物体积超过 2ml，尽量不要用盐水稀释。

（6）喷射雾化器由于压缩空气的作用，会使药液逐渐降温，末期的喷雾温度会降低诱发气道高反应，应注意持续雾化的时间。

（7）大儿童可以选择经口器雾化吸入治疗，婴幼儿选择面罩吸入。

2. 雾化药物的先后顺序　雾化治疗前应清理呼吸道，保持呼吸道通畅，便于药物进入下气道。雾化治疗时可以使痰量增加，如果需要雾化的药量大于 5ml 时，可以先雾化支气管舒张剂，后雾化激素和祛痰药物。

3. 其他注意事项　雾化治疗前患儿面部不要涂抹面霜和乳液等含油脂的护肤品，避免药物经皮吸收。保护患儿的眼睛，避免药物进入。注意雾化喷雾器污染和交叉感染,雾化后及时清洗,一人一套,不要多人使用。抛弃型喷雾器要按照说明上推荐的使用次数应用,超过次数应及时丢弃,避免喷雾颗粒大小改变影响治疗效果。(图 3-1-1)

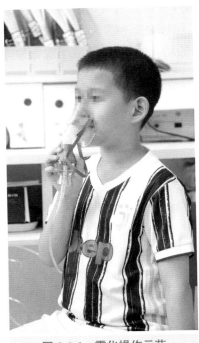

图 3-1-1 雾化操作示范

（周 薇）

二、小儿鼻腔冲洗疗法

鼻腔冲洗又称盥洗、灌洗或清洗,是指借助某种装置,将冲洗液输送到患儿鼻腔,通过药液与鼻腔靶组织的接触,达到清洁鼻腔、湿化鼻腔的护理作用及药物治疗的一种治疗方法。

鼻腔冲洗疗法早期临床多用于治疗萎缩性鼻炎、鼻及鼻窦术后、鼻咽癌放疗后,以去除鼻腔、鼻咽部脓痂,减少口腔臭味,是减轻术后并发症的一个重要措施。目前,鼻腔冲洗已经被广泛应用于鼻腔及鼻窦的各种疾病的治疗,在北美和欧洲鼻窦炎及鼻息肉治疗指南及我国相关指南中,均推荐用于鼻及鼻窦炎的临床治疗。近年来,鼻腔冲洗也被推荐用于儿童呼吸道疾病的辅助治疗,其良好的依从性和耐受性,受到了医生和患者的欢迎。

（一）鼻腔冲洗的作用机制

鼻腔冲洗治疗慢性鼻 - 鼻窦炎性疾病临床疗效肯定，但目前已知的相关研究还停留在临床观察与鼻纤毛运动学上，缺乏充分的理论依据。同时，对于冲洗液选择、冲洗液温度、冲洗频次、时间和方法上存在很大的主观性。因此，鼻腔冲洗仅仅是单纯的机械干预，临床疗效可能与以下机制有关。

1. **恢复鼻黏膜纤毛传输功能**　鼻黏液纤毛传输功能承担着鼻黏膜的重要生理功能，包括纤毛的活性及纤毛清除能力。纤毛摆动频率（CBF）和纤毛传输速率（MTR）是用来评价鼻黏膜生理功能恢复的重要指标。多项研究显示，鼻腔冲洗能够不同程度改善纤毛系统功能，提高 CBF 和 MTR。

2. **减轻鼻黏膜炎症反应**　慢性鼻 - 鼻窦炎是黏膜慢性炎性病变，使用含糖皮质激素的溶液进行鼻腔冲洗，可以起到抑制炎症、降低黏膜水肿、减轻炎性细胞浸润及减低组织间液细胞因子浓度的作用。病原菌感染也是黏膜炎症的常见病因之一，针对病原菌的治疗，则能起到病因治疗的作用。临床常用的鼻腔冲洗液，通过加用抗生素，达到局部抗菌作用，既可以迅速减轻局部症状，更可以减少全身用药。

3. **物理清除作用**　鼻黏膜极容易受环境因素的影响，尘埃、过敏原、各种病原微生物等都容易黏附在鼻黏膜上。鼻腔冲洗可起到直接物理的或机械的清除作用。如在慢性鼻窦炎的治疗中，在积极有效地抗感染的同时，配合合理的鼻腔冲洗，不仅有利于鼻黏膜内环境的稳定，减少细菌的停留和沉积，还能使窦腔分泌物稀薄而易于引流，痂皮松软而易于清理，提高慢性鼻窦炎的疗效。

（二）鼻腔冲洗的临床应用

鼻腔冲洗已被广泛应用于鼻腔及鼻窦的各种疾病的治疗中，包括急性和慢性鼻炎、鼻窦炎、变应性和非变应性鼻炎、非特定的鼻腔症状（如鼻后滴流）、鼻中隔穿孔、鼻腔术后、鼻腔放疗后等，同时还可应用于儿童上呼吸道感染、上气道咳嗽综合征等。它改变了上呼吸道疾病传统治疗方法，并且能够增加某些疾病传统给药方式的治疗效果。它不仅仅是一种辅助治疗手段，而且已成为这些疾病治疗过程中的重要组成部分。

1. **鼻腔护理**　可以根据天气变化、就医人群数量及疾病谱、相关药品销售数量等信息，结合当天的空气质量、空气悬浮物等指标，提示患儿合理、适时地进行鼻腔冲洗。合理使用鼻腔冲洗对于预防上呼吸道疾病，尤其是过敏性鼻炎及哮喘患者有着积极的健康指导作用。

2. **慢性鼻 - 鼻窦炎**　鼻腔冲洗作为一种辅助治疗方法，主要应用于慢性鼻-鼻窦炎患者在临床上已达成共识,并且可以贯穿于治疗的各个阶段,能显著减轻患者鼻漏、鼻后滴漏、鼻塞等症状。应用于术后患者,能够减轻黏膜炎症、细胞水肿,可有效清除鼻腔内痂皮及分泌物。国外学者研究认为鼻腔盐水冲洗虽然不能代替鼻内局部激素治疗,但确实是慢性鼻窦炎患者重要的辅助治疗手段。

3. 过敏性鼻炎 变应性鼻炎(AR)是指具有特应性的个体接触致敏原后,由 IgE 介导的介质(主要是组胺)释放、并有多种免疫活性细胞和细胞因子等参与的鼻黏膜慢性炎症反应性疾病,并引发一系列的鼻部症状,其症状包括:流涕(鼻前后分泌物增多)、打喷嚏、鼻痒、鼻塞,这些症状可经治疗或自然缓解。合理应用鼻腔冲洗,在一些情况下,还能减少全身药物治疗,尤其是抗生素的应用。有研究显示,管道自来水鼻腔冲洗与口服氯雷他定联用治疗季节性 AR,疗效优于单用氯雷他定口服。

4. 上气道咳嗽综合征 上气道咳嗽综合征(UCAS)是指鼻、鼻窦疾病(过敏性鼻炎、鼻-鼻窦炎等)引起的分泌物倒流至鼻后和咽喉部,甚至反流入声门或气管,导致以咳嗽为主要表现的综合征。其机制为鼻后滴注的分泌物直接刺激或上气道咳嗽受体炎症导致咳嗽。鼻腔冲洗能显著减少患者鼻漏、鼻后滴漏、鼻塞等症状,作为一种有效的辅助治疗方法应用于 UCAS 的治疗。

5. 其他常见呼吸道疾病 上呼吸道感染、流行性感冒、支气管肺炎时,用温盐水冲洗鼻腔,可缓解打喷嚏、流鼻涕、鼻塞等卡他症状,不但有助于改善睡眠,还对原发病的康复有着积极的促进作用。研究表明,每天 3 次清洗鼻腔,可以减轻上呼吸道病毒感染的严重性,缩短病毒感染持续性。

(三)冲洗装置与给液方法

1. 冲洗装置 鼻腔是一个开放性的器官,鼻部药物治疗需要借助局部药物运载系统(TMDS)将药物输送到鼻腔靶组织,对病变部位发挥治疗作用。随着对鼻腔冲洗作用的认识与肯定,近年来,国内外推荐的鼻腔冲洗装置种类繁多,且不断改良,以更好地辅佐于临床。因为鼻黏膜极其敏感,不合适的冲洗装置、不恰当的冲洗方法,会破坏鼻黏膜,导致不必要的伤害和并发症,不但不能起到治疗作用,反而会加重症状,延误病情。因此,鼻腔冲洗需要在专业人员的指导下学习和掌握其具体操作。

目前国内外公认,大体积流量、正压冲洗时,鼻腔冲洗液能广泛分布鼻腔与鼻窦,可以彻底清洗鼻黏膜和鼻毛上的尘埃、过敏原、致病菌及炎症介质等,冲洗效果优于负压吸引、鼻腔喷液及鼻腔喷雾,冲洗液体量越大,覆盖鼻腔的面积也越大。所有鼻冲洗装置,需要提供达到≥120mPa压力时,才能覆盖整个鼻腔。也有研究显示,鼻腔喷雾较鼻腔灌洗对急性病毒性鼻炎的疗效好。通常,根据疾病类型、患者年龄及患者自身感觉舒适程度选择合适的冲洗方式。(图 3-1-2)

冲洗装置不当的危害:

(1)简易手动洗鼻器无法有效控制出水压力,导致呛水难受。

(2)水柱式冲洗装置往往压力过大,容易导致鼻黏膜受损,再加上耳、鼻、眼彼此相通,还会导致眼睛和耳朵不适,甚至耳膜受损。

(3)不同冲洗装置的区别一方面体现在冲洗效果上,另一方面,不同冲洗装置的舒适度也不同。

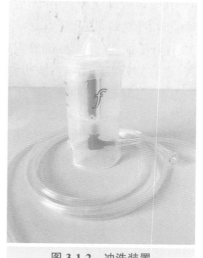

图 3-1-2　冲洗装置

2. 冲洗液的选择

(1)冲洗液渗透压:生理盐水被认为是既符合鼻黏膜生理要求、又不对黏膜产生刺激的最佳冲洗液。生理盐水最适合鼻纤毛摆动,浓度太高反而会对鼻纤毛摆动造成伤害。3% 高渗盐水在临床中主要推荐给有鼻塞症状的患者,因为高渗盐水通过离子增加黏膜上皮的电渗透性,改善上皮表面黏液的状态并增加纤毛清除功能,可减轻鼻黏膜的充血水肿,改善鼻塞症状,但干性鼻炎不推荐使用高渗盐水。

(2)冲洗液 pH 值:通常鼻分泌物 pH 值为 5.6~6.5,溶菌酶在酸性环境中可起到最佳杀菌作用。但有学者认为,偏碱性的盐水有利于细菌生物膜的清除。有学者通过对不同 pH 值及高渗盐水冲洗液观察,发现 pH 为 7.2~7.4 的冲洗液在提高黏液纤毛清除率方面无明显差异。提高黏膜清除功能,主要与冲洗液的渗透压有关,而与缓冲液的应用与否无明显相关性。

(3)冲洗液温度:冲洗液的温度与冲洗效果有一定的关联性。有研究显示,冲洗液温度在 40℃ 左右时,可起到促进鼻黏膜血管舒张,起到过滤、调温及湿润的重要作用,有助于改善鼻腔环境,缓解流涕、鼻塞、打喷嚏、鼻痒、咳嗽等症状,还可以抑制肥大细胞脱落颗粒释放炎性介质,且患者感觉舒适。而以 15℃、25℃ 的生理盐水冲洗鼻腔时,可能由于较低温度的冲洗液会导致鼻腔黏膜收缩,呼吸道纤毛蠕动减慢,血管收缩,导致鼻腔调温及湿润功能减弱,易引起呼吸道感染,因此不利于患儿预后。另有研究报告,鼻腔冲洗液加温到32~34℃,既不烫伤鼻腔黏膜,又可提高局部抗炎作用,消除黏膜炎症和水肿,早期恢复黏膜形态和纤毛功能,缩短黏膜上皮化时间,提高治愈率。使用35~38℃鼻腔冲洗液,利于术腔炎症吸收和黏膜愈合。因此,冲洗液温度接近体温时,冲洗效果好,舒适度好,依从性好。

(4)添加药物种类:国外报道添加药物以抗生素多见,如氨基糖苷类抗生素,也有部分人应用抗真菌药物冲洗,国内大多数添加糖皮质激素和糜蛋白酶类黏液促排剂进行冲洗。近年来,中药冲洗液在国内备受瞩目,较多学者应用中药进行鼻腔冲洗,取得了较好疗效。中药冲洗液大体可以分为两类,即加入中成药的冲洗液和中药组方冲洗液,有报道的中成药包括鱼腥草、穿琥宁、鼻渊舒口服液等,中药组方冲洗液中包含的中药大多分为清热燥湿类和清热解毒类。但关于冲洗液的浓度、规格及作用机制等,缺乏深入研究,尚无统一标准。

3. 给液方法 鼻腔冲洗主要是借用一定压力将冲洗液送入鼻孔,流经鼻前庭、鼻窦、鼻道绕经鼻咽部,或从一侧鼻孔排出,或经口部排出。冲洗液借助自身水流的冲刷和杀菌作用,将聚集、黏附在鼻腔、鼻窦内的致病菌、过敏原及尘埃排出,使鼻腔恢复正常的生理环境,恢复鼻腔的自我清除功能,达到保护鼻腔的目的。目前鼻腔给液方式包括定量的和非定量的鼻腔喷雾及鼻腔灌洗或冲洗3种,鼻腔喷雾装置更适合儿童患者。喷嘴与鼻孔的紧贴程度、喷嘴插入鼻前庭的位置等,都可能会影响冲洗效果。

鼻腔冲洗流程

1)首先将提前预热至38℃左右的盐水或配制好的专用鼻腔冲洗液注入专用的洗鼻器中备用。

2)患者通常取坐位或者站位,头微微偏斜并前倾,一手握洗鼻器,一手准备好纸巾,将洗鼻器的冲洗头轻轻堵在一侧鼻孔上。准备就绪后,打开洗鼻器的开关进行冲洗。

3)冲洗过程中,嘱患者张口自然呼吸,不要屏气和吞咽,以免耳朵感到不适。

4)两侧鼻孔交替冲洗,30秒左右交替一次。

5)冲洗结束后,头尽量前倾,让鼻腔内残余盐水排出,并分别轻轻擤鼻,切忌擤鼻过猛过急,避免导致中耳感染。

（四）鼻腔冲洗的安全性与耐受性

鼻腔冲洗安全、便捷，副作用很少，仅有少量文献报道有局部烧灼感、痒感、撕裂感、鼻出血、头痛、耳痛及冲洗液进入鼻窦引起的不适等症状，但是大部分认为这些副作用非常轻微，不影响患者对鼻腔冲洗的满意度。对于孕妇患有轻到中度急性鼻窦炎，使用鼻腔冲洗也是安全有效的，可避免使用或者减少抗生素使用。在冲洗效果最好的基础上，选择安全范围也是非常必要的。在儿科，合理使用鼻腔冲洗，在过敏性鼻炎，急、慢性鼻-鼻窦炎，慢性咳嗽，腺样体肥大，上气道咳嗽综合征，呼吸道感染等治疗中，可起到缩短病程、减少用药的效果，选择合适的冲洗液及冲洗装置，是保证疗效的前提。（图 3-1-3）

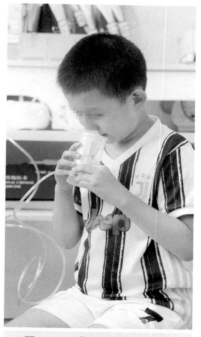

图 3-1-3　鼻腔冲洗操作示范

附：小儿鼻腔负压吸引疗法

小儿鼻腔负压吸引疗法是采用负压吸引进行反复冲洗和引流患儿鼻腔及鼻窦内分泌物及局部用药治疗方法。应用鼻腔负压吸引疗法治疗慢性鼻窦炎，成本低、操作简便、疗效明显。在儿科，不仅用于慢性鼻-鼻窦炎，也用于鼻后滴流综合征、呼吸道感染所致上气道分泌物增多，可改善患儿鼻塞、鼻堵及睡眠不稳，临床疗效显著，痛苦小，易接受。

1. 鼻腔负压吸引具体步骤

（1）进行鼻腔吸引时，首先应向患者说明作用及步骤，尽量取得合作。

（2）患者擤去鼻涕，用鼻甲黏膜收缩剂，如 1% 麻黄素喷滴鼻腔，使两侧鼻腔黏膜收缩，窦口开放；或生理盐水，湿化鼻腔，稀释鼻分泌物。

（3）患者取仰卧垂头位，肩下垫枕，伸颈垂头使颏与外耳道口之连线与床面垂直。此体位，所有鼻窦的窦口均位于下方。

（4）嘱患者张口呼吸，用与吸引器相连的橄榄头或气囊塞住患者滴药或滴盐水一侧的鼻孔（负压不超过 24kPa），用手指按住对侧鼻孔，嘱患者连续均匀地发出"开、开、开"的声音。如此反复几次，即可使鼻腔和鼻窦腔在正负压力交替作用下，吸出鼻腔及鼻窦内脓性分泌物，从而达到治疗目的。

（5）一侧完毕，以同样方法施于对侧鼻孔。

（6）用品：1% 麻黄素生理盐水、生理盐水、棉签、吸引装置、吸引管接橄榄头及负压吸引器。

2. 鼻腔负压吸引注意事项

（1）本法可每日或隔日 1 次。

（2）鼻出血、急性鼻炎、急性鼻窦炎或慢性鼻窦炎急性发作期、鼻部肿瘤、鼻部手术伤口未愈者以及高血压等患者一般禁用此法，以免加重出血或炎症扩散。

（3）抽吸时间不宜过长，负压不宜过大，以免损伤黏膜，若出现头痛、耳痛、鼻出血，立即停止治疗。

（4）儿童不能合作时，其哭泣时软腭已自动上举，封闭鼻咽部，即使不发"开、开"音，也可以达到治疗要求。

（周高俊　王秋莉）

三、小儿纳肛疗法

纳肛疗法又称直肠黏膜给药，是指将药物制作成一定的剂型后，作用于患儿直肠黏膜，以达到局部或全身治疗作用，如镇静、降温、控制感染等。

纳肛疗法的药物剂型主要有栓剂和保留灌肠。在我国，很早就有类似栓剂的记载，如东汉张仲景《金匮要略》蛇床子散，唐代孙思邈《千金方》中的坐导药方。在发现可可豆脂做栓剂基质的特点后，欧洲开始研究以直肠为给药途径的栓剂。在我国，生物药剂学的发展和大量新药的涌现，栓剂得以发展。药物保留灌肠亦起源于张仲景《伤寒论》蜜煎导和猪胆汁方，东晋葛洪《肘后备急方》是目前使用灌肠器进行药物灌肠的最早记录。由于制备简单且疗效确切，药物灌肠疗法在我国得以留存和发展。

（一）纳肛疗法适应证

直肠给药具有局部治疗效果和全身治疗效果，局部多治疗儿童痔疮、肛裂等，或用于导泻及润滑作用，也可杀虫、局部麻醉、抗炎等，全身作用体现在对高热、惊厥等儿科急症的独特治疗效果。如甘油栓、美辛唑酮栓、布洛芬栓、对乙酰氨基酚栓、阿司匹林栓、蒙脱石散灌肠、地西泮溶液灌肠等。灌肠药物由医院自行制备，包括合剂类、液体、散剂、中药煎剂等，目前没有统一的规范用药标准。

（二）纳肛疗法操作步骤及注意事项

1. 药物保留时间　直肠给药吸收部位主要在直肠和结肠,前者常用栓剂,后者常用灌肠液。因结肠和直肠一样是被动吸收药物,只有当药物持续性地渗透结肠细胞才能发挥疗效,所以保留时间是灌肠疗效产生的基本条件,保留时间越长疗效越好。

2. 给药时间　直肠液基本是中性,缓冲能力极差,直接受直肠内容物 pH 值的影响(粪便的 pH 值约为 7~8,呈弱碱性)。当粪便排空后,再予以直肠给药,药物制剂基本保留它自己的 pH 值。

3. 给药温度　鉴于肛缘皮肤感觉神经末梢特别丰富,对刺激异常敏感。所以一般直肠给药的温度应控制在 35~40℃,过高或过低均可引起便意,不便于药物的存留。

4. 给药用量　灌肠时直肠内有 100ml 液体,即可引起便意。直肠给药应把量控制在 100ml 以下,若量过大,可采用分次给药或肛滴。儿童一次量以 20~30ml 为宜,2 岁以内儿童灌入 4~6ml,3~5 岁儿童可灌入 10ml,以避免液量过大引起中毒,亦避免过度浓缩引起药物破坏,影响吸收及对肠壁的刺激。灌注后在直肠中保留 1h 以上使药物充分吸收。

5. 给药深度　一般来说,要达到全身给药的目的,栓剂应塞入距肛缘 2cm 左右,灌肠时插管深度以 10~20cm 为宜。而且灌肠时需要根据患儿的年龄适当调整深度,一般两岁以内的儿童插入 4~5cm,3~5 岁儿童插管深度为 5~6cm。

6. 灌肠体位　灌注时患者右侧卧位,用肛管插入肛门,尽量深部灌入,以防药液滞留直肠壶腹部,导致"容积性冲动"引起反射性排便。小儿也可采取俯卧位。(图 3-1-4)

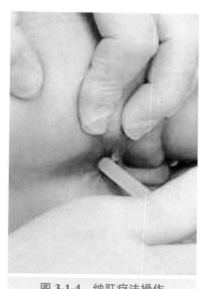

图 3-1-4　纳肛疗法操作

（赵　颖）

四、小儿透皮给药疗法

小儿透皮给药疗法是指在患儿皮肤或黏膜表面给药,使药物以恒定速度通过皮肤各层或黏膜,经毛细血管吸收进入体循环达到作用部位产生疗效(图 3-1-5)。

透皮给药早见于《黄帝内经·素问》中,宋代《太平惠民和剂局方》已记载多篇膏药的使用方法。清代徐灵胎记"用膏贴之,闭塞其气,使药性从毛孔而入其腠理,通经贯络,或提而出之,或攻而散之,较之服药尤有力,此至妙之法也",阐述了敷贴的机制。

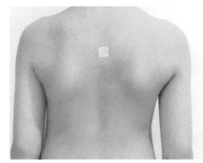

图 3-1-5 经皮给药操作示范

（一）吸收途径及优势

1. 吸收途径

（1）经表皮途径:药物通过表皮角质层进入活性表皮,扩散至真皮被毛细血管吸收并进入体循环的途径,是药物经皮吸收的主要途径。

（2）经附属器途径:药物通过毛囊、皮脂腺和汗腺等皮肤附属器吸收。

2. 透皮给药系统优势

（1）保持血药水平恒定在有效浓度范围内,无峰谷现象。

（2）以预设速率通过皮肤吸收,从而提高疗效,降低毒副作用。

（3）避免了口服药物被胃肠道破坏及肝脏的首过作用。

（4）可随时按治疗要求给药与中断用药,减少给药次数,改善患者的适应性。

（二）透皮给药疗法适应证

由于药物透皮吸收受到分子量、亲水性和熔点等因素的影响,目前应用于临床的透皮贴剂种类不多,大致分为中枢神经系统药物、非甾体类解热镇痛药、心血管系统用药和激素类药物。下面介绍两种儿童常用贴片。

1. 妥洛特罗贴片

（1）适用人群:患有支气管哮喘,急、慢性支气管炎,肺气肿等气道阻塞性疾病所致的呼吸困难等症状的患儿。

（2）作用机制:作用于支气管平滑肌的 β_2 受体,激活与 β_2 受体有紧密关系的腺苷酸环化酶,促进细胞内腺苷三磷酸转化为环腺苷酸,显示出支气管扩张的作用和改善肺功能,还有较强的抗过敏作用,亦有一定的促进呼吸道纤毛运动和镇咳作用。该药口服后吸收迅速,约 1h 即达血药浓度峰值,8~10h 已降至较低水平。

（3）使用方法及注意事项

1）敷贴部位：背部肩胛骨下（首选）；上胸部；上臂部等完好皮肤处。更换新贴片即更换新的贴用部位，以利于皮肤呼吸，从而降低药物对皮肤的刺激性。

2）使用步骤及注意事项：①清洁粘贴部位皮肤，清洁后方可粘贴本品。为避免刺激皮肤，最好每次变换粘贴部位。②勿贴在伤口或湿疹处，勿贴在易出汗或涂有乳膏或软膏等的部位。③同一部位若连续使用，可能出现瘙痒、皮炎，应避免在同一部位使用。④有报告指出，β_2 受体激动剂可使血清钾值严重下降。另外，并用黄嘌呤衍生物、类固醇制剂及利尿剂，可增强 β_2 受体激动剂所致的血清钾值下降的作用，因此重症哮喘患儿要特别注意。

3）用量：每日 1 次，儿童 0.5~3 岁以下为 0.5mg，3~9 岁以下为 1mg，9 岁以上为 2mg。

2. 可乐定贴片

（1）适用人群：抽动障碍患儿、注意力缺陷多动障碍患儿。

（2）作用机制：可乐定为 α_2 受体激动剂，主要兴奋中枢肾上腺素 α_2 受体和通过刺激 γ- 氨基丁酸（GABA）释放而起作用，可间接影响中枢的多巴胺能神经元。可乐定治疗抽动障碍的作用机制可能是由于抑制蓝斑区突触前去甲肾上腺素的释放或通过刺激 GABA 释放而使抽动症状减轻。可乐定贴剂在 7h 内释药速度基本恒定，可乐定贴剂敷贴 2~3h，血浆内药物浓度达到治疗浓度。为保证药物在 7h 内以恒速释放，该系统的总药量大于释放药物的总量，每隔 1 周在新皮肤位置换贴新贴剂。如果取下贴剂，未换贴新贴剂，贴片部位皮肤储存的药量仍可维持 24h 血浆可乐定浓度，然后缓慢下降，所以不会导致口服可乐定的戒断症状。

（3）使用方法及注意事项

1）敷贴部位：背部肩胛骨下（首选）；上胸部；耳后乳突或上臂外侧等完好皮肤处。更换新贴片即更换新的贴用部位，以利于皮肤呼吸，从而降低药物对皮肤的刺激性。

2）使用步骤及注意事项：①用清水洗净敷贴部位。②取出本品，揭去保护层，敷贴于已洗净、干燥的贴用部位。并用手轻压以确保贴片黏附牢固。③每 7 日更换 1 次。进餐与否不影响本品的贴用。④换下旧贴片时，将粘贴片对折，弃于儿童、动物够取不到的地方，以防止人畜误食。

3）用量：一般青少年患者用药应从 1mg/（片·周）的小剂量开始，按体重逐渐增加给药剂量,最大剂量不得超过 2mg/ 片 ×3 片。40kg ≥ 体重>20kg, 用 1mg/(片·周);60kg ≥ 体重>40kg,用 1.5mg/(片·周); 体重>60kg,用 2mg/ (片·周)。

(赵 颖)

五、小儿生物反馈疗法

生物反馈疗法是应用现代科学技术,利用现代电子学仪器,将与心理过程有关的人体功能活动的某些正常意识不到的生物学信息,如肌电活动、脑电活动、皮肤温度、心率、血压等加以转变、处理、放大为人们能够感受和理解的信号,如视觉或听觉信息,使机体得以了解自身的功能状态,并在一定范围内通过意识调控自身的心理活动,从而达到调整患儿机体功能和防病治病的目的。近年来大量学者利用脑电生物反馈治疗多动症、抽动症、难治性癫痫等取得了明显效果。

(一) 小儿生物反馈疗法适应证

生物反馈疗法在儿科主要应用于多动症、抽动症、原发性遗尿以及功能性便秘等治疗。

(二) 小儿生物反馈疗法操作步骤与要求

1. 训练前准备

(1)了解病情:训练前,要与患者交谈,掌握患者的心理状况,对患儿进行全面检查。

(2)训练环境:训练场所要安静、舒适、空气清新,室温 18~25℃,光线偏暗,陈设整洁,尽量减少谈话和人员走动。

(3)心理准备:有针对性地消除患儿的顾虑,说明什么是生物反馈疗法,如何进行,如何坚持训练和注意问题等,使患儿对这种方法产生信心、寄予希望。

(4)自身准备:安静休息 15~20min,力求排除杂念和各种干扰。

(5)仔细观察:生物反馈仪的性能和质量优劣,直接关系到治疗的成败。因此应力求选择一台精密度高、性能可靠、直观清晰、操作简便的好仪器。治疗师要熟练掌握仪器使用和操作常规,协助医师进行治疗或治疗前后询问病情及各项客观指标检查。制定生物反馈观察表格,认真总结经验,反复实践,逐步提高。

2. 操作步骤

(1)抽动症:给予强化感觉运动节律波,降低肌电、皮电,升高皮温治疗。

每次治疗总时间 30min,包括 3 个阶段。每阶段治疗时间 8min,中间休息 2min,治疗前及治疗结束基线测试各 2min。治疗时间:前 10 次治疗为每天 1 次,让患儿尽快熟悉并进入治疗状态,尽快建立早期条件反射。第 2 个 10 次治疗隔天 1 次。以后维持每星期 2 次或 3 次治疗,治疗次数 40 次,总疗程 3 个月,针对不同患儿、不同病情调整治疗次数。

(2)遗尿:患儿会阴消毒后,在会阴 3 点、9 点位置贴上表面电极,将双腔测压尿管插入其膀胱内,以 0.9% 的生理盐水人为充盈膀胱,灌注速度以每分钟正常膀胱容量的 10% 计算。在膀胱充盈过程中,与双腔测压尿管接通的三通管将显示逼尿肌收缩情况和压力变化。当出现无意识的膀胱逼尿肌收缩时,嘱患儿收缩盆底肌,通过激活会阴延髓逼尿肌反射弧,从而抑制逼尿肌收缩。当患儿产生强烈尿意时,让患儿自然排尿,在排尿过程中测量尿流,并记录肌电图来显示排尿过程中患儿肌肉收缩的情况。通过反复训练,教会患儿如何收缩和放松盆底肌肉。总疗程为 3 个月,第 1 个月每周训练 1 次,后 2 个月每 2 周训练一次。训练结束后要求患儿每天进行至少 1 次的尽可能长时间的憋尿。

(3)便秘:压力介导的生物反馈利用带气囊的肛直肠测压管、压力传感器分别测定直肠和肛门内、外括约肌的压力,同时利用气囊模拟粪块,通过生物放大器和与之相连的计算机记录患者排便时肛门直肠内压力变化。通过视觉或听觉信号,使患者感知并调整排便动作,学会协调肛门内外括约肌的运动,放松盆底肌,同时训练患者直肠感觉的敏感性,逐步减少气囊体积,提高患者的感觉能力,降低感觉阈值,产生正常便意,并逐步做到无直肠内气囊刺激时,仍能在排便时松弛肛门外括约肌,利用肛管内肌电感受器和腹部体表电极监测排便动作时耻骨直肠肌、肛门外括约肌和腹前斜肌的电活动。通过计算机转换为患者可感知的信号,使患者学会识别正常与异常的肌肉收缩舒张活动,最终掌握在排便动作中正确收缩和放松腹部肌肉及肛门括约肌,以达到消除排便困难的目的。

肌电图介导的生物反馈利用肛管内肌电感受器和腹部体表电极监测排便动作时耻骨直肠肌、肛门外括约肌和腹前斜肌的电活动。通过计算机转换为患者可感知的信号,使患者学会识别正常与异常的肌肉收缩舒张活动,最终掌握在排便动作中正确收缩和放松腹部肌肉及肛门括约肌,以达到消除排便困难的目的。

(三)小儿生物反馈疗法的注意事项

(1)治疗室要保持安静、舒适,光线稍暗,将外界干扰降到最低。

（2）治疗前向患儿解释该疗法的原理、方法以及要求达到的目的,解除疑虑,确保患者合作。

（3）治疗训练师让患儿注意力集中,努力配合治疗师的指导和仪器显示。

（4）治疗师用指导语引导时,其速度、声调、音调要适宜。

（5）治疗过程中,要有医务人员陪伴,及时给患者以指导和鼓励,帮助患者树立信心,并可同时施行心理治疗。

（张 雯）

第二节　常见中医外治疗法

一、小儿针刺疗法

小儿针刺疗法是通过刺激患儿体表的经络腧穴,以调节机体阴阳气血、脏腑功能及筋肉活动等,达到治疗小儿疾病目的的一种中医外治法。其治疗原则是补虚泻实、清热温寒、治病求本和三因治宜,治疗作用为疏通经络、调和阴阳和扶正祛邪。

针刺疗法伴随着砭石的产生即已萌芽,但直到九针的出现,针刺疗法才真正得到运用和发展。从现存文献看,《黄帝内经》为小儿针刺疗法的形成奠定了基础。《黄帝内经》中提到针刺治疗的疾病名称达 100 余种,遍及内、外、妇、儿及五官等各科,且在针刺治疗原则、治疗作用和选穴、配穴等方面为小儿针刺疗法的建立奠定了理论基础。

（一）小儿针刺疗法适应证

1. 积滞

（1）治则:健运脾胃,化积消疳。以足阳明经穴为主。

（2）主穴:梁门、腹结、下脘、天枢、足三里。

（3）配穴:乳食内积加中脘、内庭;脾虚夹积加胃俞、脾俞。腹痛加气海;呕吐加内关;积滞化热加曲池、内庭;烦躁不安加神门、三阴交。

2. 疳证

（1）治则:消食化积,健脾行滞。以俞募穴、足阳明经穴及奇穴为主。

（2）主穴:中脘、脾俞、四缝、足三里。

（3）配穴:疳气加太冲、章门、胃俞;疳积加天枢、下脘、三阴交;干疳加神阙、气海、膏肓。

3. 遗尿

（1）治则：健脾益气，固肾止遗。以任脉、足太阴经穴及背俞穴为主。

（2）主穴：气海、关元、肾俞、膀胱俞、三阴交。

（3）配穴：肾气不足加命门、太溪；肺脾气虚加肺俞、脾俞；肝经湿热加行间、中极。

4. 脱肛

（1）治则：升提固脱。以督脉及足太阳经穴为主。

（2）主穴：百会、长强、大肠俞、承山。

（3）配穴：脾虚气陷加脾俞、足三里、气海；湿热下注加天枢、阴陵泉、三阴交。

5. 惊风

（1）急惊风

1）治则：开窍醒神，镇惊息风。以督脉及手阳明、手足厥阴经穴为主。

2）主穴：水沟、印堂、合谷、太冲、中冲。

3）配穴：热极生风加大椎、十宣；惊恐惊风加四神聪、神门。口噤加颊车、地仓；高热不退加耳尖。

（2）慢惊风

1）治则：补益脾肾，镇惊息风。以督脉及背俞穴、足厥阴经穴为主。

2）主穴：百会、印堂、筋缩、脾俞、肾俞、合谷、太冲。

3）配穴：脾虚肝旺加三阴交、足三里、行间；脾肾阳虚加关元、命门；阴虚风动加风池，太溪、三阴交。潮热加太溪；口噤加颊车、地仓。

6. 痄腮

（1）治则：泻火解毒，消肿止痛。以手足少阳、阳明经穴为主。

（2）主穴：翳风、颊车、合谷、外关、关冲、内庭、足临泣。

（3）配穴：热毒袭表加中渚、风池；火毒蕴结加大椎、曲池；热毒攻心加百会、水沟；毒邪下注加行间、大敦、归来。

7. 抽动障碍

（1）治则：平肝息风，调神止搐。以督脉及足厥阴、足少阳经穴为主。

（2）主穴：百会、风池、筋缩、肝俞、太冲、合谷。

（3）配穴：肝阳化风加侠溪、行间；痰火扰心加内关、丰隆；肝郁脾虚加期门、足三里；阴虚动风加三阴交、肾俞。根据抽动部位酌加局部穴，挤眉弄眼加太阳、四白、阳白；张口歪嘴加颊车、地仓；喉中声响加廉泉、颈夹脊；摇头耸肩加肩井、天柱。少寐多动加四神聪、神门；急躁易怒加神门、行间；胸胁胀满加期门、支沟。

8. 注意缺陷多动障碍

(1)治则：育阴潜阳，安神定志。以手少阴、手厥阴及足三阴经穴为主。

(2)主穴：四神聪、风池、神门、内关、三阴交、太溪、太冲。

(3)配穴：肝肾阴虚加肾俞、肝俞；心脾两虚加心俞、足三里；痰火内扰加丰隆、内庭。

9. 脑性瘫痪

(1)治则：健脑益智，通经活络。以督脉、夹脊穴及手足阳明经穴为主。

(2)主穴：百会、四神聪、风府、夹脊、合谷、悬钟、足三里。

(3)配穴：肝肾不足加肝俞、脾俞；心脾两虚加心俞、脾俞；痰瘀阻络加膈俞、丰隆。语言障碍加哑门、廉泉、通里；咀嚼乏力加颊车、地仓；涎流不禁加承浆、地仓；舌伸外出加廉泉、金津、玉液；上肢瘫加肩髃、曲池；下肢瘫加环跳、阳陵泉；腰部瘫软加腰阳关；颈软加天柱。痉挛型、强直型加筋缩、肝俞、阳陵泉、太冲；手足徐动型加风池、颊车、外关、太冲；共济失调型加玉枕、脑户、风池、天柱；肌张力低下型加极泉、委中、阳陵泉。

(二) 小儿针刺疗法操作步骤与要求

1. 进针前准备

(1)针具选择：根据患儿年龄大小、针刺部位等，选择不同规格的毫针。一般用 1 寸、1.5 寸、2.5 寸毫针。(图 3-2-1)

(2)消毒

针具：选用一次性毫针。

部位：用 75% 乙醇或 0.5%~1% 聚维酮碘的棉球在选取的穴位周围消毒1 遍。

医师：医师双手用肥皂水清洗，清水冲净后用 75% 乙醇棉球擦拭。(图3-2-2)

(3)环境：治疗室内应清洁，安静，光线明亮，温度适宜，避免吹风受凉。

(4)体位：选择患儿舒适，医师便于操作的治疗体位。婴幼儿一般坐在家长腿上，家长把持住患儿身体及手臂；幼儿及学龄儿童可采取坐位或仰卧位。医师站于患儿对面。

(5)穴位：辨病、辨证、辨经选穴。

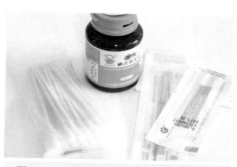

图 3-2-1　碘伏、棉签及各种规格的毫针

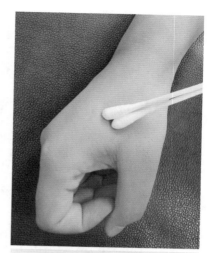

图 3-2-2　在穴位周围消毒

（6）进针前护理：备齐器具至患儿床边。对大龄患儿做好心理护理，说明治疗的意义和注意事项，进行精神安慰与鼓励，消除患儿的紧张恐惧情绪，使患儿及家长能积极主动配合操作。对年龄小不能合作的患儿，可在进针前由家长协助，抱持固定患儿于合适体位，一般取坐位。

2. 进针方法　令患儿暴露选取穴位；医师左手固定施术部位，右手持毫针，对准穴位，用二指进针法或三指进针法，避开血管迅速刺入，根据穴位所在部位选择平刺、斜刺或直刺，留针 30min。（图 3-2-3、图 3-2-4）

3. 针刺疗程　根据患儿病情选择相应疗程。急性起病疗程一般为 3~5 天，慢性恢复期疗程为 15~20 天，且根据患儿病情需要可重复 2~3 个疗程。

4. 拔针后处理　拔针后，用无菌棉球按压出血部位 0.5~1min。若仍有出血，应适当延长按压时间。

（三）小儿针刺疗法注意事项

（1）严格消毒，防止感染。

（2）患儿精神紧张、大汗、饥饿时不宜针刺。

（3）患儿选穴部位若有破溃、感染则不宜针刺。

（4）点刺时手法宜轻、快、准，不可用力过猛，防止刺入过深。尽量避开血管。

（5）医师避免接触患儿所出血液。

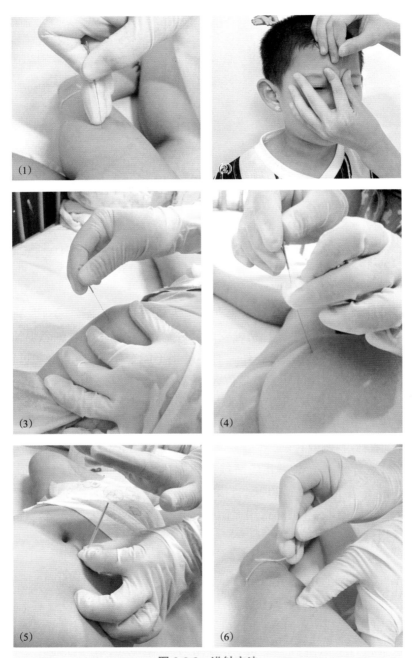

图 3-2-3 进针方法
(1)单手进针法;(2)提捏进针法;(3)舒张进针法;(4)夹持进针法;
(5)管针进针法;(6)指切进针法

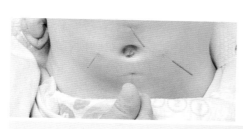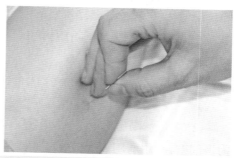

图 3-2-4　针刺规范操作

（四）小儿针刺疗法禁忌

（1）凝血功能障碍的患儿禁用。

（2）选穴处若有血管瘤、不明原因的肿块禁用。

（3）癫痫患儿慎用。

（刘　英）

二、小儿穴位敷贴疗法

　　小儿穴位敷贴疗法是指将原料药加工成药膏、药丸、药粉、药泥等不同制剂，在患儿患处或选定的穴位上敷贴，靠药物、腧穴及经络的作用治疗疾病，以预防或减少疾病发作乃至根治为目的的一种儿童常见中医外治疗法。中草药经皮肤腧穴直接被吸收进入体内，通过药物作用直接刺激了穴位，经透皮吸收后，局部药物浓度高于其他部位，经过经脉、气血输布于四肢九窍、五脏六腑，达到患病的病所，从而发挥治疗的药理作用。通过中草药对皮肤腧穴的有效刺激，改善和增强患儿机体免疫力，发挥了经络系统整体调节、调和阴阳、疏通经络、扶正祛邪的作用，从而达到防病治病的目的。

　　穴位敷贴疗法有比较悠久的历史，早在《五十二病方》中有"蚖……以蓟印其中颠"的记载，即用芥子泥敷贴于百会穴，使局部皮肤发红，治疗毒蛇咬伤。《灵枢·经筋》记载："足阳明之筋……颊筋有寒，则急引颊移口，有热，则筋弛纵缓不胜收，故僻。治之以马膏，膏其急者，以白酒和桂以涂其缓者……"开创了现代膏药之先河。东汉时期张仲景在《伤寒杂病论》中列举了各种敷贴方，有证有方，方法齐备，如治劳损的五养膏、玉泉膏。后历代医家，对小儿的穴位敷贴治疗均有散在论述。

（一）小儿穴位敷贴疗法适应证

小儿穴位敷贴疗法多用于小儿呼吸系统及消化系统疾病的防治。

1. 咳嗽

（1）选穴：以膀胱经穴为主，配合任脉上的穴位；多选用双肺俞、膻中和天突穴。

（2）用药：采用麻黄、杏仁、半夏、白芥子、吴茱萸、桔梗、莱菔子等药材粉碎为极细末，临用前用姜汁或蜂蜜调成饼状，敷贴于相应穴位。

2. 哮喘

（1）选穴：以膀胱经穴为主，配合任脉上的穴位；多选用双肺俞、双定喘穴、膻中等穴。

（2）用药：采用细辛、甘遂、白芥子、延胡索、肉桂等药材粉碎为极细末，临用前用姜汁调成饼状，敷贴于相应穴位。

3. 积滞

（1）选穴：以任、督脉穴位为主，配合膀胱经、脾经上的穴位；多选用神阙、中脘、脾俞、足三里等穴位。

（2）用药：以消食、健脾药居多。采用焦山楂、神曲、鸡内金、炒莱菔子、茯苓、鸡内金、陈皮等药材粉碎为极细末，临用前用姜汁或蜂蜜调成饼状，敷贴于相应穴位。

4. 腹泻

（1）选穴：以任脉穴位为主，配合膀胱经、脾经上的穴位；多选用神阙、天枢、中脘、足三里等穴位。

（2）用药：以燥湿健脾为主，采用丁香、苍术、吴茱萸、白胡椒、干姜等药材粉碎为极细末，临用前用姜汁或食醋调成糊状，敷贴于相应穴位。

5. 夜啼

（1）选穴：以任脉、肾经穴位为主，配合胆经、心包经上的穴位；多选用双涌泉、风池、劳宫、神阙、膻中等穴位。

（2）用药：以宁心安神药为主，采用茯神、远志、朱砂、琥珀、首乌藤、淡竹叶、五味子、僵蚕、糯米等药材共研细末，临用前用醋或米汤调成饼状，敷贴于相应穴位。

6. 口疮

（1）选穴：以肾经穴位为主，配合任脉、胃经上的穴位；多选用涌泉、神阙、足三里等穴位。

（2）用药：采用吴茱萸、细辛等药材研磨成粉，临用前用姜汁搅拌均匀，调成饼状，敷贴于相应穴位。

7. 高热惊厥

（1）选穴：以肾经穴位为主，多选用涌泉等穴位。

（2）用药：采用栀子、桃仁、大黄捣烂如泥，加面粉及白酒搅拌均匀，以敷贴于相应穴位。

（二）小儿穴位敷贴疗法操作步骤要求

1. 敷贴前准备

（1）药物及穴位选择：根据患儿病情选择相应药物及穴位。

（2）消毒：对敷贴穴位用 75% 乙醇或 0.5%~1% 聚维酮碘的棉球在选取的穴位周围消毒 1 遍，医师双手用肥皂水清洗，清水冲净后用 75% 乙醇棉球擦拭。（图 3-2-5）

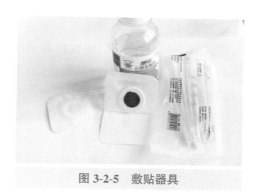

图 3-2-5　敷贴器具

（3）环境：治疗室内应清洁，安静，光线明亮，温度适宜，避免吹风受凉。

（4）体位：根据选取的穴位医患双方采取适宜的体位。

（5）敷贴前护理：备齐器具至患儿床边。对大龄患儿做好心理护理，说明治疗的意义和注意事项，进行精神安慰与鼓励，消除患儿的紧张恐惧情绪，使患儿及家长能积极主动配合操作。对年龄小不能合作的患儿，可再由家长协助，抱持固定患儿于合适体位，一般取坐位。

2. 敷贴方法

（1）贴法：将已制好的药物直接贴压于穴位，然后外裹胶布粘贴；或先将药物置于胶布粘面正中，再对准腧穴进行粘贴。适用于膏药、丸剂、饼剂、磁片的腧穴敷贴。

(2)敷法:将已制备好的药物,直接敷在穴位上,外覆塑料薄膜,并以纱布、医用胶布固定即可。适用于散剂、糊剂、泥剂、浸膏剂的腧穴敷贴。(图3-2-6)

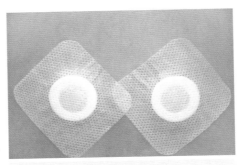

图 3-2-6 敷贴

3. **敷贴时间** 根据患儿疾病种类、药物特性以及身体状况而确定敷贴时间。一般情况下儿童敷贴时间宜短,出现皮肤过敏如瘙痒、疼痛者应即刻取下。

(1)刺激小的药物每次敷贴 4~6h,可每隔 1~3 天贴治一次。

(2)刺激性大的药物,如蒜泥、白芥子等,应视患儿的反应和发泡程度确定时间,约数分钟至数小时不等(多在 1~2h)。如需再敷贴,应待局部皮肤基本恢复正常后再敷药,或改用其他有效腧穴交替敷贴。

(3)敷脐疗法每次敷贴的时间可以在 3~24h,隔日 1 次,所选药物不应为刺激性大及发泡之品。

(4)冬病夏治腧穴敷贴从每年夏日的初伏到末伏,一般每 7~10 天贴 1 次,每次贴 3~6h,连续三年为 1 个疗程。

(三)小儿穴位敷贴疗法注意事项

(1)严格消毒,防止感染。

(2)患儿选穴部位若有破溃、感染则不宜敷贴。

(3)对胶布过敏者,可选用低过敏胶带或用绷带固定敷贴药物。

(四)小儿穴位敷贴疗法禁忌

皮肤过敏或对所用中药过敏严重患儿忌用。

（刘 英）

三、小儿推拿疗法

中医学在长期的发展过程中,在应用按摩治疗疾病方面积累了丰富的经验。尤其是应用按摩治疗小儿疾病,从明代至今已自成体系。中医学对小儿按摩的认识基本上有三个阶段。

阶段一——唐代以前的广泛认识阶段

《素问·血气形志》中云："形数惊恐，经络不通，病生于不仁，治之以按摩醪药"，明确提出按摩是与汤酒药物一样的一种治疗方法，可用以治疗麻木不仁的病证。《灵枢·经水》云："审切循扪按，视其寒温盛衰而调之，是谓因适而为之真也"，则明确提出按摩诸手法是以调节病体的寒热盛衰和使人舒适为目的的。

《金匮要略·脏腑经络先后病脉证》中也有对按摩的论述："……（邪风）适中经络，未流传脏腑，即医治之，四肢才觉重滞，即导引、吐纳、针灸、膏摩，勿令九窍闭塞"，其中膏摩即用药按摩，可起到疏通血脉、未病先防的作用。

唐代著名医家孙思邈开始重视对小儿病证用药按摩以防之、治之。《备急千金要方》云："小儿虽无病，早起常以膏摩囟门及手足心，甚辟风寒"。唐代王焘所著的大型方书《外台秘要》中也提出对小儿病可用按摩法以取效："小儿夜啼至明不多寐……亦以摩儿头及脊验"。可见自唐代便已重视以按摩辅助治疗小儿病证。隋、唐之际，小儿按摩疗法很是盛行，但尚未自成体系。

阶段二——明清时期小儿按摩自成体系阶段

小儿按摩由于其理论的日趋系统、手法的渐趋独特而成为独立的学科。大量的小儿按摩专著问世并广为流传，在现代科研、临床中仍有着较高的学术价值和指导意义。如四明陈氏著《保婴神术·按摩经》、明代龚廷贤著《小儿按摩方脉活婴秘旨全书》、清代熊应雄著《小儿按摩广义》、清代骆如龙著《幼科按摩秘书》以及清代张振鋆对明代周于蕃著《按摩秘诀》一书厘正增补而成的《厘正按摩要术》等。

明、清时期小儿按摩文献十分丰富，除了大量的小儿按摩专著外，尚有很多儿科、妇科专著载有小儿按摩的内容及其精辟的论述。如《幼科铁镜》，全书分六卷，其中卷一中有八节专论并附图解，详细论述了常用穴位、按摩方法、作用机制及主治功用等。

总之，明清时期是小儿按摩学理论及实际应用均较为成熟的时期。从此时起，小儿按摩已初步形成自己的理论体系与实践特色。

阶段三——近年儿科按摩研究逐渐展开阶段

中华人民共和国成立后，在党的中医政策的扶助下，儿科按摩又进一步得到发展。20世纪50年代中期，一些濒于失传的小儿按摩的真本、善本专著被重新印刷出版；老一辈儿科按摩专家开始著书立说，如张汉臣的《小儿按摩学概要》。

至 20 世纪 70 年代末 80 年代初,小儿按摩学的研究又出现一个高峰。按摩疗法以其无创伤、无痛苦、无副作用,既可治病又可强身的特殊疗效,深受广大儿科医务工作者及婴幼儿家长的重视。求治于按摩的婴幼儿越来越多。这种局面对小儿按摩事业的发展,起到积极的作用。

（一）小儿按摩的手法特点

1. **基本特点** 在长期的临床实践中,小儿按摩逐渐形成了以按、摩、掐、揉、推、运、搓、摇等为代表的小儿按摩基本手法。(图 3-2-7)虽然在手法名称、操作方法、注意事项上与成人手法相似,但在手法刺激的强度、频率及操作步骤等方面与成人按摩手法均存在明显的差异。由于小儿脏腑娇嫩,生长发育较快,腠理疏松,神气怯弱,肌肤筋骨柔弱,因此小儿按摩手法要求轻快柔和、平稳着实。轻快柔和是指手法操作时力量较轻,频率较快,轻而不浮,重而不滞,刚中有柔,刚柔相济;平稳着实是指手法操作时作用力在一定时期内保持力量、节律、频率恒定,不可忽轻忽重,忽快忽慢,同时力达病所。

小儿按摩手法另一个显著的特点是复式操作法。复式操作法是一种组合式手法,又称"大手法""复合手法""十三大手法"等,是小儿按摩特有的操作手法。它既有特定的名称,又有规定的操作部位、顺序和方法,还有特定的主治作用。复式操作法主要采用按序配伍施术,或多穴并施手法,具体使用时,可采用一个手法作用于多个穴位,或多个手法作用于同一个穴位,或多个手法作用于多个穴位的操作方法。一般是多个手法和穴位的联合运用。

2. **操作特点** 小儿按摩一般要求按一定的顺序进行。常用的操作顺序有 3 种,一是先操作头面部穴位,次上肢部穴位,再胸腹、腰背部穴位,最后操作下肢部穴位;二是先按摩主穴,再按摩配穴;三是先按摩配穴,再按摩主穴。有些穴位刺激感较强,操作时容易引起小儿哭闹,影响治疗,因此应先按摩刺激感较轻、不易引起小儿哭闹的穴位,将刺激较重的手法放在最后操作。在临床实际运用中,还应根据患儿病情的轻重和患儿的体位确定按摩顺序。

小儿按摩的时间和疗程应根据患儿年龄的大小、体质的强弱、病情的轻重以及手法的性质等来确定。病情较重、年龄较大、体质强者,按摩时间延长,尤其要延长主穴的按摩时间;病情轻、年龄小、体质弱者按摩时间可适当缩短。一般每日治疗 1 次,每次 5~30min。急性病每日可治疗 1~2 次,慢性病可隔日治疗 1 次。一般急性病治疗 3~5 次为 1 个疗程,慢性病治疗 7~10 次为 1 个疗程。1 个疗程结束后可休息 2~3 日再进行下 1 个疗程。

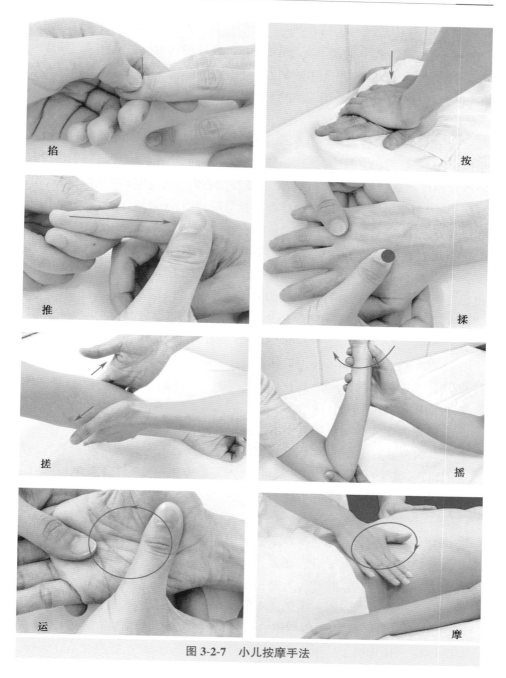

图 3-2-7 小儿按摩手法

　　小儿按摩特别强调穴位的治疗量。治疗量一般用按摩次数来表达。按摩次数主要与患儿年龄密切相关,患儿年龄越大,按摩次数越多,正如徐谦光在

《按摩三字经》中所说:"大三万,小三千,婴三百,加减良。"适当的次数能使疾病加快痊愈,若次数少则起不到治疗作用,次数过多则无益甚至有害。临床上按摩次数的多少应根据患儿年龄的大小和病情的轻重灵活选择,正如夏云集在《保赤推拿法》中所说:"儿之大者,病之重得,用几千次,少则几百次。"

(二)小儿按摩的穴位特点

1. **按摩特定穴特点** 小儿按摩穴位除常用的十四经穴、经外奇穴与成人相似外,大多数为小儿特定穴位。与十四经穴不同,小儿按摩特定穴不仅没有经络互相连接或互相络属,而且缺乏系统性。它们多分布在四肢肘、膝关节以下,尤其以两手居多,即所谓"寸口为百脉总汇之地,小儿气血充盈,恒动彻于寸口之外,故掌之前后,小儿脏腑之脉络存焉"。

小儿按摩特定穴有点状穴、线状穴和面状穴,其中点状穴所在的位置不属于十四经脉,也不属于经外奇穴,而是呈点状分布在头部、躯干及四肢的特定部位。线状穴为十四经脉外行线路中的某段,或是两个或两个以上穴位连线而成的直线、弧线,或者是圆线,分布于全身。部分点状穴和线状穴与十四经脉有一定联系,有些穴位与十四经穴部位相同,但名称不一样,如上马和中渚;有些穴位与十四经穴名称相同,但部位不一样,如天柱。这些穴位与十四经穴虽然部位或名称相同,但从功效来看,与成人相比仍有比较明显的区别。面状穴为人体体表某一局部,面积较大,与脏腑之间的关系密切,比如脾经、腹等穴。(图3-2-8)

2. **按摩特定穴的配伍特点** 由于流派不同,小儿按摩在临床穴位的选择上有较大的差异。根据传承不同,有的强调全身取穴,有的强调局部取穴,有的擅用独穴。总的来说,小儿按摩特定穴的配伍方法主要有主次配穴、经验配穴、循经取穴、局部取穴、对症取穴、五行配穴、俞募配穴等。

(三)小儿按摩的治疗特点

1. **以辨证施术为原则** 辨证论治是中医指导临床诊治疾病的基本法则,小儿按摩是中医学的重要组成部分,同样也遵循这一原则。由于小儿具有发病容易、传变迅速的病理特点,所以相对而言,要求小儿临床辨证比成人更加精确。对不同的疾病或同一疾病的不同类型、不同阶段,都要仔细辨证,认真分析,并结合小儿不同的体质特点,确定最佳的按摩治疗方案。如夏云集在《保赤推拿法》中指出了运用小儿按摩治疗时辨证的重要性,提出:"认症宜确,若不明医理,不辨虚实寒热,错用手法,不仅无益,反而有害。"小儿按摩,只有辨证准确,方能正确地选用穴位及补泻手法进行治疗,达到"补其不足,泻其有余,调其虚实,以通其道而祛其邪"(《灵枢·邪客》),从而治愈疾病。

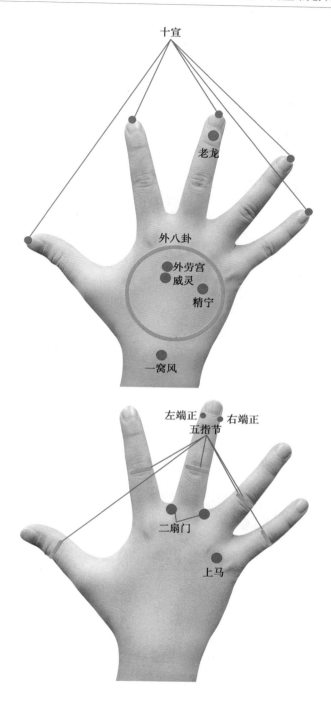

十宣

老龙

外八卦

外劳宫

威灵

精宁

一窝风

左端正 右端正

五指节

二扇门

上马

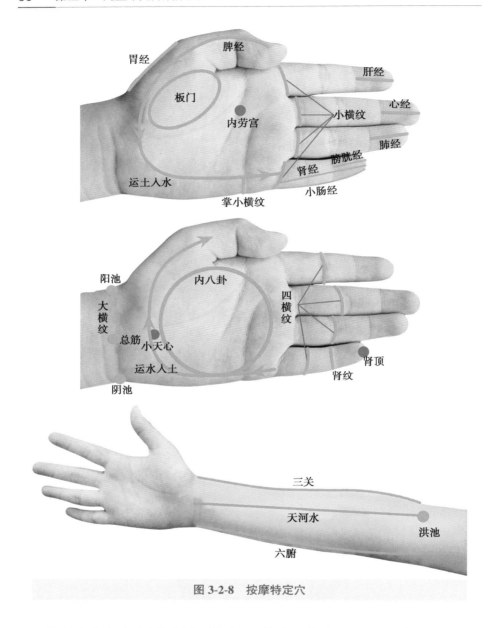

图 3-2-8 按摩特定穴

纵观小儿发病,因其生活不能自理,饮食不能自调,因此发病易"外为六淫所侵,内为乳食所伤"。临床上小儿疾病病因以外感或饮食所伤等因素居多。另一方面,由于小儿脏腑娇嫩,形气未充,发病"易虚易实,易寒易热",因此,临床上小儿按摩治疗时常先辨明疾病所属脏腑及其寒热虚实等性质,然后再选用相应的特定穴进行治疗。正如骆如龙《幼科推拿秘书》中所说:"先辨形色,次观虚实,认定标本,手法祛之。"

2. 以补虚泻实为重点　小儿按摩是通过手法在患儿体表特定穴上操作来防治疾病的。由于小儿脏气清灵,受七情干扰较少,病情一般比较单纯。无论是外感六淫还是内伤饮食,多非虚即实,按照"虚则补之,实则泻之"的治疗原则,形成了小儿按摩治疗以补虚泻实为重点的治疗方法。

小儿按摩手法的补泻与手法刺激的强弱、手法的频率、手法操作的方向和时间等有密切的关系。一般而言,凡手法刺激弱、频率低、顺经脉循行方向操作等为补法;反之,凡手法刺激强、频率高、逆经脉循行方向操作等为泻法。若虚实不明显的病证,手法操作时可用平补平泻法,即以手法在患儿穴位上来回往返推动,或顺、逆时针操作相同次数。

（四）小儿按摩的作用

小儿按摩通过手法作用于小儿体表的特定部位而对机体的生理、病理产生影响。概括起来,小儿按摩具有疏通经络、行气活血,平衡阴阳、调理脏腑,扶正祛邪、防病保健等作用。

1. 疏通经络、行气活血　按摩手法起到疏通经络、行气活血的作用主要有三条途径:一是促进气血的生成。按摩通过手法刺激,可以调节脾主运化和胃主受纳的功能,并促进气血的生成,使气血生化有源。二是促进气机的条畅。按摩通过手法刺激,可以促进肝脏的疏泄功能,保持气机的条畅,并与脾脏一起加强行血、统血的功能,使气血充盈而通畅。三是手法的直接作用。按摩手法通过直接刺激人体体表经穴,不仅可以加速局部气血的运行,还可以直接疏通局部的经脉,起到活血化瘀的作用。

2. 平衡阴阳,调理脏腑　按摩调节人体阴阳平衡,主要是通过运用不同的手法对人体经络进行调节而实现的。一方面,人体经络有独特的双向调节作用。另一方面,按摩手法可通过使用温热性或补益性的手法刺激人体的经穴以温阳散寒,或通过使用寒凉性或清泻性的手法刺激人体经穴以清热泻火,从而较好地促进人体阴阳的平衡。

按摩通过手法刺激人体体表相应的皮部、经络或腧穴,补其不足,泻其有余,并通过经络的传导作用,对内脏功能进行调节。按摩手法通过对脏腑功能的调整,使机体处于良好的功能状态,有利于小儿脏腑的发育和功能的完善。

3. 扶正祛邪,防病保健　按摩主要通过以下三个方面来达到扶正祛邪作用:其一,促进气血的化生和运行,增强人体康复能力。脾胃为后天之本,气血生化之源,按摩通过手法刺激,可以调节脾胃功能,使气血生化有源,从而保证脏腑功能时刻处于正常有序的工作状态,同时也为机体损伤的修复提供充足的物质来源。其二,激发卫气护卫肌表和驱邪外出的能力。卫气行于脉外,滋养腠理,护卫肌表并抵御外邪。按摩通过手法刺激,促进了卫气的生成和运行,增强了卫气护卫肌表和祛邪外出的能力。其三,促进经络系统对气血的调节作用。经络行气血而荣脏腑,并通过任督二脉调节全身气血分布。按摩通过手法刺激,运用补法或泻法来调节病变脏腑以改善局部气血分布和运行,促使病变的脏腑恢复正常功能,实现扶正祛邪的目的。

按摩的防病保健作用主要是通过滋养、固护肾气和调理脾胃来达到的。按摩手法通过刺激相应的穴位可以调节脾胃的运化功能,从而达到荣脏腑、营阴阳而祛百病的目的。正如万全《幼科发挥》中所说:"胃者主纳受,脾者主运化,脾胃壮实,四肢安宁;脾胃虚弱,百病蜂起。故调理脾胃者,医中之王道也,节戒饮食者,却病之良方也。"

（五）小儿按摩的适应证

小儿推拿适合年龄在 14 岁以内的儿童,且年龄越小推拿效果越好。

小儿推拿的适应证为:小儿感冒,发烧,支气管炎,肺炎,哮喘,急、慢性咽炎,急、慢性鼻炎,消化不良,厌食,腹痛,腹泻,呕吐,便秘,泌尿道感染,遗尿,夜啼,脊柱侧弯,踝扭伤,体弱多病等。疗程根据疾病不同长短不同。另外,小儿推拿还可治疗一些疑难杂症:小儿肌性斜颈、脑性瘫痪、小儿麻痹后遗症、臂丛神经损伤、坐骨神经麻痹、智力低下、小儿抽动症、小儿多动症、小儿孤独症等。

正常健康的小儿如果经常进行保健推拿,还能够增强体质、提高智力、促进长高,使孩子健康、聪明、活泼。有些传染病、皮肤溃破、皮肤病等一般不宜推拿。

（六）小儿按摩的注意事项

1. 小儿按摩的准备工作

（1）医生应将两手指甲剪短,以免损伤患儿皮肤。

（2）医生应洗净双手并保持温暖,以免污染或刺激患儿。

（3）按摩时,连续摩擦,因皮肤出汗,必然滞涩不流畅,既不便于推运,且容易发炎,必须用润滑剂增加其滑利度。旧法用葱汁、姜汁、香油、冬青油等。按摩能够得效还是在于摩擦,上述物品的干爽滑利度都不大,有医师改用滑石粉,干爽滑利,久推无碍,比旧法便利许多,特别是采用"独穴"多推时,更为适用。近年有采用各种自制膏剂来做介质。(图 3-2-9)

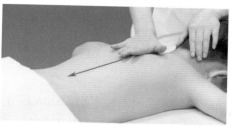

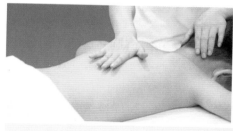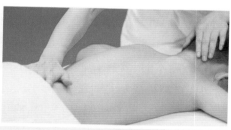

图 3-2-9　小儿推拿操作示范

2. 小儿按摩的操作时间　时间长短,次数多少,也依年龄的大小与病情的需要而定。《按摩三字经》载:"独穴治,有良方,大三万,小三千,婴三百,加减良,分岁数,轻重当"。但是稍一分神,常会发生误计。按摩医师应体验自己的速度,每分钟可推揉多少下,针对患者的体质强弱、年龄大小、敏感程度、病情缓急轻重,而灵活运用,并无硬性规定。对每个小儿的操作,一般情况下每穴 15~20min,个别病重的患者可达到 20~30min。如病危抢救,时间还要更长,甚至推到脱离危险为度,那就属于特殊情况了。

3. 小儿按摩的常用介质　运用中药配方制成膏剂,涂于体表的治疗部位上,而后施行按摩手法,古代称"膏摩"。膏摩之名首见于《金匮要略》,后在历代医书及按摩专著中均有记载。这些膏剂便是按摩介质中的一种。为了减少手法对皮肤的摩擦损害,或为了借助某些药物的功效,在按摩部位的皮肤上所涂抹的液体、膏剂或粉末均称为按摩介质。运用按摩介质的目的在于既可以利用介质的润滑作用,保护患者皮肤不受损伤,使手法操作更加灵活自如,又可以发挥按摩与药物的综合治疗作用,达到更好地治疗疾病的目的。在小儿按摩中,选用介质是否恰当,对治疗效果有较大影响。一般来说,病属表证,应选用解表药,如葱白汁、生姜汁、薄荷汁等;病属热证,宜选用寒凉药物作为介质,如薄荷汁、猪胆汁、淡竹叶浸液等;病属血瘀证,则选用活血化瘀类药物,如红花鸡油膏等。常用的介质剂型包括汁剂、水剂、粉剂、油剂、膏剂等。

4. 其他事项

(1)医生态度应慈祥和蔼。治疗时要尽量防止小儿哭闹,以免影响疗效。

(2)对小儿选穴要准,手法要轻快柔和,平稳着实,深透有效,切忌暴力。一般情况下不宜强刺激。

(3)小儿进食30min以后方可施术。术毕30min后方可进食。

(4)治疗期间,为哄劝小儿可给予少量面包等软食,或饮水。不可进糖、豆等硬质食品,以免哭闹或变换体位时堵塞气道。

(5)施术环境要温暖、避风。对出汗多的患儿,要擦干汗液后方可施术。

(6)施术时,要注意患儿的体温、脉搏、呼吸、神志及全身状况。有异常者,应切实查清再决定是否施术。

(7)患儿皮肤有破损、病变时,应审慎施术。必要时应停止按摩,待皮损痊愈后再行治疗。

(邱丽漪)

四、小儿捏脊疗法

小儿捏脊是一种古老的治疗疾病的外治方法,属于按摩推拿疗法的一种,因其最初多用于治疗儿科厌食、积滞、疳积等消化系统疾病,故又称为"小儿捏积"。小儿捏脊疗法在临床上有两种术式,分别为普通捏脊法和冯氏捏脊法。其中冯氏捏脊法是首都医科大学附属北京中医医院冯泉福老先生通过冯氏医家四代精心钻研,在古老的小儿捏脊疗法基础上形成的独特风格,因其手法简便,临床疗效显著,因此在国内具有一定影响力。

(一)小儿捏脊疗法基本原理

小儿捏脊疗法是以经络学说作为基本理论,以脏腑辨证为辨治原则,通过捏拿小儿的脊背,振奋督脉的阳气,刺激足太阳膀胱经的脏腑俞穴,调节脏腑功能。此外,气血是构成人体的基本物质,是生命活动的基础。小儿捏脊疗法通过捏拿小儿的脊背,振奋一身之阳气,促进全身气血的运行。捏脊疗法即是通过调节脏腑功能、振奋阳气、推动气血运行达到治疗小儿疾病的目的。

(二)小儿捏脊疗法适应证和禁忌证

1. 小儿捏脊疗法的适应证 小儿捏脊法有调和阴阳、健脾和胃、疏通经络、行气活血等作用,既往常用来治疗小儿疳积、厌食、腹泻、呕吐等消化系统疾病。随着人们对捏脊疗法研究的不断深入,现代医者将小儿捏脊疗法通过辨证广泛应用于反复呼吸道感染、遗尿等诸多疾病之中。

2. 小儿捏脊疗法的禁忌证

（1）小儿的后背有疖肿，外伤或患有某些严重的皮肤病而出现背部皮肤破损者不宜捏脊。

（2）小儿患有某些严重的心脏病，施术时由于小儿哭闹，可能加重病情甚或可能有出现意外的险情。

（3）患儿患有某些出血性疾病。这些患儿由于捏拿脊背或因小儿哭闹，可能会加重局部或全身的出血倾向。

（4）患儿正在患有某些急性热性病，也不宜同时进行捏脊治疗。

除此之外，冯氏捏脊法还提出，某些影响或削弱施术效果的饮食或调料也应在施术中和施术后加以禁食，如芸豆、醋和螃蟹。

（三）小儿捏脊疗法操作步骤与动作要领

1. 普通捏脊法

（1）操作步骤：以两手拇指置于脊柱两侧，从下向上推进，边推边以食中二指捏拿起脊旁皮肤，此法为普通捏脊法。（图3-2-10）

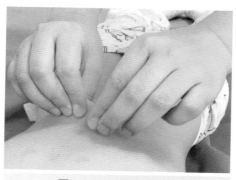

图3-2-10　普通捏脊法

（2）动作要领

1）从龟尾向上推进，直至大椎。

2）捏起皮肤多少及提拿力度要适当。捏得太紧，不容易向前捻动推进，捏得太松则不易提起皮肤。推进与捏拿速度要快而流利。

3）捻动向前，直线前进，不可歪斜。

4）最后一遍操作时，每捏3提1；提时，力度深重，多有皮肤与筋膜剥离声响。

2. 冯氏捏脊法（图 3-2-11）

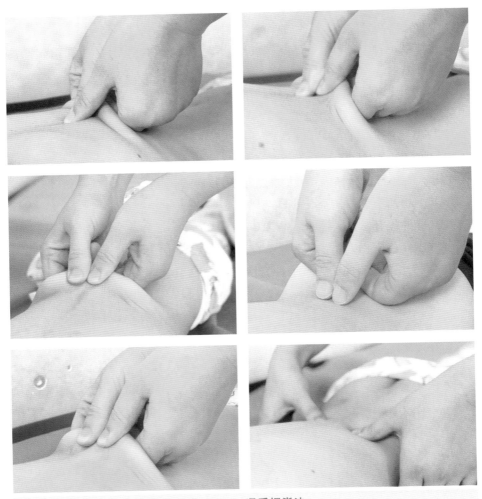

图 3-2-11 冯氏捏脊法

（1）推法：推法是捏脊术中的第一个手法。术者用双手食指第二、三节的背侧紧贴着患儿施术部位的皮肤自下而上均匀而快速地向前一推。这个手法在运用时应注意的是，术者双侧食指在向前推动的瞬间，力量不可过猛，如果力量过猛，容易出现滑脱，或划伤患儿的皮肤。

（2）捏法：捏法是捏脊术中的第二个手法。术者在上述推法的基础上，双侧拇指与食指合作，将患儿施术部位的皮肤捏拿起来。这个手法在运用时应该注意的是术者捏拿皮肤的面积及力量都要适中，捏拿面积过大，力量过重，影响施术的速度,患儿也会感到过度疼痛;捏拿面积过小,力量过轻,患儿的皮肤容易松脱,而且刺激性小,影响疗效。

(3)捻法:捻法是捏脊术中的第三个手法。术者在捏拿患儿施术部位皮肤的基础上,拇指与食指合作,向前捻动患儿的皮肤,移动施术的部位,左右两手交替进行。如果手法娴熟,看上去就像海边的波涛向前滚动。这个手法在运用时应该注意的是左右两手配合要协调,向前捻动时不要偏离督脉,捻动的力量要始终均匀适中,中途不能停顿,也不要松脱,一鼓作气,从督脉的长强穴一直操作到大椎穴(或风府穴)。

(4)放法:放法是捏脊术中的第四个手法。上述推、捏、捻三个手法综合动作后,随着捏拿部位的向前推进,皮肤自然复到原状的一种必然结果。这个动作的瞬间掌握得当,就可以使整个捏拿过程出现明显的节奏感。

(5)提法:提法是捏脊术中的第五个手法。术者从捏拿患儿脊背第二遍开始的任何一遍中,在患儿督脉两旁的脏腑腧穴处,用双手的拇指与食指合作分别将脏腑腧穴的皮肤,用较重的力量在捏拿的基础上,向后上方用力牵拉一下。目的是通过这个手法,加强对某些背部脏腑腧穴的刺激,用以调整小儿脏腑的功能。这个手法在运用时应该注意的是术者应用本法时,提拉力量要因人而异,一般来讲,年龄大的,体质强的力量可重一点,年龄小的、体质弱的力量可轻一点。这个手法如果运用得当在重提的过程中可发出清脆的声响。

(6)揉法和按法:揉法和按法是捏脊术中的第六、第七个手法。这两个手法在冯氏捏脊疗法中是同时应用的,具体的操作方法是术者在捏拿小儿脊背结束后,用双手的拇指指腹在患儿腰部的肾俞穴处,揉中有按,按中有揉。这两个手法在运用时应该注意的是拇指向下按压的力量不可过强。力量过强因施术面积仅有拇指指腹的大小,患儿会感到异常疼痛。

(李　敏　李　晨)

五、小儿熏蒸疗法

熏蒸疗法是中医学外治法的重要组成部分,包含广义和狭义之分。广义的熏蒸疗法,即烧烟熏、蒸汽熏和药物熏蒸三法;狭义的熏蒸疗法,即指药物熏蒸的治疗方法。小儿熏蒸疗法常用的是中药熏蒸疗法,是以中医药基础理论为指导,运用中药煮沸后产生的蒸汽来熏蒸小儿的身体部位,从而治疗和预防小儿疾病及小儿保健的方法,又称为中药蒸煮疗法。中药熏蒸疗法是集热疗、中药药效、气疗、超声波雾化、中药离子渗透等多种疗法为一体,将热度、药性、湿度集于一体,行之有效的防病治病、强身健体的方法,为历代医家和患者所推崇并普遍采用。

熏蒸疗法起源悠久。古人用水洗浴身体时会选用一些柴草、树叶等点燃熏烤身体某一部位,从而取暖,减轻或消除病痛。《礼记·曲礼》有"头有疮则沐,身有疡则浴"对熏蒸疗法的文字描述。《庄子》所载"越人熏之以艾"及《艾赋》所载"奇艾急病"表明艾叶比较早地广泛应用于熏蒸疗法。

医学著作中目前最早对熏蒸疗法有记载的是《五十二病方》,该书明确提出用中药煎煮的热药蒸汽熏蒸治疗疾病,并载有熏蒸洗浴八方,如用骆阮熏治痔疮;用韭和酒煮沸熏治伤科病证等。该书还记载了用熏蒸治疗痔瘘、烧伤、毒虫咬伤等多种病症,仅痔瘘的熏蒸治疗就分直接熏、埋席下熏、置器皿熏、地下挖洞燔药坐熏等多种。另有记载用当时的熏洗器治疗小腿外伤、烧伤久致溃病者。煮汤药于容器,内置滚动木踏,患者置足于药汤熏洗时,足踩木踏,可随意滚动木踏,容器也可以随时加温,使药汤始终保持适宜的温度。这是对熏洗外用器械的最早记载。

秦汉时期,古人逐渐对熏蒸理论进行探索。如《黄帝内经》提出"其有邪者,渍形以为汗""除其邪则乱气不生",此"渍形"即是熏蒸治疗,并记载使用椒、姜、桂和酒煮沸熏蒸治疗痹证。最早的熏蒸医案记载为西汉的《史记·扁鹊仓公列传》,淳于意治疗韩女腰背痛"窜以药,旋下,病已",窜即为药物熏蒸治疗。东汉时期,张仲景在《金匮要略》记载使用熏蒸治疗大量疾患,充分发挥了其简、验、便、廉的特点,如雄黄熏蒸治疗狐惑蚀于肛;苦参汤熏洗狐惑"蚀于下部则咽干","二阳并病……阳气怫郁在表,当解之熏之",具体方法是用薪火烧地,辅以树叶,洒上水,或用桃叶等熬水,置患者于其上,熏蒸取汗解表。华佗甚至将熏蒸治疗引入肠胃外科手术,如《后汉书》"若疾……在肠胃,则截断熏洗,除去疾秽;既而缝合……一月之内皆平复"。魏、晋、南北朝时期,熏蒸治疗得到了延伸和发展,葛洪《肘后备急方》、陈延之《小品方》中均有熏蒸方治疗内科急症的记录。如《肘后备急方》载"治霍乱心腹胀痛……浓煮竹叶汤五六升,令灼已转筋处"中"灼"者即熏蒸治疗。《肘后备急方》还记述了用煮黄柏、黄芩熏洗治疗创伤与疡痈症等。

唐宋金元时期,熏蒸疗法发展较快。在熏蒸阴部、熏蒸足部的基础上,又提出熏眼、熏发等方法。熏蒸疗法在内、外、妇、儿、皮肤、五官等各科疾病的防治中已被广泛应用。孙思邈的《备急千金要方》更将熏蒸疗法分为烟熏法、气熏法、淋洗法等细门,并加以病例佐述,如烟熏法"治咽喉中痛痒,吐之不出,咽之不入……以青布裹麻黄烧,以竹筒盛,烟熏咽中"。王焘的《外台秘要》整理记录了西晋张苗用桃叶蒸法治疗伤寒无汗证。熏蒸疗法在当时是比较普及的。张从正在《儒门事亲》中从理论上对熏蒸疗法做了系统的论述,将熏蒸归于"汗法",认为凡宜解表或汗者皆宜用之,可见当时对熏蒸疗法已有深入的认识。金元时期的《外科精要》则进一步总结推广前人熏蒸疗法经验,列有《渍疮肿法》专论。《疮疡经验全书》中对熏蒸疗法的论述已十分详细,所列熏蒸、熏洗疗法处方众多。

明清时期,熏蒸疗法趋于成熟,王肯堂的《证治准绳》、陈实功的《外科正宗》、张介宾的《景岳全书》以及《奇效良方》《万病回春》《寿世保元》等医书中均大量记载了中药熏蒸治疗各类疾病。仅《本草纲目》所载熏蒸方就过百首,如"咳逆打呃,硫黄烧烟,嗅之立止""痔疮肿痛,冬瓜煎汤熏洗之"。同时期的《串雅外编》将熏蒸疗法分为熏法门、蒸法门,分列诸方更切临床实用,如治疗手多汗用"黄芪一两,葛根一两,荆芥三钱,水煎汤一盆,热熏而温洗,三次即无汗"。尤其在清代,熏蒸方在清宫方药中占有很大的比例。在《慈禧光绪医方选议》中就曾收载慈禧光绪常用熏蒸方65首,其中熏身方20首,熏头方16首,熏面方3首,熏眼方15首,熏蒸四肢方7首,坐熏蒸方4首。可见熏蒸疗法在宫廷中已广泛应用于身体各个部位,受到了高度重视。《急救广生集》(又名《得生堂外治秘方》)汇总了清嘉庆前千余年的外治方法,其中关于熏蒸治疗的内容尤多。此外,《理瀹骈文》《外治寿世方》都是专门论述外治法的专著,也收载了大量熏蒸验方。《理瀹骈文》成书于1864年,为"外治之宗"吴师机所著,载熏蒸外治方数百首,对熏蒸疗法的理法方药、主治及适应证、注意事项等,都有系统的阐述。该书认为,"熏蒸渫洗之能汗,凡病之宜发表者,皆可以此法"。熏蒸的基本作用是"枢也,在中兼表里者也,可以转运阴阳之气也","可以折五郁之气而资化源","可以升降变化,分清浊而理阴阳",则"营卫气通,五脏肠胃既和,而九窍皆顺,并达于腠理,行于四肢也",并认为此法"最妙,内外治贯通在此……可必期其效"。吴师机使熏蒸疗法在前人临床应用基础上上升到了理论的高度,并将其理论创造性应用到临床实践中,使熏蒸疗法更臻于完善。

中华人民共和国成立后,随着科学技术的日新月异,中药熏蒸疗法无论是理论还是实践均有突飞猛进的发展。中药熏蒸疗法已经成为治疗某些疾病的常用方法或预防疾病的保健方法。部分中医药院校和科研机构的有识之士,已经着手从理论和科研的角度对中药熏蒸疗法进行深入探讨和研究。

（一）小儿熏蒸疗法适应证

小儿感冒、反复呼吸道感染、头痛、腹泻、痢疾、咳喘、婴儿湿疹、遗尿、脱肛、脑性瘫痪、小儿麻痹后遗症、脑炎后遗症等。

（二）小儿熏蒸疗法操作步骤与要求

1. 施术前准备

（1）器具选择：治疗盘、中药药液、中单、容器（根据熏蒸部位的不同选用）、水温计、治疗巾或浴巾，必要时备屏风及坐浴架（支架）。全身熏蒸时多使用熏蒸室、熏蒸仓、简易的熏蒸包等设备。局部熏蒸可使用熏蒸治疗仪、熏蒸床、熏蒸桶、盆、瓷杯等设备。

（2）消毒

1）器具：选用一次性浴罩套在熏蒸桶（盆）内，消毒治疗盘、治疗巾或浴巾、水温计。

2）医师：医师双手用肥皂水清洗，清水冲净后用 75% 乙醇棉球擦拭。

（3）环境：治疗室内应清洁，安静，光线明亮，温度适宜，避免吹风受凉。

（4）体位：根据熏蒸需要，选择患儿舒适，医师便于操作的治疗体位。

（5）术前护理

1）核对医嘱，评估患儿，向患儿或家属说明熏蒸疗法的时间、操作方法及注意事项，使其对熏蒸疗法有正确认识，以便与医务人员互相配合。

2）备齐所用的器械、物品。

3）配制用于熏蒸治疗的中药药液，调节药液温度至 43~46℃。

4）熏蒸前嘱咐患儿解大小便。

2. 施术方法

（1）将 43~46℃药液倒入熏蒸容器内。

（2）暴露熏蒸部位，调整好熏蒸器具和熏蒸部位之间的距离（如非可持续加热或保温的器具，距离可适当进行调整），保证熏蒸时局部的温度既能达到规定温度又无烫伤之虞。

（3）随时观察患儿病情及局部皮肤变化情况，询问患儿感受并及时调整药液温度。

（4）治疗结束观察并清洁患儿皮肤，协助患儿整理衣着，取舒适体位。

（5）将所用器具洗净，消毒，擦干或晾干，放置整齐，以备下次应用。

3. 熏蒸疗程

熏蒸技术可每天进行，通常每天 1 次，部分急性病证可每天 2~3 次，慢性病证可以 10~15 天为 1 个疗程，每一个疗程之间休息 3~5 天，然后进行下一个疗程的治疗。

4. 熏蒸后的护理

熏蒸结束后,注意保暖,避免直接吹风。

（三）小儿熏蒸疗法注意事项

（1）熏蒸使用的药物应在专业人员指导下制作,对于眼、口、鼻给药的药物应谨慎,不可采用有毒或具有腐蚀性的药物。

（2）熏蒸操作时,温度要适宜,不可盲目追求热感,以免烫伤皮肤。熏蒸时可逐渐加温到规定温度,给予患者皮肤适应的过程。敏感部位（如眼、鼻等处）不耐受高温,可适当降低蒸汽温度。

（3）体位要保证熏蒸时患者的放松和舒适感,避免在熏蒸过程中因无意识调整体位影响治疗。

（4）熏蒸时应注意保暖,夏季则要避风,宜在熏蒸部位上方放置避风罩或毛巾,既可保温也可防止药雾药气外泄,影响疗效。熏蒸后拭干身体,避免汗出当风,引起感冒。

（5）全身熏蒸前可饮用淡盐水 200ml,避免出汗过多而引起脱水。进行熏蒸时应随时观察患者的情况,熏蒸过程中如果患者感到头晕不适,应停止熏蒸,卧床休息。

（6）熏蒸结束后应适当休息、饮水,待体力恢复、毛孔闭合后再离开。

（7）患儿每次使用过的熏蒸器具和物品要注意清洁、消毒,可使用 84 消毒液进行擦拭。熏蒸室每晚紫外线照射 1h,防止交叉感染。患儿所用被单或毛巾被应独立使用,每天更换。

（8）如熏蒸无效或病情反而加重者,则应停止熏蒸,改用其他方法治疗。

（四）小儿熏蒸疗法禁忌证

（1）急性传染病、严重心脏病、严重高血压等,均忌用全身熏蒸。

（2）危重外科疾病、严重化脓感染疾病、大面积开放性伤口,忌用熏蒸。

（3）慢性肢体动脉闭塞性疾病,严重肢体缺血,发生肢体干性坏疽者,禁止使用中高温（超过 38℃）熏蒸。

（4）女孩月经期间,不宜进行熏蒸。

（5）饱食、饥饿、过度兴奋以及过度疲劳时,不宜熏蒸。

（6）饭前、饭后 30min 内,不宜进行熏蒸。

（7）过敏性哮喘患儿慎用熏蒸法熏蒸口、鼻、眼等处。

（单海军）

六、小儿药浴疗法

药浴疗法早在先秦时期便已在儿科中应用,我国现存最早的古医学文献《五十二病方》记载了使用药浴治疗婴儿痫病。由于其简便有效且能克服小儿服药困难的优点,药浴在后世儿科中的应用越来越广泛。唐代孙思邈在《备急千金要方》中记载了大量的小儿药浴方,从小儿的养生保健到防病治病均有涉及,如桃根汤或浴汤中加猪胆一枚,用于预防新生儿疮疖。治外感病,有治少小伤寒的莽草汤、身热的李叶汤、小儿忽寒热的雷丸汤等。宋代钱乙的《小儿药证直诀》中记载以浴体法治疗小儿胎肥、胎热、胎怯等。清代吴师机的《理瀹骈文》将药浴分为洗、沐、浴、浸、渍、浇、喷、溻、灌 9 类,治疗小儿胎毒、鹅口疮、便秘等。到了近现代,随着医学与科技的发展,药浴疗法也取得了显著的创新与发展,如采取浓缩剂、颗粒剂等极大地方便了临床应用,创新性研发了足浴盆、恒温浴箱等新浴具,广泛应用于儿童呼吸系统疾病、皮肤病等。

（一）小儿药浴疗法适应证

1. 热水药浴主要适用于风湿性关节炎、风湿性多肌痛、慢性肌炎、肌纤维组织炎、类风湿关节炎、各种骨伤后遗症等。热水药浴因具有发汗的作用也常应用于感冒初起、尿毒症、周围神经炎、神经根炎、肥胖症、银屑病等。

2. 温水药浴适应于一般临床各科疾病的治疗。

3. 平温药浴适应于精神过度兴奋、失眠、各种疼痛、消化功能不良等。若高热时可作为降温手段。

4. 凉水药浴主要适用于急性扭挫伤的初期。

（二）小儿药浴疗法操作步骤与要求

1. 施术前准备

（1）器具选择

1）浴盆:全身药浴用。

2）木桶:大小木桶若干个。大木桶用于全身药浴,小木桶用于四肢熏洗。

3）浴缸:没有浴盆、木桶时,可以家庭用的浴缸代替。

4）坐浴盆:肛门及会阴部疾病坐浴熏洗用。

5）搪瓷脸盆:用于头面部、四肢、手足部熏洗,也可作为坐浴盆用。

6）小喷壶:用于淋洗患处。

7）洗眼杯：用于眼部疾病洗浴。

8）电炉或火炉：用于煎煮药物。

9）砂锅或搪瓷锅：用于煎煮药汤，也可用搪瓷脸盆代替。

10）小木凳或带孔木架：熏洗时用于放置患肢。

11）纱布垫或布垫：用于热罨患部。

12）布巾或毛巾：用于蘸药汤溻渍淋洗患部，或药浴后擦干身体。

13）布单或毯子：在药浴时，围盖浴盆，阻止药物蒸气外透。

14）消毒换药设备：消毒纱布、干棉球、碘酒棉球、乙醇棉球、红汞、龙胆紫（甲紫）、消毒镊子、换药碗，以及常用中药膏、散等，用于药浴后伤口换药。

（2）消毒

1）器具：选用一次性浴罩套在浴盆内。

2）医师：医师双手用肥皂水清洗，清水冲净后用75%乙醇棉球擦拭。

（3）环境：治疗室内应清洁，安静，光线明亮，温度适宜，避免吹风受凉。

（4）术前护理

1）核对医嘱，评估患儿，向患儿或家属说明药浴疗法的时间、操作方法及注意事项，使其对药浴疗法有个正确认识，以便与医务人员互相配合。

2）药浴前，将所用的器械、物品、中药药液准备完善。

3）药浴部位有伤口时，应事先做好换药的准备工作。

4）患儿的两手和患部，在药浴前应先用温开水洗干净。

5）洗浴前应嘱咐患儿解大小便。

2. 施术方法

（1）配制药液：将煎好的药汤倒入容器内，加入温水，调整药液温度、药液浓度至符合要求，并根据患儿大小及药浴部位确定药液多少。（图3-2-12、图3-2-13）

（2）药浴操作

1）全身浴：脱去衣服，抱患儿至浴盆旁，先将患儿双足放入药液中，待其适应后坐入浴盆中，液面至腰部（图3-2-14）。如患儿年幼不会坐，则佩戴婴儿游泳圈后将患儿放入浴盆即可。

2）足浴：脱去鞋、袜，卷起裤腿，暴露双下肢至膝盖下。患儿取坐位，将双足放入浴盆，液面没过踝关节，用浴巾覆盖双下肢和浴盆，以利于药液保温（图3-2-15）。

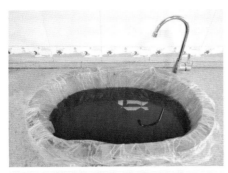

图 3-2-12 全身浴药液

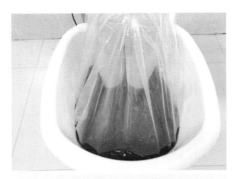

图 3-2-13 足浴药液

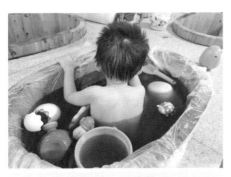

图 3-2-14 坐浴

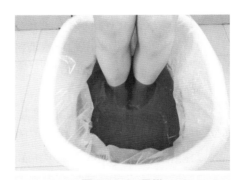

图 3-2-15 足浴

(3)浴后操作:药浴完毕后,用干毛巾擦干患部或全身。如为全身沐浴应换干净衣服,盖好被毯卧床休息 30min。如有伤口时,药浴完毕后,用消毒纱布擦干患处,根据伤口情况进行换药。

(4)清理用品:将浴盆、木桶、纱布垫等洗净,消毒,擦干或晾干,放置整齐,以备下次应用。

3. **药浴疗程**

(1)一般每日 1~2 次,每次 15~30min,以 3~30 天为 1 个疗程。

(2)如为全身性皮肤病(皮肤瘙痒病、银屑病等)进行全身药浴时,每日可用两剂洗药煎汤洗浴,洗浴时间可适当延长,以全身发汗并有舒适感觉为度。

4. **药浴后护理**

(1)药浴后,可饮用温开水适量,以补充体液及增加血容量,利于代谢废物排出。

(2)药浴后要注意保暖,避免风吹。

（三）小儿药浴疗法注意事项

（1）所有用物每人一份，防治交叉感染。

（2）大汗、饥饿、过饱、过度疲劳时不宜进行药浴。

（3）药浴过程中，应关闭门窗，避免患者感受风寒。

（4）冬季药浴时，应注意保暖。

（5）伤口部位药浴者，按无菌操作进行。

（6）药浴过程中应加强巡视，注意观察患者的面色、呼吸、出汗等情况，出现头晕、心慌等异常症状，立即停止药浴，报告医师。

（四）小儿药浴疗法禁忌证

（1）可疑急腹症者。

（2）有大范围感染性病灶并已化脓破溃、面部危险三角区感染者。

（3）软组织损伤 48h 内者。

（4）眼出血、细菌性结膜炎患者。

（5）出血性疾病患者。

（6）感觉功能损伤、意识不清者。

（7）治疗部位有金属移植物者。

（8）急性传染性疾病、恶性肿瘤、严重心脏病、呼吸困难者。

（9）危重外科疾病、严重化脓感染疾病，需要进行抢救者。

（10）小儿多动不能配合者。

（单海军）

七、小儿中药湿热敷疗法

中药湿热敷是将中药煎汤或其他溶媒浸泡，根据治疗需要选择常温或加热，将中药浸泡的敷料敷于患处，通过疏通气机、调节气血、平衡阴阳，达到疏通腠理、清热解毒、消肿止痛的一种中医外治疗法。

中药湿热敷疗法使药物直接透过皮肤，通过经络血脉信息传递，并利用不同药物的性味作用，由经脉入脏腑，输布全身，直达病所，并利用适宜温度刺激，使局部血管扩张，促进血液循环，增加局部药物的强度，改善周围组织的营养，从而起到行活血化瘀、运行气血、清营凉血、消肿止痛、促进血管新生的功效。

（一）小儿中药湿热敷疗法适应证

小儿中药湿热敷疗法适用于小儿软组织损伤、骨折愈合后肢体功能障碍，肌性斜颈、脑性瘫痪、脑炎后遗症、小儿麻痹后遗症、类风湿关节炎、强直性脊柱炎等。

（二）小儿中药湿热敷疗法操作步骤与要求

1. 施术前准备

（1）器具选择：治疗盘、中药药液、敷料、水温计、镊子 2 把、纱布、治疗巾，必要时备中单、屏风等。

（2）消毒

1）器具：选用一次性治疗盘、无菌纱布、敷料，消毒治疗巾、镊子、水温计。

2）部位：用清洁毛巾进行擦拭，去除湿热敷部位表面的汗液、污垢，特别是外伤或急性软组织损伤的患处表面可能附着的异物。

3）医师：医师双手用肥皂水清洗，清水冲净后用 75% 乙醇棉球擦拭。

（3）环境：治疗室内应清洁，安静，光线明亮，温度适宜，避免吹风受凉。

（4）体位：根据部位和操作方法选择易于操作、湿热敷药物不易脱落、患儿舒适感强的体位。医师站于患儿对面。

（5）术前护理

1）核对医嘱，评估患儿，向患儿或家属说明中药湿热敷疗法的时间、操作方法及注意事项，使其对中药湿热敷疗法有正确认识，以便与医务人员互相配合。

2）备齐用物，携至床旁。

3）协助患儿取合理、舒适体位，暴露湿热敷部位。

2. 施术方法

（1）测试温度，将敷料浸于 38~43℃ 药液中（图 3-2-16），将敷料拧至不滴水即可，敷于患处（图 3-2-17）。

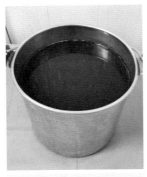

图 3-2-16　湿热敷药液

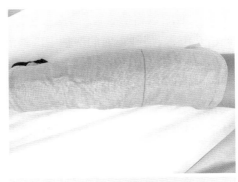

图 3-2-17　将敷料置于患处

（2）敷料温度下降后及时更换敷料或频淋药液于敷料上，以保持湿度及温度，观察患儿皮肤反应，询问患儿的感受。

（3）湿热敷后用清洁毛巾对敷药的局部进行清洁，协助患儿取舒适卧位。

3. 热湿敷疗程

湿热敷时间为 20~30min，一般每日 1~2 次，以 5~7 天为 1 个疗程。

4. 施术后护理

湿热敷后，注意保暖。

（三）小儿中药湿热敷疗法注意事项

（1）湿敷液应现配现用，注意药液温度，防止烫伤。

（2）纱布从药液中捞出时要拧得不干不湿，恰到好处，过干了效果不好，过湿了药液漫流。

（3）治疗过程中观察局部皮肤反应，如出现水疱、痒痛或破溃等症状时，立即停止治疗，报告医师。

（4）注意保护患儿隐私并保暖。

（5）注意消毒隔离，避免交叉感染。

（四）小儿中药湿热敷疗法禁忌证

（1）外伤后患处有伤口。

（2）皮肤急性传染病。

（3）大疱性皮肤病及表皮剥脱松解。

（4）一般内科疾病不宜使用。

（单海军）

八、小儿中药冷敷疗法

中药冷敷技术是将中药洗剂、散剂、酊剂冷敷于患儿患处，通过中药透皮吸收，同时应用低于皮温的物理因子刺激机体，达到降温、止痛、止血、消肿、减轻炎性渗出的一种操作方法。中医外治法中所采用的物理因子以热为主，冷敷技术相对于其他外治方法来说，对于高热、急性软组织损伤、疼痛和痉挛性疾病、内脏出血以及烧伤烫伤的急救治疗方面具有其独特和不可替代的作用。只要明确适应证，运用得当，冷敷技术具有起效快、效果显著、操作简单、安全可靠的优势。

早在《伤寒论》中就"以冷水噀之"的记载，所谓"噀"是指口中喷出水或液体物。冷水噀面也是激其以出汗的一种方式，是"大热症不用火，以冷水逼之"之法,后世也常用此法治疗吐衄、中暑、晕厥等。《千金翼方》中记载以冷水洗面及全身以治疗服用五石散后发热的症状。张从正《儒门事亲》载治疗一恶寒实热证妇人,"以凉布搭心,次以新汲水淋其病处,妇乃叫杀人。不由病者,令人持之,复以冷水淋其三、四十桶,大战汗出……"而愈。李时珍《本草纲目》载《兵部手集》治"发背初起,恶寒啬啬,或已生疮肿瘾疹",以"硝石三两,暖水一升,泡化,待冷,青布折三重,湿拓赤处,热即换,频易取瘥。"《温病条辨》中治疗温病下后、舌苔不退,以"新布蘸新汲凉水,再蘸薄荷细末,频擦舌上"。《理瀹骈文》中治疗伤寒热邪传里,将冷敷法与内治之凉膈散并提,称"何以凉膈?硝浸布揉",以皮硝化水,新青布浸拓胸口。治疗暑证,身热头疼,烦渴呕吐,可用黄龙丸,即硫黄、硝石各一两,明矾、雄黄、滑石各五钱,白面四两,井水调敷腹。冷敷疗法治疗病种主要集中在中暑、发热、虫兽叮咬、疔疮痈肿等方面。在介质方面,因无现代的制冷技术,虽然也有应用自然的雪水以及硝石降温制成的低温状态,但多数还是以新汲井水、冷水或药液制成后自然冷却制成,这也对冷敷法的应用造成了局限。近现代以后,随着现代制冷技术的发展,冷敷介质制取更为方便也易保存,因此,冷敷法的应用也逐步发展,越来越广泛。

(一)小儿中药冷敷疗法适应证

(1)外伤、骨折、脱位、软组织损伤的初期,即损伤后的 24~48h 以内。

(2)急性疼痛和痉挛性疾病。

(3)高热、中暑。

(4)烧伤、烫伤的急救治疗。

(5)其他,如急性结膜炎、衄血、蜇伤、感染性皮肤病和过敏性皮肤病等。

(二)小儿中药冷敷疗法操作步骤与要求

1. 施术前准备

(1)器具选择:治疗盘、中药汤剂(8~15℃)、敷料(或其他合适材料)、水温计、纱布、治疗巾,必要时备冰敷袋、凉性介质贴膏、屏风等。

(2)消毒

1)器具:选用一次性冰袋。

2)部位:用清洁毛巾进行擦拭,去除表面的汗液、污垢,特别是外伤或急性软组织损伤的患处表面可能附着的异物。

3)医师:医师双手用肥皂水清洗,清水冲净后用 75% 乙醇棉球擦拭。

(3)环境:治疗室内应清洁,安静,光线明亮,温度适宜,避免吹风受凉。

（4）体位：根据部位和操作方法选择易于操作、冷敷药物不易脱落、患儿舒适感强的体位以及医师便于操作的治疗体位。医师站于患儿对面。

（5）穴位：根据病情选择，穴位定位应符合 GB/T12346 的规定。

（6）术前护理

1）核对医嘱，评估患者，做好解释。

2）备齐用物，携至床旁。

3）协助患者取合理、舒适体位，暴露冷敷部位。

2. 施术方法

（1）测试药液温度，用敷料浸取药液（图 3-2-18），将敷料拧至不滴水即可，外敷患处，并及时更换（每隔 5min 重新操作一次，持续 20~30min），保持患处低温。

（2）观察患儿皮肤情况，询问有无不适感。

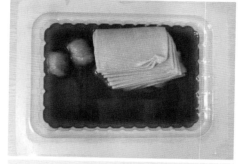

图 3-2-18　敷料浸取药液

（3）其他冷湿敷方法

1）中药冰敷：将中药散剂敷于患处，面积大于病变部位 1~2cm。敷料覆盖，将冰敷袋放置于敷料上保持低温。

2）中药酊剂凉涂法：将中药喷剂喷涂于患处，喷 2~3 遍，面积大于病变部位 1~2cm。敷料覆盖，将冰敷袋放置于敷料上保持低温。

3）中药散剂冷敷法：经中药粉揉于患处或均匀撒在有凉性物理介质的膏贴上，敷于患处，面积大于病变部位 1~2cm。保留膏贴 1h。

（4）操作完毕，清洁皮肤，协助患者取舒适体位。

3. 冷敷疗程

冷敷时间为 15~20min，一般每日 1~2 次，以 3~30 天为 1 个疗程。

4. 施术后处理

冷敷后用清洁毛巾对敷药的局部进行清洁，协助患者取舒适卧位，然后用衣物对冷敷处覆盖，注意保暖。

（三）小儿中药冷敷疗法注意事项

（1）操作过程中观察皮肤变化，特别是创伤靠近关节、皮下脂肪少的患儿，注意观察患肢末梢血运，定时询问患儿局部感受。如发现皮肤苍白、青紫，应停止冷敷。

（2）冰袋不能与皮肤直接接触。

（3）每次冷敷时间不宜过长，一般以 20min 为佳。如需长时间冷敷，必须在冷敷 20min 后，停敷 1h 左右再冷敷，以保证患处局部有所恢复。

（4）肢体的末端和血液循环较差的部位一般不使用冷敷法，以免引起循环障碍发生组织缺血缺氧。

（5）尽量不要在开放的伤口或擦伤处使用冷敷疗法；确需冷敷者，用具必须严格消毒，以防污染后引起交叉感染。

（6）注意保暖，必要时遮挡保护患者隐私。

（7）少数患者在接受冷敷技术时会出现恶心、面色苍白、出汗甚至休克等情况，这种现象称为冷过敏反应。患者一旦出现冷过敏反应，应立即停止冷敷，平卧休息，并在身体其他部位加以温热治疗。

（四）小儿中药冷敷疗法禁忌证

（1）阴寒证及皮肤感觉减退的患者不宜冷敷。

（2）皮肤破损、开放性损伤等疾病不适宜采用冷敷疗法。

（3）疮疡脓肿迅速扩散者不宜冷敷。

（4）大疱性皮肤病及表皮松懈不宜使用。

（5）表皮破溃，易感染者不宜使用。

（6）禁止在心前区附近冷敷，以避免引起冠状动脉痉挛而发生危险。

（单海军）

九、小儿耳穴疗法

耳穴疗法是指选用毫针、埋针、王不留行籽或药丸、磁珠等刺激耳穴以防治各种疾病的一种方法。（图 3-2-19）

《黄帝内经》载有相关耳穴疗法，不仅将"耳脉"发展成了手少阳三焦经，而且对耳与经脉、经别、经筋的关系都有比较详尽的记载。如《灵枢·邪气脏腑病形》记载："十二经脉，三百六十五络，其血气皆上于面而走空窍，其精阳之气上走于目而为睛，其别气走于耳而为听……。"其后，唐代孙思邈所著《备急千金要方》和《千金翼方》中也有较多运用耳廓治疗的记载，如取"耳门孔上横梁""针灸之，治马黄黄疸、寒暑疫毒等病"，灸阳维治疗"耳风聋雷鸣"等，由此载明耳中穴和阳维穴的位置、主治及施治方法。唐代中期陈藏器在《止疟方》中载有治疟疾"取蛇蜕塞两耳"。元代《卫生宝鉴》有灸"耳后青丝脉"治疗"小儿惊痫"之说。明代杨继洲编著《针灸大成》中也有耳穴的记载："耳尖二穴,在耳尖上,卷耳取尖上是穴,治眼生翳膜,用小艾炷五壮",详细阐明了耳尖的部位、取穴方法和主治,其穴名和取穴法一直沿用至今。至清代张振鋆在《小儿按摩术》(明代周于蕃编著)的基础上,校订补辑而成《厘正按摩要术》,其中名为"察耳"一卷详述了如何利用耳廓诊断疾病,并配插有耳部穴位图。自20世纪80年代以来,随着我国科学技术的发展,耳穴学科也有了较大发展,从而促进了小儿耳穴疗法的发展。

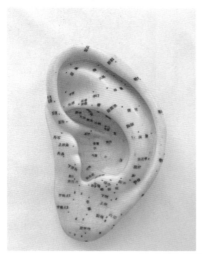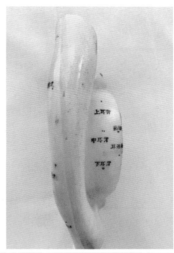

图 3-2-19　耳穴

(一) 小儿耳穴疗法适应证

小儿耳穴疗法治疗的范围涵盖了小儿的呼吸系统、消化系统、神经系统以及运动系统等多个系统的临床急、慢性疾病。有学者通过文献整理发现应用小儿耳穴疗法治疗以下疾病疗效较好:小儿遗尿、小抽动秽语综合征、小儿多动症、小儿哮喘、小儿多瞬症、小儿尿频、小儿厌食等。

(二) 小儿耳穴疗法操作步骤与要求

由于耳穴疗法多样,因被施术的对象是患儿,因此耳穴埋丸尤其是采用王不留行籽作为耳穴籽的这种无创伤、少痛苦穴位刺激方法更为临床常用。

耳穴埋丸的操作步骤及要求:

(1)常用王不留行籽(也可用急性子、莱菔子、油菜籽、六神丸、人丹等),用前洗净干燥,装于密封的瓶内,高压灭菌后备用。(图3-2-20)

(2)探查耳穴,明确治疗穴位,找准敏感点。

（3）用 75% 的乙醇棉球消毒耳廓。

（4）把王不留行籽贴在 6mm×6mm 方块胶布的中央，然后用镊子夹胶布的边取胶布，贴在已消毒的选好的耳穴上。（图 3-2-21）

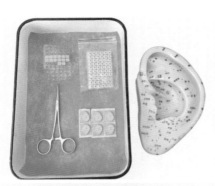

图 3-2-20 耳穴埋丸工具

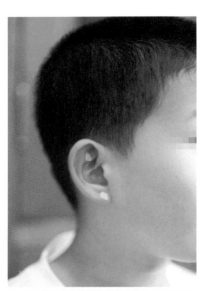

图 3-2-21 耳穴埋丸

（5）敷贴耳穴后要逐渐在敷贴物上施加压力，根据患儿体质和疾病的虚实情况，选择刺激程度。

（6）每次贴压时间为 5~7 天，每次用 1 侧耳穴，两耳交替使用，5 次为 1 个疗程，疗程间休息 2~3 天，嘱敷贴期间每日自行按压 2~3 次。

（三）小儿耳穴疗法注意事项

1. 防止胶布潮湿和皮肤感染。

2. 耳廓有外伤、炎症不宜敷贴。

3. 对胶布过敏者可改为其他耳穴治法。

4. 夏季因多汗，敷贴时间不宜过长。

5. 临床常应用耳穴结合其他疗法一起使用。

（闫永彬）

十、小儿放血疗法

放血疗法千年载册，落于医疗实践，为医家临床所习用，有疗效迅速、无副作用之特点。放血疗法根据经络学和针刺原理,选用合适针具刺破特定穴位,根据病情掌握放血的量和时间,有疏通经络、调理气血、扶正祛邪等功效。

早在《黄帝内经》就有关于放血疗法的记载,如"刺络者,刺小络之血脉也""菀陈则除之者,出恶血也",明确提出刺络放血,可治诸病证。相传扁鹊在百会穴放血治愈虢太子"尸厥",华佗用针刺放血疗法诊治曹操的"头风症"。唐宋时期,放血疗法已成为中医治疗大法之一,流传至今。

（一）小儿放血疗法适应证

小儿放血疗法适用于小儿高热惊厥、胃肠痉挛、带状疱疹、蛇和蜈蚣等毒虫蜇咬伤、痔疮、瘢痕、红眼病（暴发火眼）、跌打损伤、化脓性扁桃体炎（乳蛾）、病毒性肺炎（风温、温病）、疱疹性咽峡炎（喉痹）等实症者。

（二）小儿放血疗法操作步骤

1. 施术前准备

（1）针具选择：根据患儿年龄大小、手指粗细、病情病种需要,选择一次性的三棱针（3 号）、梅花针、毫针、注射针、采血针等。（图 3-2-22）

（2）消毒

针具：选用一次性三棱针、梅花针、毫针、注射针、采血针等。

部位：用 75% 乙醇或 0.5%~1% 聚维酮碘棉球（签）在选定穴位由周围向针刺点消毒 3 遍。

医师：双手用肥皂或洗手液清洗,清水冲净后,用 75% 乙醇棉球拭净,戴一次性手套。（图 3-2-23）

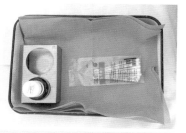

图 3-2-22　放血疗法术前准备

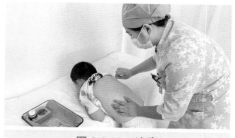

图 3-2-23　消毒

（3）环境：治疗室内应清静,光线温度适宜,避免着凉。

（4）体位：医师选择患儿舒适、便于操作的治疗体位。患儿坐在家长腿上,固定患儿身体及手臂。医师位于患儿易操作一侧。

（5）穴位：可选择十宣、少商、四缝、十端或阿是穴,根据病情选择单侧或双侧。穴位定位应符合 GB/T12346 的规定。

(6) 术前护理：备齐器具至患儿床边。对大龄患儿做好心理疏导，说明治疗的意义和注意事项，予以精神安慰与鼓励，消除紧张恐惧感，使患儿及家长能积极主动配合操作。对年龄小不予合作者，施术前由家长协助，固定患儿于合适体位，一般采取坐位或半卧位。

2. **施术方法**　令患儿伸手，仰掌，从大拇指开始，余指固定。食、中、无名指、小指顺序进行，阿是穴由远而近进行操作。医师左手拇指横压患儿手指端及阿是穴附近，其余四指稍用力托患儿指背；右手持针，对准目标部位，迅速刺入 0.2~0.5mm 后退针，用手挤出血液及液体 10~20 滴，（如遇毒虫蜇咬伤，可用梅花针叩出毒液，如部位适合，也可用火罐拔净余液）用干棉球（签）拭净后再消毒 3 次。

3. **放血疗程**　发热、肾厥病、毒虫蜇咬伤等急症，经一次治疗即可痊愈。带状疱疹（蛇串疮）早期，加拔罐治疗可做到一次痊愈。特殊病种可分次进行。

4. **施术后处理**　施术后，用消毒棉签拭干局部，并用无菌棉球按压 2min。若仍有出血，应适当延长按压时间。

5. **放血疗法注意事项**　严格消毒，防止感染。（图 3-2-24）

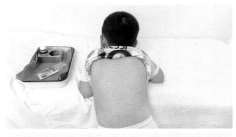

图 3-2-24　施术后处理

(三) 小儿放血疗法禁忌证

放血疗法需严格掌握禁忌和针刺要领。体弱贫血、凝血机制不良、晕针、晕血、饥饿疲劳、大汗大泻者，仍应避之。

（徐化明）

十一、小儿脐疗法

小儿脐疗是将药物填、敷、贴、灸、熨、熏、洗、蒸于儿童脐部，达到防治疾病的一种外治疗法。

春秋战国时期《五十二病方》记载用药物敷脐、涂脐、灸脐等方法。《素问·气穴论》中有"脐一穴,胸俞十二穴,背俞二穴……"《难经》记脐下肾间动气:"五脏六腑之本,十二经脉之根,呼吸之门,三焦之原""主通行三气,经历于五脏六腑"。这对后世脐疗的发展奠定了理论基础。历代医家均有对脐疗法的记载。东汉张仲景《金匮要略》中有一方用屈草溺脐治疗中暑,晋葛洪《肘后备急方》:"灸脐上十四壮,名太仓,可治卒得霍乱腹痛";"以盐纳脐中,灸百壮,治霍乱卒死"。唐代孙思邈《备急千金要方》:"治虚寒腹痛,上吐、下泻,以吴茱萸纳脐,帛布封之。"宋代《圣济总录》中记载甘草散,"治小儿脐风汁出:甘草(炙,锉)、蟾蜍(炙焦)各一分。上二味,捣罗为散,掺敷脐中……"。到明清时期脐疗法已相当完备,《理瀹骈文》中载贴脐、填脐、纳脐、涂脐、敷脐、掺脐、灸脐等,并且对脐疗法的作用机制、药物选择、赋形基质、用法用量、操作方法、注意事项以及辨证施治方面都从理论上做出了系统的阐述。《理瀹骈文》标志着脐疗法从探索、实践中走向了成熟。

(一)小儿脐疗法适应证

小儿脐疗法可用于治疗新生儿脐风、新生儿黄疸、新生儿脐疮、脐突、厌食、腹痛、腹泻、便秘、口疮、遗尿、夜啼等疾病。

(二)小儿脐疗法操作步骤与要求

1. 脐疗剂型(图 3-2-25)

丸剂:把药物研细末后,依法(水、蜜、药汁等)制成圆球形大小不一的药丸。

散剂:药物研制成的细末。

糊剂:把药物研细末后用适当的溶剂(酒、鸡蛋清、姜汁等)调成糊状。

饼剂:把药物研细末后用适当的溶剂调成饼状,或将药物研末后加入一些鲜药捣在一起制成药饼。

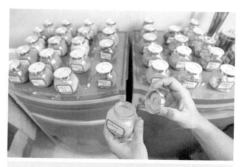

图 3-2-25 脐疗剂型

膏剂:将药物研成细末加入香油、黄丹等炼成,用时需烘热烊化。

2. 脐疗方法

填法:将药物填于脐内。

敷法:把新鲜的植物药捣烂,或用干的药物研末,调和后敷于脐部,定时换药。

贴法：把膏药贴在脐部。

灸法：利用某些药物（如艾叶等）的燃烧，火热熏灼脐部。（图 3-2-26）

熨法：药末炒热后用布包裹熨脐部。

熏法：利用药物燃烧时产生的热气或药物煮沸后产生的蒸汽熏脐。

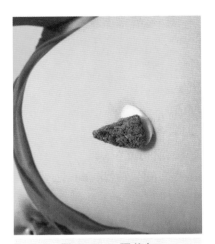

图 3-2-26 隔姜灸

罨包法：将药物放脐上，加以包扎，称为罨包法。其中将药粉干撒脐部叫干罨，将药水浸泡纱布上，趁温热敷脐部，叫湿罨。

涂法：用药汁、药膏、食用油和药物调和，涂于脐部，外用纱布、胶布固定。

药汁滴脐法：药煎取汁滴入脐内。

（三）小儿脐疗法注意事项

（1）脐疗前用 75% 乙醇消毒。

（2）若用刺激性较强的药物脐疗时，需用凡士林涂抹脐部，以免药物刺激。

（3）在用熨法、熏法、药汁滴脐法时将药物放温后再用，不可趁热放于脐上，以防烫伤。

（4）应用脐疗前注意询问患儿过敏史，如使用过程中出现疼痛、过敏需立即移除脐部药物。

（5）注意贴脐、敷脐和罨包法的换药时间，避免长时间敷贴破坏脐部皮肤。

（崔 霞 赵 颖）

十二、小儿中药淋洗疗法

淋洗法又称淋射法，是用药物煎成汤汁不断喷洒患儿患处的一种治法。本法是利用喷射药物的刺激和冲洗作用，可使局部经络疏通、气血通畅，具有疏通经络、散瘀止痛等作用。

（一）小儿中药淋洗疗法适应证

小儿中药淋洗疗法常用于脱肛、湿性湿疹、外阴瘙痒（阴痒）等疾病的治疗。

（二）小儿中药淋洗疗法操作步骤与要求

1. 操作前准备

（1）清洗：简单用清水迅速漂洗一下中草药，切勿浸泡冲洗，以防止易溶于水的有效药物成分大量丢失,从而影响中药疗效。

(2)器具:首选砂锅。不推荐使用铝锅器具煎药。

(3)浸泡:浸泡中药饮片可使有效成分充分溶出,又可缩短煎煮时间。将药物放入药锅内,加常温水,浸泡60min左右,加水量以轻压药材时水高出药平面约2cm为宜。冬季可适当延长浸泡时间,夏季浸泡时间可适当缩短,以防止药物变质。

(4)煎煮:一般煎煮2次。因为煎煮次数太少,提取不完全,药材损失较大。煎煮用水必须洁净澄清,加入水的量以轻压药材时水高出药平面约2cm为宜。一般先用急火煮沸,煮沸后再计算煎煮的时间。头煎需要20~30min,将煮好的药液趁热滤出;二煎时间为10~20min,并趁热滤出。

2. 操作方法

(1)将两次煎好的药液利用中药残渣滤网过滤,装入淋洗喷壶内。

(2)待药液温度冷却到40℃左右时方可进行淋洗操作。

(3)根据患儿病情需要,协助患儿在儿童淋洗床上取不同体位,调整安全保护带,充分暴露治疗部位。

(4)根据治疗部位的不同,取出淋洗床填充垫,取出后在其形成的淋洗床空洞下面放置药液储纳皿,以接受淋洗后的药液。

(5)将装有温度为40℃左右药液的淋洗喷头对准治疗部位,使药液缓缓淋射在治疗部位上,要观察患儿反应,并调整药液温度。温度适宜后,不断地将药液淋洗治疗部位。(图3-2-27、图3-2-28)

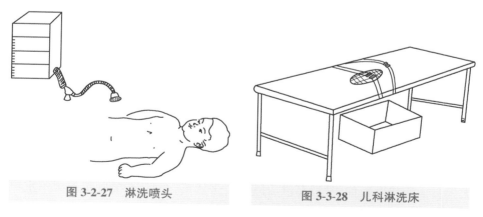

图 3-2-27 淋洗喷头   图 3-3-28 儿科淋洗床

(6)小儿因皮肤娇嫩,故每次淋洗时间较短,5~8min即可。

(7)淋洗结束后,清洁局部皮肤,并用无菌纱布擦干,协助家属给患儿整理衣物。

(8)淋洗过程中应注意保护患儿隐私。

3. 淋洗技术疗程 每日可淋洗治疗 2~3 次,7 天为 1 个疗程。

4. 操作后处理 淋洗结束后,利用无菌纱布清洁局部皮肤、擦干。

（三）小儿中药淋洗疗法注意事项

(1)淋洗时,药液量之大小,淋洗时间之长短,可依具体病证而定。

(2)若用于皮肤疾病或有溃口,中药药水则不能重复使用,应另煎药液。

(3)淋洗时,应注意保暖,治疗完毕,用无菌的毛巾擦干局部皮肤。

(4)淋洗操作过程中应在头面与胸之间使用遮挡屏,以防止药液飞溅患儿的眼睛或口、鼻、耳腔。

(5)夏季药液搁置时间不能过长,以免变质,尽量用新鲜之药液淋洗。

(6)如果淋洗中使用的药物引起了皮肤过敏,应该立即停止药浴。

(7)淋洗时要有人护理患儿,避免烫伤、着凉等。

（四）小儿中药淋洗疗法禁忌证

(1)大汗、饥饿、过饱的患儿不宜。

(2)有急性传染性疾病、恶性肿瘤、严重心脏病、重症高血压、呼吸困难等严重内科疾病及有出血倾向的患儿不宜。

(3)有大范围感染性病灶并已化脓破溃的患儿不宜。

(4)对药物过敏的患儿不宜。

(5)体质偏弱的患儿不宜。

（张 雯）

十三、小儿中药热熨疗法

小儿中药热熨疗法是将中药加热至适当的温度后热敷患儿患处,借助温热之力,将药性由表达里,通过皮毛腠理,循经运行,内达脏腑,具有疏通经络、畅通气机、温中散寒、祛风除湿、镇痛消肿、调整脏腑阴阳等作用。

《五十二病方》中就有熨疗的记载。《黄帝内经》也有"病生于筋,治之以熨引"的论述,并载有药熨方专治寒痹。相传古代名医扁鹊巧用熨法救治虢国太子厥。历代医家如华佗、葛洪、孙思邈、张从正、李时珍、吴师机等无不重视之,尤其是吴师机的《理瀹骈文》,发展了熨法理论并以此通治全身各种病证,影响深远。

（一）小儿中药热熨疗法适应证

本方法适用于功能性腹痛、腹泻病、消化道功能紊乱等疾病。

1. 功能性腹痛（腹痛）

（1）感受寒邪证

症状：腹痛急剧，遇寒加重，得温痛减，喜热饮，腹部有寒凉感。

方药：乌药 15g、香附 30g、干姜 30g、紫苏 30g、陈皮 30g、藿香 30g、桂枝 20g、白芷 30g、吴茱萸 30g 等。

（2）乳食积滞证

症状：脘腹胀满，疼痛拒按，吐酸水或口臭，手足心热，吐泻后痛减，大便酸臭。

方药：苍术 30g、厚朴 30g、枳壳 30g、陈皮 30g、香附 30g、山楂 30g、神曲 30g、麦芽 30g、砂仁 20g、槟榔 30g、炒莱菔子 30g 等。

（3）脾胃虚寒证

症状：腹痛隐隐，时作时止，缠绵日久，腹部柔软，喜温喜按，面色㿠白，食欲差，精神疲倦，大便稀，伴有不消化食物，手足多冷而怕凉。

方药：桂枝 30g、甘草 30g、白芍 30g、红糖 60g、生姜 15g、党参 30g、白术 30g、干姜 30g、石菖蒲 30g、吴茱萸 30g、砂仁 20g 等。

2. 腹泻病（泄泻）

（1）内伤饮食证

症状：泻下粪便腐臭或酸臭，伴有不消化食物，脘腹胀痛，泻后痛减，呕吐酸水。

方药：山楂 30g、神曲 30g、炒莱菔子 30g、炙鸡内金 30g、木香 30g、陈皮 30g、法半夏 20g、茯苓 30g、连翘 30g、藿香 30g、生姜 30g、枳实 30g、白术 30g 等。

（2）感受寒湿证

症状：大便清稀，甚如水样，肠鸣腹痛，或伴发热，形寒肢冷，无汗。

方药：陈皮 30g、厚朴 30g、苍术 30g、甘草 30g、桂枝 30g、猪苓 30g、茯苓 30g、泽泻 30g、白术 30g、草豆蔻 30g、木香 30g、元胡 30g 等。

（3）脾胃虚弱证

症状：大便稀薄，伴不消化食物，反复发作，食后即泻，面色萎黄。

方药：藿香 30g、木香 30g、葛根 30g、党参 30g、白术 30g、茯苓 30g、甘草 30g、砂仁 20g、肉豆蔻 30g、怀山药 30g、莲子肉 20g 等。

3. 消化道功能紊乱

（1）乳食内积证

症状：不欲吮乳或不思乳食，口中有乳酸味，甚则呕出乳片或食物残渣，哭吵不安，便秘或大便伴不化乳食，有酸味，矢气频作，腹痛拒按，夜寐不安，或伴发热。

方药：香附 30g、神曲 30g、麦芽 30g、陈皮 20g、砂仁 20g、炙甘草 30g、木香 30g、枳实 30g、槟榔 20g、炒莱菔子 30g 等。

（2）脾胃虚弱证：

症状：神倦乏力，面色萎黄，腹痛喜按，大便稀薄或夹有不消化食物。

方药：党参 30g、白术 30g、茯苓 20g、甘草 20g、木香 30g、神曲 30g、枳实 30g、陈皮 30g、砂仁 20g、麦芽 30g、山楂 30g、怀山药 30g、肉豆蔻 30g、元胡 30g 等。

（二）小儿中药热熨疗法操作步骤与要求

1. 操作前准备 自制无纺布药袋（规格 20cm×30cm）（图 3-2-29）、自制无纺布袋（规格 25cm×40cm）、加热用恒温箱（图 3-2-30）。

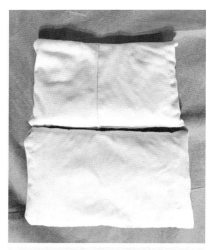

图 3-2-29 自制无纺布药袋

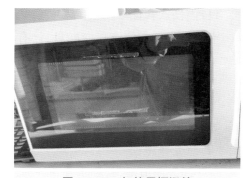

图 3-2-30 加热用恒温箱

2. 操作方法

（1）将事先调配好的中草药研成粗粉和匀，取药粉 200g 装入自制无纺布药袋（规格 20cm×30cm）并封口，制成药材封包（图 3-2-31）。

（2）将药物封包放入恒温箱中加热至 45~50℃。

（3）治疗时取出加热后的药物封包装入自制无纺布袋（规格 25cm×40cm）

内,放置于患儿治疗部位进行热熨敷治疗。(图3-2-32)

(4)每次熨敷15~20min,每天2次。3~5天更换一个药袋。

(5)治疗完毕后将药物封包回收,外套无纺布袋交患儿家属保管,并可自行清洗,下次治疗时再用。

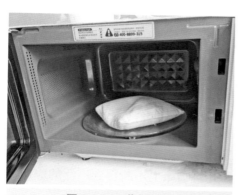

图3-2-31 药材封包

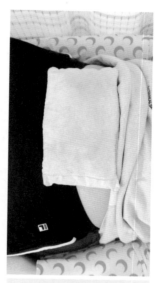

图3-2-32 熨敷

3. **疗程** 每次熨敷15~20min,每天2次。3~5天更换一个药袋。

4. **操作后处理** 中药热熨结束后,嘱患儿多饮水。

(三)小儿中药热熨疗法注意事项

(1)进行热熨敷时,多采取平卧位,务求患儿感到舒适并配合治疗。

(2)热熨敷时,注意药物封包的温度不宜过高,应用手背试温,感觉舒适耐受为度,避免发生烫伤。同时注意观察患儿有无烦躁哭闹,热熨敷局部皮肤有无潮红、起疱等反应。如患儿烦躁哭闹则要检查药物封包温度是否过高,或出现不耐受的情况,若患儿不耐受立即中止热熨治疗。

(3)患儿热熨敷过程中或热敷后若局部出现红肿、红疹、水疱、瘙痒等现象,应立即停止治疗,及时对症处理。

(4)热熨敷后切勿在熨敷局部使用手法治疗,避免引起皮肤破损。

(四)小儿中药热熨疗法禁忌证

(1)对中药过敏及局部皮肤有创伤、溃疡、感染或有较严重的皮肤病者禁用。

(2)热性病、高热、神昏、谵语及有出血性疾病者,如血小板减少性紫癜、再生障碍性贫血、血友病、过敏性紫癜等禁用。

(3)6个月以下的患儿及颜面五官部位慎用。

(4)有恶性肿瘤、结核病或其他传染病及感觉障碍者慎用。

(张 雯)

十四、小儿中药离子导入疗法

小儿中药离子导入法是通过直流电将中药离子经皮肤或黏膜引入患儿病变部位从而发挥作用的治疗方法。其作用机制是利用直流电电场内同性电荷相斥、异性电荷相吸原理,结合儿童皮肤对药物的透皮吸收性较成年人更好的特点,将药物导入病变部位而起治疗作用。

宋代《太平惠民和剂局方》载有可用于局部治疗或透皮吸收的膏药。清代名医徐灵胎曾谓"用膏贴之,闭塞其气,使药性从毛孔而入其腠理,通经贯络,或提而出之,或攻而散之,较之服药尤有力,此至妙之法也"。

(一)小儿中药离子导入疗法适应证

小儿中药离子导入疗法近年来在儿科临床上不断得到广泛的应用,可用于治疗肺炎、咳嗽、功能性消化不良、腹痛等。

(二)小儿中药离子导入疗法操作步骤与要求

1. 操作前准备

(1)所需物品:中药离子导入仪(图3-2-33)、一次性电极片、中药药液(清洗、浸泡、煎煮等)。

(2)药液准备

1)腹痛

感受寒邪证:症见腹痛急剧,遇寒加重,得温痛减,喜热饮,腹部有寒凉感。药用乌药15g、香附30g、干姜30g、紫苏30g、陈皮30g、藿香30g、桂枝20g、白芷30g、吴茱萸30g等。

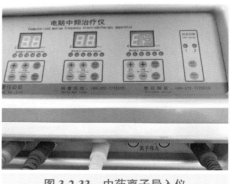

图3-2-33 中药离子导入仪

脾胃虚寒证:症见腹痛隐隐,时作时止,缠绵日久,腹部柔软,喜温喜按,面色㿠白,食欲差,精神疲倦,大便稀,伴有不消化食物,手足多冷而怕凉。药用桂枝 30g、甘草 30g、白芍 30g、红糖 60g、生姜 15g、党参 30g、白术 30g、干姜 30g、石菖蒲 30g、吴茱萸 30g、砂仁 20g 等。

2）肺炎喘嗽

风热闭肺证：初起证候稍轻，发热恶风，咳嗽气急，痰多，痰稠黏或黄，口渴咽红，舌红，苔薄白或黄，脉浮数。重证则见高热烦躁，咳嗽微喘，气急鼻煽，喉中痰鸣，面色红赤，便干尿黄，舌红苔黄，脉滑数，指纹紫滞。药用蜜麻黄 8g、杏仁 8g、生石膏 15g、金银花 10g、连翘 12g、薄荷 10g、桔梗 15g、前胡 12g、桑叶 10g 等。

痰湿阻肺证：症见咳嗽重浊，痰多壅盛，色白而稀，喉间痰声辘辘，胸闷纳呆，神乏困倦，舌红，苔白腻，脉滑。药用炙麻黄 10g、杏仁 8g、白前 10g、陈皮 15g、半夏 6g、茯苓 15g、甘草 5g、苍术 10g、厚朴 10g、枇杷叶 15g 等。

（3）机器准备：①将治疗机接通电源，检查机器各指示灯光是否正常，电位器旋钮有无松动，治疗输出导线有无扭曲、破损，夹子是否裸露、松动或缺损，插头有无松动，电极板是否平整、完好；②如指示灯闪烁、或明或暗、甚至不亮，导线、插头、夹子破损裸露应及时更换，治疗输出导线扭曲要理直，电极板不平要拍平才能使用，破损较重不能再用；③治疗输出导线太脏时，要及时擦干净，隔水布发硬、破损要及时更换，电极板破损、变小不要再用。

2. 基本操作方法

（1）患儿安置在合适的治疗位置，充分暴露治疗部位。将中药浓煎剂以棉纱垫浸渗后置于电极片，敷贴于相应穴位。连接治疗输出导线。

（2）打开机器的电源开关，设置好治疗通道的时间，检查好治疗通道的电位器是否回零，按下确认键，治疗通道的电流即接通，慢慢调节电位器旋钮至患儿能耐受为止，对初次治疗者电流不要开得太大。

（3）在患儿治疗期间，要定期巡查，及时给患儿调整治疗电流，询问患儿在治疗中的感觉，特别是对初次治疗者更要密切观察，防止意外情况发生。

（4）机器报鸣后，治疗电流自动切断。

（5）取下电极片以及输出导线。检查治疗部位皮肤有无烫伤，如有破损要及时报告、处理，轻者涂擦聚维酮碘等消毒药液，重者要进行包扎处理。

（6）将治疗输出导线理顺，放在合适的位置，以免影响患儿的活动。

（7）要关掉电源开关，拔出电源插头。

3. 疗程　每次治疗时间 20min，每天 1 次，3~7 天为 1 个疗程。

4. 疗后观察　治疗结束后电极片可以再敷贴一段时间，待温度下降后再揭去电极片。注意观察穴位表面皮肤有无红肿、瘙痒等情况。

（三）小儿离子导入疗法注意事项

1. 治疗前去除患儿治疗范围内的金属制品，以防灼伤。

2. 如果导入过程中导入的药物引起了皮肤过敏，应该立即停止。

3. 治疗过程中需要有人陪护患儿，避免烫伤、着凉。尽量避免来回走动等。

（四）小儿离子导入疗法禁忌证

1. 禁用于高热、急性湿疹、出血倾向、心力衰竭、恶性肿瘤、昏迷患者以及对直流电过敏者、局部金属异物者。

2. 慎用于皮肤感觉障碍、血液循环障碍者。

（张　雯）

十五、小儿刺四缝疗法

四缝穴为经外奇穴，位于手掌掌面第二至第四手指中节横纹中点处，为手三阴经所过之处，具有清热除烦，通调百脉的作用。

《奇效良方》明确载有针刺四缝穴："四缝四穴，在手指内中节。是穴用三棱针出血，治小儿猢狲劳等症。"后世对四缝穴位置多有见解，1990年颁布中华人民共和国国家标准GB12346—90《经穴部位》对四缝穴明确定位。

（一）小儿刺四缝疗法适应证

古籍文献均记载刺四缝治疗小儿猢狲劳即小儿疳积。现代将其运用在多种疾病，如小儿便秘、肠系膜淋巴结炎、疱疹性咽峡炎、鹅口疮、哮喘、百日咳等。

（二）小儿刺四缝疗法操作步骤与要求

1. **操作方法**　患儿采取舒适的体位，一般年龄较小者可由家属环抱，使其双手掌面向上伸平。施术者双手戴上无菌手套，用75%乙醇或0.5%~1%聚维酮碘的棉球在患儿四缝穴消毒3遍。根据患儿年龄大小、手指粗细、病情需要，选择不同规格的三棱针，通常选用小号三棱针。（图3-2-34）

刺四缝时注意避开血管，快速点刺，深度为0.5~3mm。操作时还需注意固定好患儿手指，避免针刺过程中划伤皮肤。针刺结束后，施术者用拇食指适力挤压四缝穴，使黄色黏液流出，并用干棉球擦拭。完成后用聚维酮碘消毒并脱碘。如有出血需使用无菌棉签按压2min。（图3-2-35）

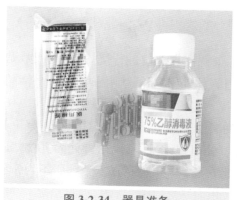

图 3-2-34 器具准备

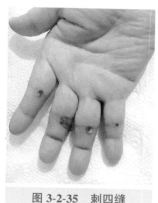

图 3-2-35 刺四缝

2. 刺四缝疗程

（1）>1 岁，≤3 岁患儿：每周刺四缝 1 次，4 次为 1 个疗程。可双侧交替治疗。

（2）>3 岁，≤7 岁患儿：每周刺四缝 2 次，4~6 次为 1 个疗程。宜双侧同时治疗。

（3）>7 岁患儿：可隔日 1 次或每日 1 次，6~8 次为 1 个疗程。宜双侧同时治疗。

（三）小儿刺四缝疗法注意事项

（1）严格消毒，防止感染。

（2）患儿精神紧张、大汗、饥饿时不宜针刺。

（3）患儿四缝穴部位若有破溃、感染则不宜针刺。

（4）严密观察患儿表情，避免患儿过度哭闹而憋气，适当轻拍患儿背部。患儿情绪激动时应停止治疗谨防晕厥。

（5）点刺时手法宜轻、快、准，不可用力过猛，防止刺入过深损伤手指功能。

（6）医师避免接触患儿所出血液。

（7）治疗室内应清洁，安静，光线明亮，温度适宜，避免患儿吹风受凉。

（四）小儿刺四缝疗法禁忌证

（1）凝血机制障碍的患儿禁用。

（2）四缝穴处若有血管瘤、不明原因的肿块禁用。

（3）1 岁以下患儿慎用。

（赵 颖）

十六、小儿灸法

小儿灸法是利用易燃的药物在患儿体表部位进行烧灼、温熨或敷贴。灸法借助药物的功效及火的热性,通过人体经络穴位达到温通气血、平衡阴阳的作用。

《黄帝内经》是我国现存最早的医学理论专著。《素问·异法方宜论》:"北方者,天地所闭藏之域也,其地高陵居,风寒冰冽,其民乐野处而乳食,脏寒生满病,其治宜灸焫,故灸焫者,亦从北方来。"《灵枢·官能》:"针所不为,灸之所宜;上气不足,推而扬之,下气不足,积而从之,阴阳皆虚,火自当之。"可见灸法在春秋战国时期已相当盛行。三国时期的灸疗专著《曹氏灸经》现已亡佚。西晋皇甫谧的《针灸甲乙经》中详细记载了禁灸穴位。晋代葛洪《肘后备急方》记载当时艾灸已经可以治疗多种传染性疾病,如霍乱吐泻的灸疗方法。

唐宋时期有多部灸疗专著,如《新集备急灸经》详载多种疾病的灸疗方法,其中就有记录眼病取耳穴,"治疗眼赤兼疮翳生,并风赤,针灸两耳尖上阴会穴"。《灸经图》中详载穴位百余个,大多数穴位分布在头面及四肢,其特点是不循经络,只标明穴点、主治及方法,穴位多安全易找、简便易懂。《灸膏肓腧穴法》专门介绍了膏肓穴的主治、部位及宋时不同流派的取穴法并附有插图。另有《黄帝明堂灸经》,内容包括灸疗的适宜用法、用度,提出不宜灸的各项情况并著成口诀。唐代孙思邈《备急千金要方》《千金翼方》中更进一步地对灸量、灸法、灸具改良创新,如灸法包括隔姜灸、隔蒜灸、隔豆豉灸、隔黄蜡灸、隔盐灸、隔黄土灸等。

清代灸疗专著多是对前人经验总结,其中《神灸经纶》对灸法基本知识,经脉循行、主病、腧穴定位和灸疗方法均全面概述,其体系完备,内容翔实,是灸疗发展史上一部重要著作。

(一)小儿灸法适应证

灸法适用于虚性、寒性、实性、热性等多种疾病。儿科常用于治疗感冒、咳嗽、呕吐、厌食、腹痛、泄泻、遗尿、惊风、荨麻疹、鼻炎、近视等疾病。

(二)小儿灸法操作步骤与要求

1. 艾灸法

(1)艾炷灸:艾炷灸的操作分为点穴、置炷和燃烧三个步骤。

点穴:施术前找准穴位并适当标记即为点穴。根据患者病情及患者体质选择合适的体位,灸治部位宜放平并充分暴露穴位,这样可避免艾炷倾斜,防止艾炷掉落烫坏皮肤,也可使施术部位受热均匀,热力深透皮肤。

置炷:将艾炷放置在施灸部位,可以用少许蒜汁涂抹艾炷底部使艾炷粘住避免倾倒。

燃烧:用线香将艾炷点燃,根据病情不同选择合适壮数。《备急千金要方》:"凡初生小儿七日以上,周年以还不过七壮,炷如雀屎大。"

艾炷灸根据操作方式不同分直接灸(图3-2-36)和间接灸(图3-2-37)。

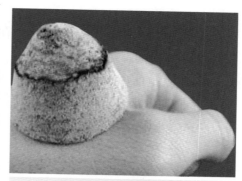

图 3-2-36 直接灸

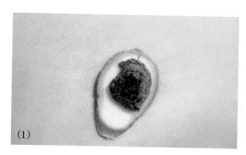

(1)

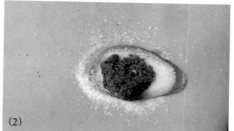

(2)

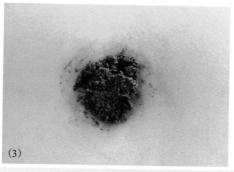

(3)

图 3-2-37 间接灸
(1)隔姜灸;(2)隔盐灸;(3)隔药饼灸

直接灸:直接灸又叫着肤灸、明灸,是将灸炷直接放置在皮肤穴位上施灸,按其对皮肤刺激程度的不同,又分为瘢痕灸、非瘢痕灸两种(另有发泡灸)。

瘢痕灸:将艾炷直接放在施灸部位上灸,局部组织经烫伤后化脓、结痂,痂块脱落后留有瘢痕称为瘢痕灸。古人强调灸出"灸花"。灸花的出现意味着病

邪外出，所患即瘥。瘢痕灸多用于哮喘、瘰疬、慢性胃肠病等症。小儿多 1~3
状即可。

非瘢痕灸：艾炷不能燃尽，患者稍有烫感后用镊子将艾炷取下换新的艾炷
点燃再灸，灸至局部皮肤微微发红温热为度。

间接灸：间接灸又称隔物灸、间隔灸，是利用其他物质将艾灸和皮肤间隔
开来。隔物的形式很多，既可单一制成也可以研成组方使用。这样一来，隔物
本身既可以通透艾的温热效应，防止烫伤又可以发挥隔物本身的药物属性。

隔盐灸：隔盐灸是用食盐作隔垫物而施灸的一种灸法，只用于脐窝部。将
纯净干燥的食盐填平脐孔，再放上姜片和艾炷施灸。姜片的作用是防止食盐
受热后爆起烫伤。也可以用大艾炷直接放在炒制后的食盐上施灸。当患者稍
感灼热，即更换艾炷，一般可灸 3~9 壮。此法有回阳、救逆、固脱的作用。适用
于急性腹痛、吐泻、痢疾、脱证等。

隔姜灸：隔姜灸是用姜片作隔垫物而施灸的一种灸法。将鲜生姜切成厚
约 0.3~0.5cm 的薄片，在中心处用针穿刺数孔，以便热力传导。将姜片置于穴
位上，再将艾炷置于姜片上，点燃施灸。灸治患者感觉肌肤温热，待局部皮肤
湿润潮红为度。一次施灸 3~7 壮。此法适用于一切虚寒证，尤其对呕吐、泄
泻、腹痛等有较好的疗效，能起到解表散寒、温中止呕、补肾止泻的作用。

隔蒜灸：隔蒜灸是用蒜作隔垫物而施灸的一种灸法。将新鲜的独头紫皮
大蒜切成 0.1~0.3cm 厚的薄片，或将大蒜捣成泥状制成薄饼，置于穴位或患
处的顶端，在蒜泥上点燃艾炷施灸。每穴 1 次，需灸足 5~7 壮，以灸处泛红为
度，每日或隔日 1 次。此法多用于治疗慢性肿疡、疮、痈、肺痨、腹中积块、类风
湿关节炎等，能增强机体的抗病能力，起到消肿拔毒、消肿发散、活血化瘀的
作用。

隔药饼灸：隔药饼灸是用药饼作隔垫物施灸的一种灸治疗法，分有附子饼
灸、豆豉饼灸、葶苈饼灸、巴豆饼灸、香附饼灸等。其中最常用的是附子饼灸和
豆豉饼灸。附子辛温大热，有温肾壮阳、祛腐生肌的作用，故适宜治疗各种阳
虚病证，如痈疽初起、疮疡久溃不愈等；豉饼灸对痈疽发热、顽疮、恶疮肿硬不
溃或溃后久不收敛、疮色暗者最为有效，有散泻毒邪的作用。

(2)艾条灸和药艾条灸：艾条灸又称艾卷灸，是将艾条点燃后在施灸部位
进行熏灸的方法。(图 3-2-38)药艾条灸是将药艾条点燃后，垫上纸或布趁热按
到穴位上。这种方法见于明代朱权著《寿域神方》。药艾条因艾加入不同的药
物而异，有雷火神针、太乙神针、百发神针等。

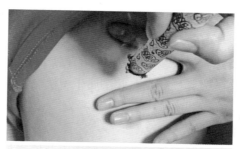

图 3-2-38　艾条灸

温和灸：温和灸是由施术者一手持艾条,将燃着的一端靠近穴位熏灼,另一手的食指与其余三指分开放在穴位两侧,以便感觉受热程度,随即灵活调整施灸距离和灸治时间,以患者有温热舒适为度。此法能温通经脉、散寒去邪,用于灸治慢性疾病。

雀啄灸：雀啄灸是将艾条燃烧的一端对准穴位,施术者手持艾条上下摆动犹如鸟雀啄米一般,一起一落。此法热力较强应避免灼坏皮肤,多用于治疗急性病。

回旋灸：回旋灸又称熨热灸。将点燃的艾条悬于施灸的部位上,平行往复回旋移动,使皮肤有温热感而不使患者灼痛。此法多用于风寒湿痹及广泛性皮肤病。

雷火神针：雷火神针是将艾绒和其他药物共成一方卷成长圆柱形,点燃后在穴位上按灸或熏烫。《针灸大成》记载雷火神针药物组方：艾绒 60g,沉香、木香、乳香、茵陈、羌活、干姜、穿山甲(目前使用替代品)各 9g,麝香少许,共研细末,和匀。取绵皮纸 1 张,宽约 30cm,摊平,艾绒 24g,平铺在纸上,取药末 6g,均匀铺在艾绒上,卷紧,用鸡蛋清涂抹,再糊上绵皮纸一层,两头留空约 3cm,外面在用 6~7 层桑皮纸糊上捻紧,阴干勿令泄气。用时点燃药条一端,在施灸的穴位上覆盖 10 层棉纸或 5~7 层棉布,将艾火隔着纸或布紧按在穴位上,使温热之药气透入穴位深部。如患者感觉过烫,可将艾条稍提起,待热减再灸,如此反复,每穴按灸 10 次。多用于风寒湿痹、痿证、腹痛、泄泻。

太乙神针：太乙神针是在雷火针的基础上改变药物处方而成。清代范培兰所传太乙神针,其药物组方为：艾绒 90g,硫黄 6g,麝香、乳香、没药、松香、桂枝、杜仲、枳壳、皂角刺、细辛、川芎、独活、穿山甲(现用替代品)、雄黄、白芷、全蝎各 3g。制作方法和使用方法和雷火神针一致,用于消散瘀血、再生新血、祛除寒邪、缓解病痛。

（3）温针灸：温针灸是将枣核状艾绒团或 1~2cm 小艾炷套在针柄上燃烧，使艾炷的热力通过针身传到穴位上。

（4）灸器灸：灸器的样式很多，大多底部均有数十小孔，内里有一到多个不等的小筒用来装置艾条或其他药物。此法属于熨法的一种，容易被儿童接受，因此儿科运用更广。

2. 其他药物灸法

（1）蒜泥灸：蒜泥灸属天灸的一种。将紫皮大蒜捣烂如泥，敷贴在穴位上，敷灸 1~3h，以局部皮肤发痒或起泡为度。敷合谷穴适于治疗乳蛾，敷涌泉穴可治疗衄血。

（2）斑蝥灸：斑蝥灸属天灸的一种。操作时需取一胶布，贴在施灸部位上，穴位上方胶布剪一小口。取少量斑蝥粉放在胶布孔穴处，再覆胶布固定即可，灸至局部起疱为度。适用于胃痛、白疕等。

（3）灯心草灸：用灯心草蘸油点燃，在小儿身上焠烫的方法，民间叫"打灯火"，主治小儿惊风。

（4）线香灸：线香灸是用线香点燃后，快速按在穴位上进行焠烫或如艾条灸一样操作的方法。适用于哮喘、毛囊炎等。

（三）小儿灸法注意事项

（1）瘢痕灸施术前需用 2% 碘酊消毒所灸穴位，再用 75% 乙醇脱碘，待乙醇完全挥发后再进行灸治。化脓后需注意清洁，避免感染。

（2）艾灸过程中不慎烫伤，如有起疱时，可用乙醇消毒后，用毫针将水疱挑破，再涂上龙胆紫即可。

（3）艾叶过敏者（闻到艾灸气味则出现呕吐、憋气、头晕、连续打喷嚏、咳嗽等症状），或经常性的皮肤过敏者禁灸。

（4）偶有灸后身体不适者，如身热感、头昏、烦躁等，可令患者适当活动身体，饮少量温开水，或针刺合谷、后溪等穴位，以使症状迅速缓解。

（5）幼儿囟门未闭合的前囟穴忌灸。

（赵　颖）

十七、小儿拔罐疗法

小儿拔罐疗法是以罐为工具，利用燃烧、抽吸、蒸汽等方法造成罐内负压，使罐吸附于儿童腧穴或体表的一定部位，以产生良性刺激，达到调整机体功能、防治疾病的目的。

小儿拔罐疗法,古称"角法",因以兽角为工具而得名。在《五十二病方》中,即已有以兽角治疗痔疾的记载。

（一）小儿拔罐疗法适应证

拔罐法具有舒筋活络、祛风除湿、温经散寒、清热消肿、行气活血、化瘀止痛等作用,适应范围广泛。目前常用于儿科临床的病种有:

1. 肺系病证,如感冒、发热、咳嗽、肺炎喘嗽、哮喘等。

2. 胃肠疾患,如胃痛、呕吐、腹泻等。

3. 其他疾病,如落枕、面瘫、肥胖症、软组织损伤、痤疮、荨麻疹等。

（二）小儿拔罐疗法操作步骤与要求

1. 拔罐前准备

（1）罐具选择:临床多用玻璃罐,由小到大分 1~5 号五个型号。根据患儿年龄大小、体型肥瘦及所拔部位,选择不同型号的玻璃罐,并检查罐口边缘是否光滑无缺损。一般 1 号、2 号小罐适用于颈部、面部或体形消瘦患儿的肩部;3 号中罐适用于肩部、背部、腰部、腹部等;4 号罐适用于背部、腰部、腹部或年龄较大及体型肥胖患儿;5号大罐适用于年龄较大或体型肥胖患儿的背部、腰部。(图 3-2-39)

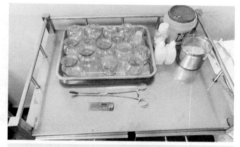

图 3-2-39　器具准备

（2）清洁消毒

罐具:选用适当型号的清洁干燥玻璃罐(每次使用后,用 84 消毒液浸泡30min,漂洗干净,并晾干备用)。

医师:医师双手用洗手液清洗并冲净。

（3）环境:治疗室内应清洁明亮,温度适宜,避免吹风受凉。

（4）体位:选择患儿舒适,医师便于操作的治疗体位。临床应根据所拔部位选择合适体位,常取俯卧位、仰卧位、侧卧位、坐位等。一般面部、胸腹部操作多取仰卧位;腰部、背部操作多取俯卧位。

（5）穴位:根据病情需要选择所需穴位或部位。

（6）操作前护理:备齐器具(罐具若干、95% 乙醇棉球、打火机、止血钳、润肤油等)至患儿床旁,结合患儿具体情况做好解释工作。

2. 操作方法　协助患儿选择合适体位,充分暴露操作部位。医者用止血钳夹持 95% 乙醇棉球,并将其点燃,然后一手握罐体,使罐口向下倾斜,将点燃的乙醇棉球伸入罐内快速旋转两三圈后立即退出,迅速将罐扣吸于应拔部位。

根据病变部位和病情性质,可采用以下不同拔罐方法(图 3-2-40):

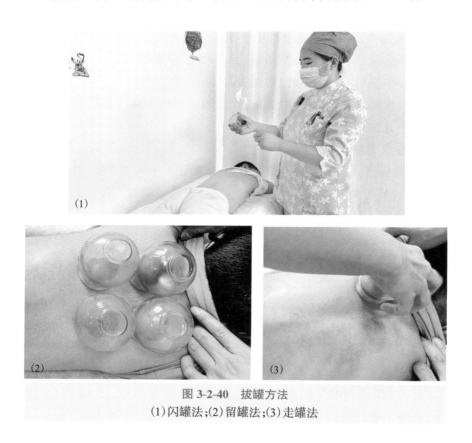

图 3-2-40 拔罐方法
(1)闪罐法;(2)留罐法;(3)走罐法

(1)闪罐法:将罐吸拔于应拔部位后,立即取下,再吸拔、再取下,如此反复吸拔数次,以局部皮肤潮红为度。动作应迅速准确,也可据病情需要在闪罐后留罐。适用于吸拔不紧或留罐有困难处(如瘦削患儿的肩胛区、胁肋区),以及局部皮肤麻木或功能减退的患者(如面瘫)。

(2)留罐法:将吸拔在皮肤上的罐留置一定时间,使局部皮肤潮红,甚或皮下瘀血后再将罐取下。小儿留罐时间一般以 5~10min 为宜,避免因留罐时间长而起疱。

(3)走罐法:在操作之前先在需要走罐的部位涂上润肤油,然后用点火法拔罐,待罐吸拔于皮肤后,随即一手握住罐体,稍用力将罐沿着一定路线推拉,反复推拉至局部皮肤发红或发紫为度。走罐时应用力均匀,以防火罐漏气脱落。一般用于面积较大、肌肉丰厚的部位,如腰部、背部。

3. **起罐法**　一手握住罐体腰底部稍倾斜,另一手拇指或食指按压罐口边缘的皮肤,使罐口与皮肤之间产生空隙,空气进入罐内,即可将罐取下。(图 3-2-41)

4. **拔罐疗程**　同一部位拔罐一般隔两日 1 次,急性病痊愈为止,慢性病一般以 7~10 次为 1 个疗程。两个疗程之间应间隔 3~5 天(或待罐瘢痕迹消失)。病情重者,可每日治疗 1 次,施治部位可交替使用。

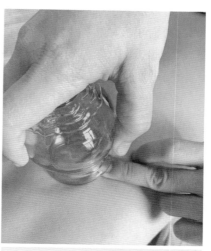

图 3-2-41　起罐法

5. **施术后处理**

(1)拔罐的正常反应:在拔罐处若出现红紫色甚或紫黑色的瘀点或瘀斑,或兼微热痛感,或局部发红,片刻后消失,均属于拔罐的正常反应,一般不需处理。

(2)拔罐的善后处理:起罐后若罐斑处微觉痛痒,不可搔抓。若出现较小水疱,可任其自然吸收,注意不要擦破。若水疱过大,可用一次性无菌针将其从疱底刺破,放出水液,尽量避免破损皮肤,再用无菌敷料覆盖。若出血,应用消毒棉球将血液擦净。若皮肤破损,应常规消毒,并用无菌敷料覆盖。

(三)小儿拔罐疗法注意事项

(1)拔罐前应充分暴露应拔部位,操作部位注意防止感染。

(2)患儿体位应舒适,拔上罐后,切勿移动体位,防止罐具脱落。

(3)小儿拔罐数量宜少,留罐时间宜短。

(4)拔罐时动作要轻、快、稳、准。用于燃火的乙醇棉球,不可吸含乙醇过多,以免拔罐时乙醇滴落到患者皮肤上而造成烫伤。

(5)燃火伸入罐内的位置,以罐口与罐底的中外 1/3 处为宜。注意不要烧到罐口,以免灼伤皮肤。

(6)拔罐过程中若出现拔罐局部疼痛,可减压放气。

(7)拔罐过程中若出现头晕、胸闷、恶心欲呕、肢体发软、冷汗淋漓甚至瞬间意识丧失等晕罐现象,应立即起罐,使患儿呈头低脚高卧位,必要时可饮用温开水,掐水沟穴。并密切注意血压、心率变化,严重时按晕厥处理。

（四）小儿拔罐疗法禁忌证

（1）急性严重疾病、接触性传染病、严重心脏病的患儿禁用。

（2）皮肤有破损处、皮疹处以及皮肤肿块处禁用。

（3）血小板减少性紫癜、过敏性紫癜、血友病等出血性疾病禁用。

（4）眼、耳、口、鼻等孔窍处禁用。

（5）心尖区、体表大动脉搏动处禁用。

（6）1岁以下患儿慎用。

（马娜娜）

十八、小儿刮痧疗法

小儿刮痧疗法是用特制的刮痧器具（如牛角、玉石、火罐），以中医经络腧穴理论为指导，在患儿体表相关部位进行不同力度及角度的手法刮拭，使皮肤潮红，或红、紫、黯等不同程度的红斑、粟粒状瘀点等出痧变化的一种古老的自然疗法。

（一）小儿刮痧疗法适应证

小儿刮痧疗法具有疏通经络、舒筋理气、活血化瘀、扶正祛邪的作用，临床常用于小儿感冒、外感发热、咳嗽、小儿腹泻、厌食、疳积、疱疹性咽峡炎、急慢性扁桃体炎、小儿夜啼、小儿遗尿、营养不良等。

（二）小儿刮痧疗法的操作步骤与要求

1. 施术前准备

（1）刮痧工具选择：根据患儿具体年龄大小、胖瘦情况、病情需要，选择不同材质和厚度的牛角、玉石、生姜等作为刮痧工具，其中水牛角的刮痧板最为常用。小儿外感疾病可以选用生姜作为刮痧工具，利用姜的辛温透发特性，透达肌表。刮痧板的形状多种多样，椭圆形适合于人体背部、腹部及四肢肌肉较为发达的部位；方形刮痧板多用于躯干和四肢部位；缺口性刮痧板适用于手指、足趾或者脊柱等操作面不平的部位；三角形刮痧板的棱角处用于点穴，用于四肢末端、胸背部肋间隙等部位；梳形一般适用于头部。（图3-2-42）

（2）刮痧介质的选择：一般选择刺激性小，温和的刮痧油或者刮痧乳。也可以根据具体病证选用具有不同功效的刮痧介质。如小儿发热可选用添加清凉类中药成分的润肤乳进行刮痧。（图3-2-43）

（3）消毒

工具：选用合适的刮痧板，并进行充分的消毒。

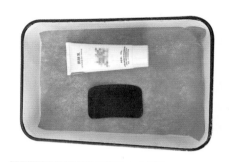

图 3-2-42　刮痧工具

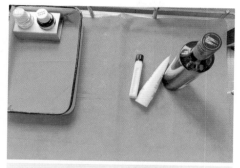

图 3-2-43　刮痧介质

医师：操作医师用肥皂水清洗清洗双手，清水冲净后用 75% 乙醇棉球擦拭消毒双手。

（4）环境：治疗室内应清洁，安静，光线明亮，温度适宜，避免吹风受凉。

（5）体位：选择患儿舒适，医师便于操作的治疗体位。胸腹部、四肢的前侧以及头面部一般选用仰卧位；腰背、颈项以及四肢的后侧面一般选用俯卧位；婴幼儿一般由家长抱在胸前，充分暴露刮痧部位。医师站于适合操作的相应位置。

（6）术前护理：备齐器具至患儿床边。对大龄患儿做好心理护理，说明治疗的意义和注意事项，进行精神安慰与鼓励，消除患儿的紧张恐惧情绪，使患儿及家长能积极主动配合操作。对年龄小不能合作的患儿，可在施术前由家长协助，抱持固定患儿于合适体位，一般取坐位。

2. **施术方法**　用手握住刮痧板，刮板的底边置于手掌心的部位，大拇指与其余四指握于刮痧板两侧相对用力固定刮痧板。刮痧时利用指力和腕力使得刮痧板与待刮部位呈现 45° 为宜，沿着操作部位由点到线到面的单向刮痧，刮到皮肤充血潮红，出现红色的斑点斑块为度，不可强求出痧，也不可来回双向而刮。一般认为轻度刮痧、顺经刮痧为补，重度刮痧、逆经刮痧为泻。（图 3-2-44）

3. **刮痧的疗程**　第一次刮痧完毕，出痧部位待痧点消退后方可进行第二次治疗。

（1）≤3 岁患儿：每周同一部位 1 次，3 次为 1 个疗程。部位可以交替治疗。

（2）>3 岁，≤7 岁患儿：每周刮痧 2 次，4~6 次为 1 个疗程。

（3）>7 岁患儿：隔日 1 次或每周 4~5 次，8~10 次为 1 个疗程。

（三）小儿刮痧疗法注意事项

（1）刮板与刮面的角度应该在 45~90° 之间。

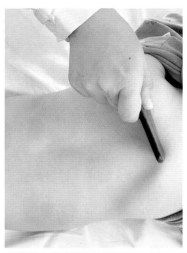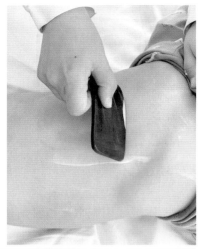

图 3-2-44　刮痧操作

（2）刮痧时应在待刮部位涂抹刮痧润肤介质。

（3）小儿刮痧部位要少，力度要轻。

（4）刮痧时以皮肤充血潮红，或出痧为度，不可强求出痧。

（5）严格消毒，防止感染。

（6）面部刮痧及保健类的刮痧疗法一般选用刮痧板厚侧为着力面，力度轻，以治疗部位发热充血，稍有点状出痧即可。

（四）小儿刮痧疗法禁忌证

（1）有凝血功能障碍及出血倾向者，如血小板减少症、过敏性紫癜、严重贫血、白血病等。

（2）有危重病症，如急性传染病、严重心脏病。

（3）新发生的骨折、扭伤、创伤部位不宜刮痧。外科手术瘢痕处应在手术后 2 个月，方可局部刮痧。恶性肿瘤患者手术后，瘢痕处慎刮。

（4）传染性皮肤病不宜刮痧，如疖肿、痈疮、瘢痕、破溃、性传染性皮肤病、不明原因的皮肤包块等，病灶部位禁刮。

（5）过饱过饥、过度疲劳、熬夜过度、大病初愈、极度虚弱的患儿不宜刮痧。

（6）过度恐惧和严重不配合者。

（7）眼睛、口唇、舌体以及鼻孔、乳头、肚脐等特殊部位谨慎刮痧。

（林丽莉）

十九、小儿穴位注射疗法

小儿穴位注射是在中医学理论指导下,根据不同疾病及其疾病的性质、部位、阶段,选用不同的药物,在患儿相应的经络、腧穴上施治,将注射用液体药物注入相关穴位,以达到治疗疾病的目的。

（一）小儿穴位注射疗法适应证

小儿穴位注射疗法适应证十分广泛,主要用于小儿内科、小儿外科、皮肤、骨伤、神经精神等方面的疾病。另外,穴位注射疗法对小儿某些疑难病症亦有较好疗效。

（二）小儿穴位注射疗法穴位选取、常用药物

1. 穴位选取　穴位疗法的穴位选取以经络理论为指导,依据不同的病证、穴位特性,结合临床实践,合理选取穴位组成处方进行施治。穴位选取以循经选穴为主,分为近部选穴、远部选穴、随证选穴三种方法。所选的穴位有经穴、奇穴、阿是穴、耳穴。配穴方法是在选穴原则的基础上,选取主治相同或相近、具有协同作用的穴位加以配伍组成处方进行应用。配穴是否合理直接影响治疗效果,以少而精为基本原则。

2. 药物选取　一般来说,凡可用于肌内注射的药物,均可做穴位注射。取穴不宜过多,力求少而精、功专力著;对于有可能出现过敏的药物,注射前必须皮试。药物使用时注意药物的禁忌证,穴位注射前一定要回抽,如无回血时方可推药,如回抽有血,乃针头刺破血管所致,应将针头稍退出少许重新调整方向再刺入。应熟练掌握所刺穴位的解剖位置,切勿刺伤重要脏器和神经干,以防产生不良后果。

（三）小儿穴位注射疗法操作方法

1. 注射用具　依据注射药物的剂量大小选用不同规格的注射器,常用0.5ml、1ml、2ml、5ml一次性塑料注射器;注射针头常用6~7号普通型注射针头,较深部位注射用7~8cm长针头。（图3-2-45）

2. 操作方法　选择规格适宜的注射器和型号、长短相宜的一次性无菌注射针头,选取的体位可以是卧位或坐位,依据需要选用合适的体位。

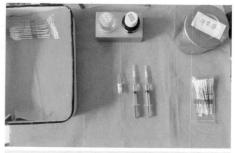

图 3-2-45　穴位注射准备

依据病情选用适宜的穴位,并充分将其暴露;选好穴位后,先以 2% 的碘酒涂擦局部,再以 75% 乙醇棉球脱碘,最后以消毒的干棉球拭干,或直接用 5% 聚维酮碘棉球消毒即可。在消毒后的穴位处,避开神经干、血管、瘢痕,快速进针至皮下,再缓慢推进,或上下提插至应刺深度,使局部产生酸胀等得气感后,抽无回血,将药物缓慢注入。注射完药液后将针快速提出,并用消毒干棉球压迫针孔,以防出血,并嘱患儿休息片刻。(图 3-2-46)

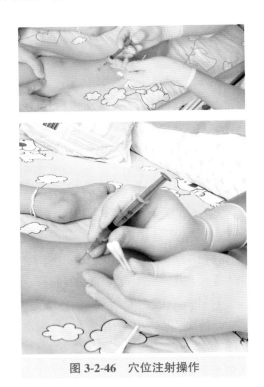

图 3-2-46 穴位注射操作

(四) 小儿穴位注射疗法禁忌证

小儿穴位注射一般无绝对禁忌证。对于病情较急的患儿注意配合其他药物或方法进行治疗。对于以下情况应禁用或慎用穴位注射:

1. 一岁以下婴幼儿。
2. 诊断不清、意识障碍患儿。
3. 对某些药物过敏的患儿。
4. 体质过于虚弱的患儿。
5. 有频发晕针史的患儿。

6. 穴位局部感染或患有较严重的皮肤病的患儿。

（黄　茂）

二十、小儿膏摩疗法

小儿膏摩疗法是将中药膏剂涂于儿童体表治疗部位上,再施以推拿按摩等手法,以发挥推拿按摩和药物的综合治疗作用来防治疾病的一种方法。该疗法集药物疗法、按摩疗法、药物透皮吸收、物理刺激等于一体,是一种具有显著中医特色的外治方法。小儿膏摩疗法是膏摩疗法与小儿推拿的有机结合,因儿童皮肤娇嫩,药物容易透皮吸收,因而膏摩疗法效果更加明显,其以毒副作用小,操作简便等特点广泛运用于儿科临床。

"膏摩"一词,汉代张仲景的《金匮要略》有载,"适中经络,未流传脏腑,即医治之。四肢才觉重滞,即导引、吐纳、针灸、膏摩,勿令九窍闭塞"。《神农本草经》提到以"雷丸"作摩膏除小儿百病。时至唐代,小儿膏摩疗法有了更广泛的运用,孙思邈在《备急千金要方》云"小儿虽无病,早起常以膏摩囟上及手足心,甚辟寒风"。书中介绍了以膏摩治疗小儿壮热、客忤、鼻塞、夜啼等疾病,拓展了其应用范围。宋代《太平圣惠方》是目前收载膏摩药方最多的医籍,对膏摩疗法的影响最为深远,疗小儿疾如"小儿惊痫诸方……除热丹参摩膏方……丹参半两,雷圆半两,猪膏二两……膏成,绵滤去滓,用瓷盒中盛,以摩儿身……"用膏摩法治疗小儿惊痫。《幼幼新书》和《小儿卫生总微论方》两部儿科专著也收集了小儿膏摩疗法的诸多记载。明清时期小儿推拿迅速壮大,形成了独立的体系,膏摩也随之发展。明代万全的著作中有"摩风膏"预防疫病,"摩腰膏"治病疗疾的论述。清代李振鋆《厘正按摩要术》多次运用膏摩治疾,如"以指蘸葱油摩运两手心,两足心,并前心头面项背诸处"。当前,党和国家大力发展中医事业,适宜技术被广泛认可,现代科学技术的融入更为传统医学锦上添花,小儿膏摩疗法也得到前所未有的发展,药疗结合,一举两得,其以独特的优势将成为儿童健康的新选择。

（一）小儿膏摩疗法适应证

膏摩疗法因其疗效显著,操作简便,广泛地运用于儿科临床中,诸如小儿厌食、腹痛、便秘、泄泻、积滞、厌食、感冒、咳嗽、喘证、发热、夜啼、遗尿等。

（二）小儿膏摩疗法操作步骤与要求

1. 施术前准备

（1）环境准备:诊室保持一定温度,不要过凉或过热,清洁通风,空气新鲜。

（2）药物准备：将适量摩膏盛出放入一次性量杯中，油状摩膏吸入一次性滴管。（图 3-2-47）

（3）术者准备：①修剪指甲，长短适度；②洗净双手并保持双手温度适宜。

（4）患儿准备：①做好安抚工作，使其保持安静；②清洁操作部位皮肤；③体位：以患儿舒适、医生便于操作为原则。头颈部、上背部可以采取俯伏坐位；背腰部、下肢后面则选取俯卧位；头面及腹部取仰卧位；四肢部位，体位可以灵活选取。如果患儿年龄小，可由家长抱持于合适体位。

2. **施术方法** 术者根据经络脏腑辨证选取相应的穴位 5~8 个，以手指蘸取适量摩膏涂抹在穴位体表，然后在局部施以推、拿、揉、运、搓等手法，使药物渗透皮肤，充分吸收。（图 3-2-48）一般主穴操作 300~500 次（3~5min），配穴操作 200~300 次（2~3min），频率为每分钟 100~200 次。

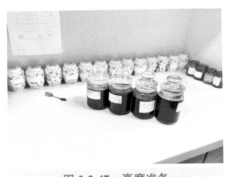

图 3-2-47 膏摩准备

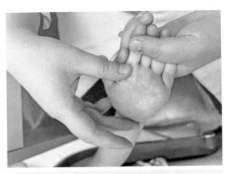

图 3-2-48 膏摩操作

3. **膏摩疗程** 视患儿病情而定，急性病一天 1 次，如果病情严重可一天 2~3 次，5 天为 1 个疗程；慢性病一天 1 次，7~10 天为 1 个疗程。

4. **施术后处理** 施术后，以湿巾拭去穴位局部的摩膏，使皮肤清爽干燥。

（三）小儿膏摩疗法注意事项

（1）操作前宜做好充分准备，包括诊室、术者、患儿及药物的准备。

（2）术者要尽量耐心、细心操作，手法力度宜均匀、持久、有力、轻而不浮、快而不乱，平稳扎实、作用深透。

（3）对一些临床急重症等，应进行鉴别诊断，以免贻误病情。

（四）小儿膏摩疗法禁忌证

（1）处于饭前和饭后 30min 内。

（2）皮肤有破损处，如烧伤、烫伤、擦伤、裂伤及疮疖等。

（3）各种恶性肿瘤及有严重的心、肝、肺、肾病者。

（4）某些感染性疾病，如蜂窝织炎、骨结核、骨髓炎、丹毒等。

（5）骨折的早期、脱位等。

（王俊宏）

二十一、小儿中药灌肠疗法

小儿中药灌肠疗法是应用灌肠器具将中药药液自儿童肛门灌入直肠及结肠内，通过药液对局部和全身的作用，达到促进排便、清洁肠道以及治疗疾病的目的。

有明确记载中药灌肠疗法的著作为东汉末年张仲景的《伤寒论》一书，如蜜煎导方，"食蜜七合一味，于铜器内，微火煎，当须凝如饴状，搅之勿令焦著，欲可丸，并手捻作挺，令头锐，大如指，长二寸许。当热时急作，冷则鞕。以内谷道中，以手急抱，欲大便时乃去之"，是治疗便秘目前最早的肛门给药疗法。"阳明病，自汗出，若发汗，小便自利者，此为津液内竭，虽硬不可攻之，当须自欲大便……若土瓜根及大猪胆汁，皆可为导。"是用土瓜根和猪胆汁捣成药汁，给大便不通的患者灌肠，达到泻热通便保津的目的。《备急千金要方》《世医得效方》《证治准绳》《理瀹骈文》《医宗金鉴》等书籍中都有药物灌肠的记载。

（一）小儿中药灌肠疗法适应证及分类

小儿中药灌肠疗法适用于儿科急性疾病或者某些慢性疾病的急性发作，常用于外感发热、咳嗽、肺炎喘嗽、乳蛾、腹痛、便秘、水肿、急惊风等疾病的治疗。常用于以下几种情况：

1. 适用于口服药物困难的患者或呕吐较重而不能口服药物的患者。

2. 适用于各种原因引起的昏迷、惊厥患者不方便鼻饲给药，灌肠疗法为方便快捷之选择。

3. 适用于某些急腹症、结肠、直肠、肛周疾病，如肠梗阻、痢疾、结肠炎、肠易激综合征。

4. 适用于急症或中毒，可用于高热惊厥的退热镇静、中毒的抢救等。

根据治疗目的不同，分为不保留灌肠和保留灌肠两种。不保留灌肠法是将润滑性、导泻性或渗透性药液灌入直肠或结肠后刺激肠蠕动，促使患儿尽快排泄肠内容物或清洁肠道的方法。主要适用于燥屎内结、腑气不通的粪便梗阻患儿；疾病过程中需清洁肠道者；误服异物、毒物急需排出者；急需取粪便标本以辅助诊断疾病者。保留灌肠法是将药液直接灌入直肠后,尽可能地将灌肠药液保留在体内不排出,治疗局部或全身疾病的一种方法。包括直肠推注及滴注两种方式,适用疾病多,临床应用范围广泛。

（二）小儿中药灌肠疗法操作步骤与要求

1. 评估患者　了解病情诊断、治疗目的、意识状态、心理情况、排便情况及肛门皮肤黏膜情况、患儿配合度及依从性。

2. 灌注液体量　不保留灌肠:1岁以下50ml,1~2岁50~100ml,3~7岁100~300ml,7岁以上300~800ml。直肠推注1~2ml/（kg·次）;直肠滴注2~5ml/（kg·次）。

3. 物品准备　灌肠袋、灌肠筒或大注射器、连接橡皮管、一次性肛门管、治疗盘、臀垫、便盆、液体石蜡、卫生纸等。中药药液在恒温箱水浴加热至39~40℃。（图3-2-49）

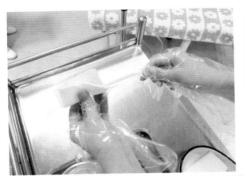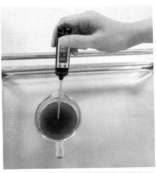

图 3-2-49　灌肠准备

4. 体位　患者取左侧卧位,露出臀部,双膝屈曲,使臀部靠近床边,臀下垫臀垫,婴儿可采取怀抱式,充分暴露肛门。

5. 操作　把药液倒入灌肠袋、灌肠筒内或吸入注射器内,将灌肠袋、灌肠筒挂在高处,放出少量液体,排空气体后用管夹或血管钳夹住橡皮管。肛管前端涂抹液状石蜡,分开臀部,暴露肛门,将肛门管轻轻插入直肠7~15cm处（视年龄大小、病情及粪便情况而异）,将肛门管用胶布固定在臀部,然后松开管夹,使溶液缓缓流入肠内,如流动不畅,可调整肛门管方向。如灌肠中药液体量少,使用大注射器推注操作更为方便。推注及滴注过程中注意询问及观察患儿有无不适,及时调整体位、手法及速度。（图3-2-50）

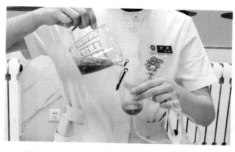
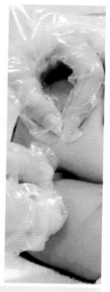
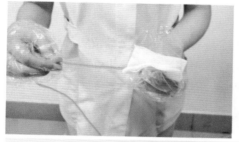

图 3-2-50　灌肠操作示范

6. **速度**　不保留灌肠及直肠推注缓慢注入,以不引起不适感为宜。直肠滴注进药速度每分钟 30~100 滴,药量越大速度宜慢。

7. 药液灌完后,用管夹或血管钳夹住橡胶管,用卫生纸包裹肛管拔出后放入弯盘内,让患儿保持臀高位或侧卧。不保留灌肠忍大便 5~10min 后自然排出即可,直肠推注及滴注避免活动尽量保持药液停留,时间愈久愈佳。

（三）小儿中药灌肠疗法操作注意事项

1. 中药灌肠疗法作为口服及注射给药途径之补充,不良反应少见,但只可临时或短期应用,不建议长期应用。长期使用应考虑直肠结肠微生态失调、功能紊乱以及反应性便秘等不良反应。

2. 中药灌肠疗法所选用中药,应符合中医理法方药配伍规则,遵循辨证论治原则,不能口服药物亦不能灌肠使用。保留灌肠药物的选择方法有:

（1）不宜选用毒性中药、峻下中药及刺激性较大药物。

（2）含有直肠不能分解吸收脂类、蛋白质、多糖类等大分子物质的中药,如地黄、黄精、首乌、阿胶、饴糖等,不但吸收不佳,反而可能由于高渗状态导致腹泻,故不宜选用该类药物。

（3）人体正常肠黏膜 pH 值呈碱性,在 8.3~8.4 之间,若药液 pH 值偏酸,易引起肠痉挛、腹痛等症状,建议用药前注意某些酸性中药。

3. 对灌肠给药尽量选用汤剂,避免使用散剂。如采用散剂,所用药粉需充分研细,一方面有利于充分吸收,另一方面可避免堵塞直肠给药管。

4. 保留灌肠及直肠滴注前应让患儿排空大便,减轻对直肠及肛门的刺激,推注压力宜低,药量宜小;为减少刺激及加强药物吸收,插入不可过浅。

5. 药液温度要适宜,药液温度应保持在 39~40℃。肛缘皮肤感觉神经末梢对刺激异常敏感,温度过高或过低可使刺激肠蠕动加强,引起肠痉挛,导致腹痛,产生便意。温度过高则可能引起肠黏膜损伤或肠管扩张,致使药液保留时间短,影响疗效。

6. 保留灌肠及直肠滴注给药后患儿可出现轻微腹泻属正常现象,一般不影响直肠给药,但对给药后出现腹泻较严重的患儿可减少给药量或暂停给药。

7. 灌肠过程中应随时注意观察患儿的反应,如发现脉速、面色苍白、出汗、剧烈腹痛、心悸、胸闷时,应立即停止灌肠,及时对症处理。

(四)小儿中药灌肠疗法禁忌证

1. 肛门失禁及脱肛患儿。

2. 急腹症(怀疑有肠道穿孔或坏死)和胃肠道严重出血者。

3. 肛门直肠结肠手术、肛周炎及肛周湿疹患儿。

(马斯风)

第三节　其他特色外治疗法

一、小儿热敏灸疗法

小儿热敏灸是采用艾热,针对儿童热敏腧穴施灸,通过特定手法激发透热、扩热、传热等经气传导,并施以个体化的饱和消敏灸量,以提高疗效的一种新灸法。热敏灸无创痛、安全、无不良反应,患者易于接受。小儿经络腧穴敏感,容易激发经气传导,达到较好的灸疗效果。

热敏灸不接触身体,无痛苦、无损伤、操作简便、成本低廉,并且具有温补阳气、温经散寒、调理脏腑,强身健体的作用。

(一)小儿热敏灸疗法适应证

热敏灸适用于出现热敏腧穴的小儿各种病证,不拘寒、热、虚、实、表、里证。目前多用于小儿外感表寒发热、感冒后慢性咳嗽、哮喘、脾虚腹泻、食积、体虚易感冒等。

（二）小儿热敏灸疗法常规操作步骤与要求

1. **艾条选择**　根据病情需要和腧穴热敏直径的不同而选择不同直径的艾条，一般直径为 2.5cm。（图 3-3-1）

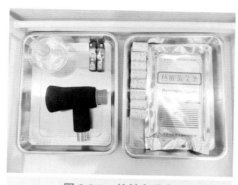

图 3-3-1　热敏灸准备

2. **体位选择**　以被灸者感到舒适，充分暴露施灸部位，肌肉放松为原则。常用体位：卧位、坐位。建议首选卧位。

3. **灸位选择**　依据辨敏施灸原则，选取出现舒适、透热、扩热、传热、皮肤扩散性潮红的穴位施灸。常用穴位有：

（1）小儿外感表寒发热：神阙、关元、大椎、肺俞。

（2）感冒后慢性咳嗽：大椎、肺俞、天突、膻中、神阙。

（3）哮喘：大椎、定喘、膏肓、神阙。

（4）脾虚腹泻：神阙、关元、大肠俞、关元俞。

（5）食积：脾俞、胃俞、脊中、建里、下脘、外陵。

（6）体虚易感冒：中脘、神阙、关元、风门、肺俞。

4. **施灸方法**　常采用悬灸施灸，建议使用儿童施灸器。儿童施灸器特点：安全、全程不掸灰、手法操作灵活、热效率高。

5. **灸量标准**　每穴每次施灸时间以热敏灸感消失为度，因病因人因穴不同而不同。对于年龄较小的儿童，因不能与医生交流灸感，可采用小儿平均消敏时间施灸，每穴区约 20min。实践证明，这是小儿热敏腧穴的个体化平均消敏时间。

6. **环境要求**　施灸室内应设有排烟或消烟装置。环境温度应保持在 20~30℃为宜。

7. 灸感宣教 医生应在施灸前与被灸者或其家属沟通,告知施灸过程,消除紧张情绪,精神放松。对于年龄稍大的儿童,医生应要求其在治疗过程中注意力集中,认真体会在施灸过程中的灸感,并及时与医生沟通交流。

(谢丁一)

二、小儿药枕疗法

小儿药枕疗法是在中医整体与局部辨证统一、脏腑经络、阴阳五行等理论指导下,采用具有芳香气味、走窜通络、引经开窍功效的药物经炮制后袋装制成薄型药袋,置于普通睡枕上或放入枕芯中,通过卧枕刺激头部皮肤及穴位,或芳香药味通过呼吸进入体内,达到平衡阴阳、镇静安神、疏通经络、调和气血、定眩止痛、强壮保健等作用,以促进机体功能的恢复,达到防病治病的目的。

药枕疗法源远流长,已知最早的药枕为出土于西汉马王堆一号墓的"香枕"。东晋葛洪的《肘后备急方》一书中多处涉及药枕的药物组成、用法、适应证等记载,对后世药枕疗法的发展及应用具有深远的影响。《备急千金要方》记载"治头项强不得顾四方,蒸好大豆一斗,会变色,纳囊中枕之","用蚕屎次,废茶叶装枕头可明目、清心"。宋代黄庭坚以菊花入枕治头风。明代李时珍《本草纲目》记载"酒拌吴茱萸叶袋盛蒸熟,更互枕熨之,痛止为度",治大寒犯头脑疼痛。清代曹庭栋《养生随笔》则集药枕之大成,载有绿豆衣、茶叶、菊花、通草枕等广泛应用于头晕、头痛等病的治疗。追古溯今,现代药枕亦有多方运用,如清肝明目、改善视力之决明子定型枕,芳香舒缓之薰衣草枕,活血安神之荞麦皮枕等。目前在临床上,药枕以其简便、廉价、效验等优点,在中医外治法中亦占有重要的一席之地。

(一) 小儿药枕疗法适应证

1. 小儿反复呼吸道感染、过敏性鼻炎、慢性咳嗽、咳嗽变异性哮喘、支气管哮喘等呼吸系统疾病。

2. 小儿体虚、食欲不振、偏食、厌食、便秘、腹泻等消化系统疾病。

3. 小儿失眠、不寐、夜啼、盗汗、佝偻病、癫痫、头痛、头晕等神经系统疾病。

4. 其他类疾病如青少年弱视、近视、视疲劳等。

(二) 小儿药枕疗法操作步骤与要求

1. 施术前准备

(1)制作方式:目前药枕的制作主要有三种方式。一是将中药研为粗末入枕,可加热使用或直接使用;二是选用植物花、叶、细小表面光滑的种子或果实外壳等直接入枕;三是把棉花等作为主要枕芯,中药研成粉末后填入其中一起入枕。临床运用时可依据所选药物的特点及治疗疾病需求灵活选用。(图3-3-2)

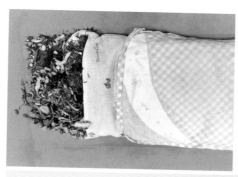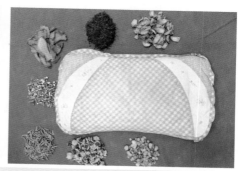

图 3-3-2　药枕的制作

(2)药物的选择:根据不同病证选择适宜的中药。所用的药物一般气味芳香,辛味,性多升浮,具有理气、解郁、化滞、开窍、醒神等功效。常见选取制作枕芯药物如下:

呼吸系统疾病常用药:黄芪、白术、荆芥、防风、紫苏叶、柴胡、白芷、桔梗、鱼腥草、广木香、香龙脑、野菊花等。

神经系统疾病常用药:麝香、冰片、苏合香、石菖蒲、蚕沙、菊花、细辛、川芎、白芍、钩藤、竹叶、合欢皮、琥珀等。

消化系统疾病常用药:檀香、沉香、木香、橘皮、佛手、香橼、甘松、藿香、佩兰、苍术、砂仁、豆蔻、草果、麦芽、川楝子、石斛、白芍、乌梅、胡黄连、甘草等。

青少年近视、弱视、视疲劳常用药:桑寄生、当归、通草、防风、石菖蒲、密蒙花、蔓荆子、细辛、白芷、藁本、川芎、薄荷等。

2. **施术方法**　药枕的具体制作方法因药物种类不同而稍有差异。根茎、木本、藤类药物晾晒或烘干,再粉碎成粗末;花、叶类药物晾晒后搓碎;矿石类,角质类药物需打碎成小块如米粒大小或碾成粉类。将所需全部药物混匀后,装入适当尺寸、洁净透气的布袋中,便成为药枕。药枕一面靠上,其上垫枕巾一块。药枕置于小儿头枕部,每次 8~12h,每周更换一次枕巾。(图 3-3-3)

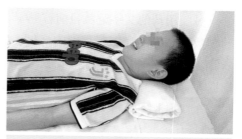

图 3-3-3　药枕操作示范

3. **疗程** 药枕 3~4 周换药一次,3 个月为 1 个疗程。

4. **施术后处理** 撤下药枕,检查患儿头部皮肤有无皮疹、破溃,药枕有无破损。不使用时放至阴凉干燥处保存。

(三)小儿药枕疗法注意事项

(1)不宜使用黏腻、易腐烂、易霉变的中药入枕。

(2)应注意所用药物的质地材质及舒适度,如棱角分明且不易研磨的药物应避免使用。

(3)药枕使用需要一定时间,不宜频繁更换不同功效的枕芯,通常三个月为宜,平时保持清洁。

(四)小儿药枕疗法禁忌证

(1)严重的心脑血管器质性疾病,肝、肾功能不全,以及其他重要脏器疾病者禁用。

(2)头部外伤或皮肤破溃者禁用。

(3)过敏性体质者慎用。

(4)具有毒性、腐蚀性的药物禁用。

(孙丽平　丁利忠　郭亦男)

三、小儿鼻疗法

小儿鼻疗法是传统外治法之一,有广义和狭义之分。广义的鼻疗,是指以儿童鼻部作为施术部位的各种疗法;狭义的鼻疗,是指通过药物制剂或某些物理刺激(如针刺、点按等)作用于鼻腔用以治疗疾病的各种治疗方法。本章所探讨的是狭义鼻疗法中的鼻腔药物疗法,是将药物加工处理后通过滴、灌、吹、熏、塞、涂、嗅、探等途径来治疗相关疾病的方法。鼻疗法具有激发经气、疏通经络、调和气血的作用,其原理是通过人体鼻腔黏膜毛窍对药物进行吸收,再通过经络运行而发挥药物治疗作用。

鼻腔用药的文字记载目前首见于《五十二病方》,其记载了应用鲜鱼和盐等药物敷于鼻部治疗螟病鼻断的病例。《黄帝内经》中论述了鼻的生理、病理、诊断、治疗以及鼻与十二经脉、五脏六腑之间的联系,为鼻疗法的应用奠定了理论依据。《灵枢》中提及以草刺鼻取嚏治疗呃逆,开创了取嚏治疗疾病之先河。

东汉《金匮要略》载有“湿家病,身疼发热,面黄而喘,头痛鼻塞而烦……病在头中寒湿,故鼻塞,内药鼻中则愈”,即通过鼻腔给药治疗寒湿头痛。同时《金匮要略》中还有“薤捣汁,灌鼻中”用以抢救猝死者的记载。东晋《肘后方》中已应用鼻疗法治疗急症的记载,如应用菖蒲、细辛、薤汁、韭汁、皂角、雄黄、生葱、肉桂等药物通过不同方式作用于鼻腔内治疗各种急症。

隋唐时期,《备急千金要方》《千金翼方》《外台秘要》等书籍中已广泛应用鼻疗法,该时期鼻疗法有以下几个特点:一者鼻疗治急;二者鼻病鼻治,如"治鼻中息肉不闻香臭方:烧矾石末,以面脂和,绵裹塞鼻中,数日息肉随药消落";三者鼻疗防病,用香佩和鼻部闻药法防治瘟疫、预防疾病,并创制和记载了许多香佩方剂;四者鼻疗的治疗范围得到进一步的扩大,如应用鼻疗方法治疗喉痹、毒气。

宋金元时期关于鼻疗法有了更多的记载,如《太平圣惠方》《太平惠民和剂局方》《圣济总录》《儒门事亲》《东垣试效方》《世医得效方》等医籍中均广泛收集了医书文献及民间验方。鼻疗药物及方剂之多,治症之广,应用鼻疗法医家之众,均达到了前所未有的规模。

鼻疗法在明代得到了更加普遍的应用。在《普济方》中收录了许多鼻疗方剂,《奇效良方》中应用取嚏的方法进行急救,《本草纲目》中所载鼻疗方剂更是有数百首之多,《幼科发挥》记载应用"霹雳散"点触鼻窍治疗小儿"眩仆,四肢厥冷,两手握拳,不能喘息"的危证。

在清代鼻疗法得到空前的应用,同时医家亦注重鼻疗的理论探讨。如赵学敏《串雅内编》和《串雅外编》中收录了民间走方医的鼻疗验方,具有方简、效验的特点,被临床沿用至今。《得生堂外置秘方》中大致汇总了清代嘉庆前千余年的外治经验及方法,其中鼻疗方剂颇多。此外,吴师机的《理瀹骈文》,邹存淦的《外治寿世方》,陆晋笙的《鳝溪外治方选》,清《太医院秘藏膏丸散方剂》等外治专著中皆有鼻疗验方的记载。

（一）小儿鼻疗法适应证

1. **感冒**　应用熏鼻法。方药:葱白、生姜、苍耳子等。上药煎后或沸水冲后熏鼻,用于感冒初期。

2. **咳喘**　应用塞鼻法。方药:巴豆1枚。棉花包裹后,男左女右塞鼻中,用于小儿喉中痰壅喘急。

3. **惊风**　应用吹鼻法。方药:生半夏、皂角、雄黄、朱砂、麝香、细辛等药物或虫类药物。研末吹鼻,得嚏即止,用于小儿急慢惊风,目上视,抽搐,牙紧,喉中有痰。

4. **疳证**　应用吹鼻法。方药:青黛散、吹鼻散、泻脑散、灌鼻散等。研末吹鼻,得嚏即止,用于小儿疳证。

5. 脐风　应用吹鼻法。方药：川乌尖、金赤蜈蚣、麝香、僵蚕、瞿麦、青州蝎梢等药物。研末吹鼻，得嚏即止，用于脐风撮口。

6. 客忤　应用吹鼻法。方药：川芎、藿香、藜芦、延胡索、丹皮、辰砂（飞）。研末吹鼻，得嚏即止。用于小儿突受外界异物、巨响等惊吓，以面色发青、口吐涎沫、肢体瘛疭，状如惊痫为主要表现的病证。

7. 重舌、木舌　应用吹鼻法。方药：僵蚕、牙皂。研末吹鼻，口开，顽痰出即止。用于小儿舌肿满口，或吐出在外，难以纳药者。

8. 二便不通　应用吹鼻法。方药：皂角研末吹鼻，得嚏即止。用于初生儿二便不通，遍身肿满。

9. 急性黄疸型肝炎　应用吹鼻法或滴鼻法。方药：苦参、虎杖。研末吹鼻，或韭菜根捣烂取汁滴鼻，黄水出即止。用于小儿黄疸。

10. 口噤　应用熏鼻法。方药：天南星。放火种煨熟，急用纸包裹，不要透气，于尖细处剪一开口，令热气出鼻孔，进行熏鼻，用于小儿口噤，牙关不开。

11. 初生不乳　应用涂鼻法。方药：摩顶膏（羊髓、当归、细辛、白芷、木通、野猪脂）涂顶门，兼少许入鼻。用于小儿鼻塞脑闷，吃奶不得。

12. 胎惊　应用吹鼻法。方药：定惊膏研末水调，涂于患儿双手心、足心和心口。用于小儿胎惊时发如痫。

（二）小儿鼻疗法操作步骤与要求

1. 施术前准备　药物选择，根据患儿年龄大小、病情需要，选择不同剂型的药物。一般为散剂、滴鼻剂、气雾剂、烟熏剂、丸剂、膏剂、锭剂、膜剂等。可准备生理性海盐水清理鼻腔。

2. 施术方法

（1）熏鼻法：分为烟雾熏鼻法、气味熏鼻法、气雾熏鼻法。（图3-3-4）

烟雾熏鼻法是将药物燃烧，产生的烟雾经鼻吸入，一般用于开窍醒神、保健防疫。气味熏鼻法是将味厚或芳香的药物研末或捣烂，密封于器物中，用时打开嗅吸药物气味。气雾熏鼻法是在密室中煎煮药物产生气雾，患者进行主动嗅吸，或将药物放入有壶嘴的器皿中煎煮，患者用口鼻吸入气雾。

（2）吹鼻法：将药物研末后，用器具将药末吹入鼻内，一般取嚏即止。（图3-3-5）

（3）塞鼻法：将药物制成散剂、丸剂、膏剂、锭剂或鲜药捣碎揉团，形成鼻腔大小的塞鼻剂，或将适量的药棉、布帛等浸泡于液体药物中，然后塞于鼻腔内治疗疾病。（图3-3-6）

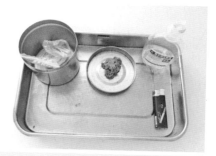

图 3-3-4　熏鼻准备

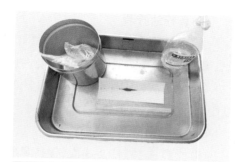

图 3-3-5　吹鼻准备

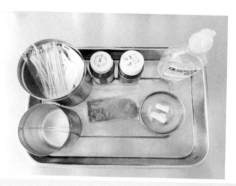
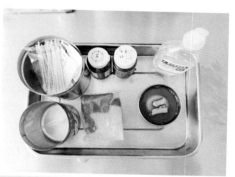

图 3-3-6　塞鼻准备

　　（4）滴鼻法：先把新鲜的药物经反复搓揉，使渗出液体，然后挤压滴入鼻腔；或药物的干品经煎煮，滤取汁液，再用棉花、布帛等蘸吸滴鼻；或先将药物用纱布、布帛等包裹浸水中片刻，直接取出挤压滴鼻。（图 3-3-7）

　　（5）涂鼻法：将制成药液、药糊、药粉或药膏的药物涂于鼻腔内，一般每日数次，保持鼻腔药物的湿润。（图 3-3-8）

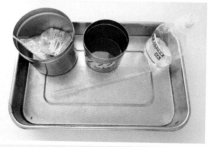

图 3-3-7　滴鼻准备

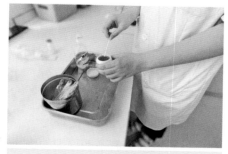

图 3-3-8　涂鼻准备

3. 鼻疗法疗程

(1)熏鼻法：每次 15~20min，每日 2~3 次，一般 3 天为 1 个疗程。

(2)吹鼻法：一般得嚏即止，慢性疾病每日 2~3 次。

(3)塞鼻法：每次 5~10min，每日 2~3 次，一般 5~7 天为 1 个疗程，3 天无效停用。

(4)滴鼻法：每日 2~3 次。

(5)涂鼻法：每日 2~3 次，保持鼻腔药物湿润。

4. 施术后处理　熏鼻法、吹鼻法、滴鼻法施术后可用消毒棉签拭干局部；塞鼻法施术后取出药物即可。

（三）小儿鼻疗法注意事项

(1)用药前宜先将鼻腔内容物清除，清洁鼻腔。

(2)应用鼻腔吹药法和鼻腔吸药物细末法时，不宜用力过大，同时口中应含水一口(吹药时应屏住呼吸)，以防药物误入气道，引起呛咳。

(3)塞鼻时如果药物的刺激性太大，可用纱布或棉球包之塞鼻，也可缩短塞鼻时间，以免灼伤鼻腔黏膜。

(4)塞鼻剂的大小要适宜，尤其不可过小，以防吸气时进入气管，造成窒息。

(5)鼻疗在一般情况下，患鼻部疾病在患鼻用药；其他的疾病，左侧有病治右鼻，右侧有病治左鼻，双侧患病或全身性疾病可左右鼻同治或左右鼻交替用药。

(6)取嚏法一般用于实证，宜中病即止，不宜长时期连续不停用之，以免耗伤正气；虚证一般不用取嚏法。

(7)取嚏法开窍急救神志不清患者，仅为治标之法，待患儿苏醒后宜针对原发病及时应用其他治疗措施。

(8)用鼻腔吸药物烟雾法时，宜注意调节烟雾的浓度，以免造成缺氧窒息。

(9)慢性病需长期应用鼻疗法时，宜间断用药，或各种鼻疗方法轮换交替使用。

(10)在运用香佩法或鼻腔用药时发生皮肤或鼻腔黏膜对药物过敏反应时，应停药，可以改换其他药物或其他治疗方法。

(11)小儿鼻腔黏膜比较娇嫩，不宜应用刺激性太大的药物，塞药的时间也不宜过长，以免灼伤鼻腔。

（四）小儿鼻疗法禁忌证

(1)鼻腔处若有不明原因的肿块禁用。

(2)鼻腔黏膜有破损者禁用。

（3）1 岁以下儿童慎用。

（孙丽平　魏丽娜）

四、小儿芳香疗法

芳香疗法是利用芳香植物精油或纯露来预防、治疗或辅助治疗疾病的方法。在西方一些国家，如英国、法国，芳香疗法已非常普及，并且属于医疗保健方法之一，在医疗临床、心理康复、护理等多方面进行着运用，积累了大量经验。小儿芳香疗法是采用有效的芳香植物精油或纯露，通过香熏、按摩、吸入、沐浴、热敷等方式，经皮肤或呼吸道黏膜吸收后，直达血液，通过血液循环来发挥其提高免疫、调整内分泌、改善代谢、调节情绪等作用，以达到促进小儿健康成长的一种外治疗法。

（一）小儿芳香疗法适应证

小儿芳香疗法的外用途径主要是吸嗅（香熏、喷洒、佩戴）或涂抹（按摩、抚触、小儿推拿、湿敷、含漱等）。

适用于呼吸系统疾病，如上、下呼吸道感染等；消化系统疾病，如：消化功能紊乱、婴儿肠绞痛、便秘、腹泻、口臭、厌食等；皮肤疾病，如湿疹、烫伤、带状疱疹、蚊虫叮咬等；情绪类疾病，如夜啼、失眠、多动症、焦虑、抑郁等。

（二）小儿芳香疗法注意事项

1. 芳香精油不可口服，以免造成肝、肾损伤。精油不可持续使用超过 3 周，预防慢性毒性积累。

2. 小儿不可直接外用纯精油，必须通过如甜杏仁油、荷荷巴油等基础油稀释到适合浓度，以免发生皮肤灼伤与过敏。儿童外用精油浓度建议在 3% 以下，常用 30ml 基础油为计量单位，选取 1~4 种单方精油进行组方，临床简化配比方法（表 3-3-1）如下：

表 3-3-1　小儿精油临床简化配制法

年龄	30ml 基础油添加精油滴数
新生儿~4 个月	1 滴
4 个月~2 岁	1~2 滴
2~6 岁	2~3 滴
6~12 岁	4~5 滴
12 岁以上	8~10 滴

3. 芳香精油和纯露的选择（图 3-3-9）

（1）选择前明确精油和纯露提取植物的拉丁文，分清植物种属及产地。

（2）尽量选择无毒、无致畸，含酮类、醚类成分少的精油和纯露。

（3）甜橙、柠檬、佛手柑等橘类精油对儿童相对安全，但要防范其光敏毒性。

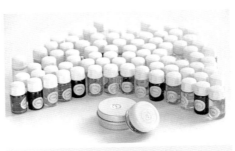

图 3-3-9　各类芳香精油

（4）尽量选择有机认证的精油和纯露，尽量减少农残对小儿的影响。

（5）复方气味需患儿喜欢且接受，且放置在小儿不容易拿到的地方。

（6）精油及纯露需避光保存，必要时放冰箱保鲜，若出现哈喇味或大量絮状物不可再使用。

（7）三岁以内小儿选择精油进行配方治疗时需谨慎，可用同植物的纯露替代精油进行相关治疗。

4. 操作前，需在小儿耳后或前臂内侧进行过敏性测试，若 15min 内出现皮疹，不可使用。

5. 常规配方浓度的精油不可使用在小儿面部。若不慎入眼，需用全脂灭菌牛奶冲洗后用蒸馏水冲洗。

（三）小儿芳香疗法操作步骤与要求

1. 小儿香疗按摩

（1）施术前准备

1）按摩介质的选择：纯露或稀释后的精油都可作为推拿介质使用。根据患儿年龄大小、病情需要，选择 1~3 种植物精油用基础油稀释到相应浓度，倒出 10~30ml 至容器中备用（也可选择相应植物的纯露 20~30ml 备用）。

2）器具：可根据患儿情况备用消毒纱布、棉签、保暖毛巾、远红外线加热灯、刮痧板、火罐、离子导入仪等。

3）医师：具有芳香疗法知识，妊娠期医师避免进行芳香疗法相关操作。操作前医师双手用肥皂水清洗，必要时可佩戴手套进行操作。

4）环境：治疗室内应清洁，安静，光线明亮，温度适宜，避免吹风受凉。

5）体位：选择患儿舒适，便于操作的体位。

6）术前护理：备齐器具至患儿床边。对大龄患儿做好说明讲解，说明治疗的意义和注意事项,进行安慰与鼓励,消除患儿的紧张恐惧情绪,使患儿及家长能积极主动配合操作。对年龄小不能合作的患儿,可在施术前由家长协助,抱持固定患儿于合适体位,一般取坐位。

(2)施术方法:操作前需做过敏性测试。根据实际需要,按本书小儿推拿、刮痧、火罐、离子导入仪等外治法,用精油或纯露作为介质,进行操作。

(3)疗程:根据患儿实际耐受情况,进行选择。建议疗程每天 1~3 次,一周为 1 个疗程。同种精油不可持续使用超过 3 周。

(4)施术后处理:施术后,用消毒棉签或纱布擦拭皮肤表面残留精油或纯露。

(5)注意事项

1)严格遵守配方浓度要求,严禁口服或黏膜给药。

2)患儿精神紧张、大汗、饥饿时不宜进行操作。

3)患儿皮肤若有破溃、感染、过敏则不宜进行操作。

4)操作手法宜轻、快、准,不可用力过猛。

5)避免精油接触患儿面部。

(6)疗法禁忌

1)患有凝血机制障碍的患儿禁用。

2)有血管瘤、不明原因的肿块禁用。

3)1 岁以下患儿慎用。

4)过敏试验阳性患儿禁用。

5)1 岁以下患儿慎用,特别是含薄荷酮、樟脑类物质精油。

2. 小儿香熏吸嗅法

(1)施术前准备

1)材料:根据患儿年龄大小、病情需要,选择 1~3 种植物精油混合后备用。

2)器具:可根据实际情况选择双脱醛乙醇、吸嗅管、超声波扩香仪、香熏灯、口罩等。

3)医师:医师具有芳香疗法知识。妊娠期医师避免进行芳香疗法相关操作。操作前医师双手用肥皂水清洗,必要时可佩戴手套进行操作。

4)环境:治疗室需要有部分儿童娱乐设施,如书、电视等,让小儿能持续吸嗅 15~20min。若选用空间扩香法,治疗室面积不可太大(10~15m²),不可有太多家具,室内清洁,安静,光线明亮,温度适宜。若使用鼻嗅管或口罩给药,空间大小不受限制,避免吹风受凉即可。

5)体位:选择患儿舒适,可以边娱乐如看书、看电视、听故事等边进行治疗。

6)术前护理:对大龄患儿做好沟通,说明治疗的意义和注意事项,进行安慰与鼓励,消除患儿的紧张恐惧情绪,使患儿及家长能积极主动配合操作。对年龄小不能合作的患儿,可在施术中由家长陪同,用游戏娱乐的方式让小儿接受治疗。

(2)施术方法

1)若选用空间扩香法:将配制好的精油 3~5ml,放置到扩香仪器中,按仪器要求加入水或者双脱醛乙醇,根据治疗室面积,调整扩香速度,以不刺鼻,舒适为度。治疗时间 15~20min。

2)若使用鼻嗅管或口罩进行吸嗅,由于精油浓度高,器具表面不可有精油残留,吸嗅时间 15~20min。环境活动不受限制,避免吹风受凉即可。

3)年长儿,可用扩香项链、扩香手环等进行吸嗅。

(3)疗程:根据患儿实际耐受情况,每日 1~3 次,每次 15~20min,一周为 1个疗程。

(4)施术后处理:施术后,用消毒棉签或纱布擦拭干净。若患儿鼻腔不适,下次治疗需降低扩香速度或扩香浓度。

(5)注意事项

1)香薰吸嗅用精油浓度较高,严禁口服、严禁接触皮肤或黏膜给药。

2)患儿精神紧张、大汗、饥饿时不宜进行操作。

3)患儿皮肤若有破溃、感染、过敏则不宜进行操作。

4)避免精油接触患儿面部。

5)纯露由于含精油浓度较低,不适合用于香薰吸嗅,可直接以用喷雾器,喷洒在皮肤表面。

6)扩香机必须选择精油扩香专用的,否则容易损坏仪器。

(6)疗法禁忌

1)凝血机制障碍的患儿禁用。

2)有血管瘤、不明原因的肿块禁用。

3)1 岁以下患儿慎用,特别是含薄荷酮、樟脑类物质精油。

(王小进)

五、小儿蜂疗法

中医学认为,蜂针疗法是针、药(蜂毒)、灸三者合而为一的一种中医传统疗法。广义的传统中医蜂疗法是指在中医辨证论治以及经络学说等理论指导下,以蜜蜂毒液或其他蜂产品(如蜂胶、蜂蜜、蜂房、蜂子、王浆、花粉、蜂蜡)等治疗疾病的一种传统特色疗法。狭义的中医蜂疗法主要是指以蜜蜂蜇刺患者相关部位释放毒液,从而治疗疾病的方法。

由于儿童自身特点,在临床中常常采用"无痛蜂疗法",利于广大儿童的依从性。无痛蜂疗法是成永明教授1996年在传统中医蜂疗法的基础上创新而成的新式蜂疗法。由于儿童普遍反应敏感、怕疼等,因此小儿无痛蜂疗突破常规蜂疗法,采用经过特殊喂养减毒处理后的岭南地区体型较小的野生中蜂,在穴位上随刺随拔,留针最长时间不超过3秒,从而让患儿在无痛中接受治疗。小儿无痛蜂疗法每周治疗1~2次,常见疾病10~20次可治愈,体质较差者需时较长。小儿无痛蜂疗法对治疗反复呼吸道感染、哮喘、鼻炎、贫血、遗尿等有突出疗效。

(一)小儿蜂疗法保健治疗机制及适应证

1. 恢复机体平衡　蜂疗法对人体各系统诸多器官和组织具有明显的调整作用,恢复重建机体内环境稳态与平衡;对大脑细胞功能具有双向调节作用。对于厌学(大脑经常处于抑制状态)、抽动秽语综合征(大脑常处于亢奋状态)、肠易激综合征、习惯性便秘等疾病均具有很好的调节效果。

2. 增强机体免疫功能　通过蜂针疗法可增强患儿机体抗病能力,进而对预防感冒、哮喘复发以及治疗急、慢性咽喉炎,胃炎,肠炎,急、慢性鼻炎,急、慢性支气管炎,肺炎等具有明显作用。

3. 镇痛　蜂针疗法的显著疗效之一表现在镇痛。

4. 抗病原体、抗辐射、抗肿瘤作用　蜂毒能抑制多种病原微生物的生长繁殖,可对抗青霉素耐药的金黄色葡萄球菌,可增强磺胺类和青霉素类药物的抗菌能力。

(二)小儿蜂疗法操作步骤与要求

1. 体位　依据处方选择合适的体位,以便蜂针的施术操作。临床常用蜂针治疗体位主要有以下几种:

(1)仰卧位:适宜于取头、面、胸腹部腧穴,和上、下肢部分腧穴。

(2)侧卧位:适宜于取身体侧面少阳经腧穴和上、下肢的部分腧穴。

(3)俯卧位:适宜于取头、项、脊背、腰骶部腧穴,和下肢背侧及上肢部分腧穴。

(4)仰靠坐位:适宜于取前头、颜面和颈前部位腧穴。

（5）俯卧坐位：适宜于取后头和项、背部的腧穴。

（6）侧伏坐位：适宜于取头部的一侧、面颊及取前后部位的腧穴。

除上述常用体位外，对特殊腧穴则根据不同要求采取不同的体位。

2. 抓取蜜蜂 提前一天抓取蜜蜂，饲喂中药进行解毒后放入蜂疗盒。使用时将蜂疗盒摇动十余下，这样，可以促使蜜蜂排出一部分蜂毒，从而使蜜蜂毒性降低。蜂疗时疼痛感及不良反应的发生率与程度均会降低。

3. 穴位标记及消毒 选好准备蜂疗的穴位（蜂针点）后，可用龙胆紫液进行标记。穴位标记好后，再进行消毒。可用聚维酮碘或 75% 的乙醇棉球涂擦消毒。

4. 针刺 使用蜜蜂针刺时，一手用镊子从蜂疗盒中夹住蜜蜂的头腹部取出蜜蜂，另一手用镊子尖轻刮蜜蜂尾端数下，用镊子刮去蜜蜂蜇刺尖端的蜂毒液，以进一步减毒。然后将蜜蜂蜇刺移近选定的进针点、对准进针点刺入皮肤。一般蜜蜂尾刺在患儿皮肤内停留的时间不超过 3 秒钟。

5. 留针 一般不留针，立即出针。

6. 出针 出针时，使用镊子尖部夹紧露在患儿皮肤表面的蜜蜂蜇针的尾部，垂直于皮肤表面顺势将拔出。如若发生断针，由于蜂针较细嫩，不易处理干净，不必紧张。12h 内，断留在皮肤内的蜂针残端会自动脱落。

7. 观察 蜂疗结束后尽量让患儿在蜂疗室留观 20min，主要观察患儿的病情变化以及蜂疗后有无过敏反应。常见的过敏反应表现为皮疹、发热、淋巴结肿大、头晕、呕吐、心律失常、血尿等，严重者会出现过敏性休克。有些迟发型过敏反应如发热，一般出现在蜂疗后的第一个 24h 内，注意及时与蜂疗医师联系，及时恰当处理。

（三）小儿蜂疗法注意事项

临床应用蜂疗法时，部分患儿会出现一些全身或局部的不适反应，如发热、风团、淋巴结肿大、头晕、血尿等症状，必须做好对症处理。

1. 发热 患儿出现发热，多在治疗 3~4 次后出现，发热时间为 1~2 天。处理：多饮水，同时给予冰敷，或配合针灸针刺大椎、风池、曲池、合谷等，必要时口服退热药物对症治疗。

2. 风团瘙痒 若患儿出现风团、瘙痒时，避免搔抓，饮食清淡，忌食辛辣鱼腥等食物。必要时可选用止痒药膏外涂。如有声音嘶哑、呼吸困难，提示喉头水肿，做好抢救准备，按过敏性休克处理。

3. 头晕 患儿如出现头晕，应卧床休息，测量血压，观察头晕症状，待症状减轻或消失后方可下床活动。若患儿伴有胸闷、呕吐,给予针刺内关止呕,并注意与蜂毒过敏反应、蜂毒中毒等引起的头晕相鉴别。

4. 淋巴结肿大 若患儿出现局部淋巴结肿大,应多饮水,同时更改蜂针的穴位,减少蜂针数量,延长蜂疗的间隔时间。症状一般会自行消失,若症状仍未消退,可给予双柏油膏局部热敷,以帮助消肿。

5. 血尿 个别患儿蜂疗后可能出现血尿,及时停用蜂疗法,观察随访,必要时检查尿常规、肾功能。

(黄 茂)

六、小儿蜡疗法

小儿蜡疗法是温热疗法的一种,利用加热的石蜡敷在患儿患处,或将患部浸入蜡液中,以通其经脉,调其气血,使阴阳归于相对平衡,从而达到预防和治疗疾病的目的。《经史证类备急本草》收载葛洪、孙思邈、刘禹锡等用热蜂蜡疗外治疾病的方法。明代李时珍在《本草纲目》中曾有记载用蜡疗法治疗破伤风湿、暴风身冷、脚上冻疮等有奇效。现代蜡疗技术将中药与蜡疗法有机地结合在一起,使蜡疗法在施治技术和诊疗效果上均有很大的发展和提高。

(一)小儿蜡疗法适应证

1. 软组织挫伤、扭伤或挤压伤。

2. 外伤或术后组织器官粘连或关节挛缩强直。

3. 肉芽生长缓慢的营养性溃疡、烧灼伤和冻伤及其后遗症。

4. 各种关节炎如肱骨外上髁炎等。

5. 肌病,如肌炎、肌营养不良、肌萎缩及皮肤肌肉硬化症。

6. 周围神经疾病,如神经外伤及其后遗症、神经性皮炎、周围性面神经麻痹等。

7. 消化性疾病,如消化不良、膈肌痉挛等。

8. 皮肤病,如湿疹、黄褐斑、冻伤、神经性皮炎等。

(二)小儿蜡疗法操作步骤与要求

1. 蜡疗室及设备

(1)治疗室房间面积、治疗床位和各种设备都与针灸治疗室相同。

(2)石蜡加热温度:一般加热熔化到50~60℃即可。

(3)蜡的杂质清洁方法、消毒和重复使用:石蜡可重复使用,但必须每周或半个月清洁1次,以排除蜡中杂质。石蜡的清洁方法有以下几种:①水煮清洁法;②滑石粉清洁法;③沉淀清洁法;④白陶土清洁法。

2. 蜡疗方法

(1)刷蜡法:用平毛刷浸蘸加热到 50~60℃的石蜡,在治疗部位迅速而均匀地反复涂刷,使蜡层厚度达 1~2mm 即可。就像穿上蜡制的鞋袜或衣服一样,然后用棉垫包裹保温。

(2)蜡饼法:将已化开的石蜡倒入准备好的盘中,其厚度应为 2~4mm,待成饼状以后,用力轻轻地把石蜡与盘边分开,将柔软的石蜡(45~55℃)从盘中迅速取出,放在油布上,包好蜡的周边后放于治疗部位,再用棉垫毛毯包好。这种方法操作简单,蜡温恒定,适用于大面积的治疗。

(3)浸蜡法:依治疗部位,准备特制的木盆,将手、足等治疗部位先按刷蜡法涂敷石蜡,待形成一层蜡壳后,再浸入盛 50~60℃的石蜡容器中进行治疗。

(4)蜡布敷贴法:将消毒纱布垫浸蘸热蜡液,冷却到患者能耐受的程度,敷贴在治疗部位上,然后再用另一块较小的浸有 60~65℃蜡液的纱布垫,盖在第一块纱布垫的上面,用油布、床单、棉被依次裹好保温,每日或隔日治疗 1 次,每次治疗 30~60min,20 次为 1 个疗程。

(5)蜡垫法:将浸有化开蜡的纱布垫冷却到皮肤能耐受的温度,放在治疗部位上,然后再用较小的浸有 60~65℃高温石蜡的纱布垫放在第一层纱布上,再放上油布棉垫保温。

(6)喷雾法:石蜡加热至 100℃并经 15min 消毒后,冷却到 70~80℃,然后倒入经过消毒的喷管直径为 2~3mm 的喷雾器中,将蜡喷在已清除痂皮、脓液、分泌物的创面上,包括周围 2~3mm 的健康皮肤,然后用石蜡纱布或蜡饼敷盖其上部,再用胶布、床单、毛毯或棉被等包好保温。

(三)小儿蜡疗法注意事项

(1)做蜡疗前必须诊断清楚,并且熟悉蜡疗的适应证,不清楚病情和病因而盲目做蜡疗是危险的,容易耽误病情。

(2)各种蜡疗,每次时间 30~60min,每日或隔日 1 次,20~30 次为 1 个疗程,要耐心坚持,不要期望立竿见影。

(3)熔解石蜡不能直接加热,必须隔水蒸,以免破坏蜡质。

(4)石蜡可以反复使用,但必须去除其中的汗水、污秽物和其他杂质,加热100~125min。反复使用必须消毒。

(5)重复使用时,每次应加入 15%~25% 的新蜡。

(6)用于创面、体腔部位的石蜡不得重复使用。每次蜡疗时都要严格消毒。

（7）患有恶性肿瘤、活动性肺结核、高热、感染性皮肤病、有出血倾向等患儿禁止蜡疗。

（四）小儿蜡疗法禁忌证

高热、温热感觉障碍者、血液循环障碍者、化脓性感染的炎症、结核病、一岁以下的婴儿、出血及有出血倾向的疾病、感染性皮肤病、局部渗出未停止者、微血管扩张等患者禁用。

（黄　茂）

第四章　儿童常用外治方药

第一节　常用中药

槟　榔

【药物来源】棕榈科植物槟榔的干燥成熟种子。

【功能主治】杀虫,消积,下气,行水。治虫积、食滞,脘腹胀痛,泻痢后重,疟疾,水肿,脚气,痰癖,症结。

【外用方法】煎水洗或研末调敷。

【外用举例】

治乌癞,大腹子膏敷方:大腹生者二枚,如无生者,干者亦得,上一味,用皮全者,勿令伤动。以酒一升浸,缓火熬,令酒尽药干,捣罗为末,炼腊月猪膏,调和如膏敷之。(《圣济总录》)

治小儿头疮,积年不瘥方:上取槟榔,水磨,以纸衬,晒干,以生油调涂之。(《太平圣惠方》)

治口吻生白疮,宜用此方:上用槟榔二枚。烧灰细研,敷疮上立瘥。(《太平圣惠方》)

治聤耳出脓:槟榔研末吹之。(《鲍氏小儿方》)

胡次丹,从脐上起,黄肿:用槟榔为末,醋调涂。(《本事方续集》)

薄　荷

【药物来源】 唇形科植物薄荷或家薄荷的全草或叶。

【功能主治】 疏风,散热,辟秽,解毒。治外感风热,头痛,目赤,咽喉肿痛,食滞气胀,口疮,牙痛,疮疥,瘾疹。

【外用方法】 捣汁或煎汁涂。

【外用举例】

治衄血不止:薄荷汁滴之。或以干者水煮,棉裹塞鼻。(《类证普济本事方释义》)

治蜂虿螫伤:薄荷按贴之。(孟诜《必效方》)

治耳痛:鲜薄荷绞汁滴入。(《闽东本草》)

冰　片

【药物来源】 龙脑香科植物龙脑香树脂的加工品,或为樟脑、松节油等用化学方法合成的加工制成品。

【功能主治】 通诸窍,散郁火,去翳明目,消肿止痛。治中风口噤,热病神昏,惊痫痰迷,气闭耳聋,喉痹,口疮,痈肿,痔疮,目赤翳膜,蛲虫病。

【外用方法】 研末撒或调敷。

【外用举例】

治急中风目瞑牙噤,不能下药,用此散,以中指点散子,揩齿三二十次,在大牙左右,其口自开,始得下药,开关散方:天南星(生捣为细末)、龙脑(别研)。上二味,各等分研细,五月五日午时合,患者只使一字,至半钱匕。(《圣济总录》)

治伤寒舌出寸余,连日不收。用梅花片脑掺舌上,应手而收。(《济世全书》)

治头脑疼痛:片脑一钱,纸卷作拈,烧烟熏鼻,吐出痰涎即愈。(《寿域神方》)

治风热喉痹:灯心一钱,黄柏五分(并烧存性),白矾七分(煅过),冰片脑三分。为末。每以一、二分吹患处。(《濒湖集简方》)

治鼻中息肉垂下者:用片脑点之,自入。(《濒湖集简方》)

芥 子

【药物来源】十字花科植物白芥的干燥成熟种子。

【功能主治】利气豁痰,温中散寒,通络止痛。治痰饮咳喘,胸胁胀满疼痛,反胃呕吐,中风不语,肢体痹痛麻木,脚气,阴疽,肿毒,跌打肿痛。

【外用方法】研末调敷。

【外用举例】

治伤寒后,肺中风冷,失音不语,芥子酒熨方:白芥子五合(研碎)。上一味,用酒煮令半熟,带热包裹,熨项颈周延,冷则易之。(《圣济总录》)

治肿毒初起:白芥子末醋调涂之。(《濒湖集简方》)

治小儿乳癖:白芥子研末水调,摊膏贴之,以平为期。(《本草权度》)

僵 蚕

【药物来源】蚕蛾科昆虫家蚕蛾的幼虫感染白僵菌而僵死的干燥全虫。

【功能主治】祛风解痉,化痰散结。治中风失音,惊痫,头风,喉风,喉痹,瘰疬结核,风疮瘾疹,丹毒,乳腺炎。

【外用方法】研末撒或调敷。

【外用举例】

治野火丹从背上两胁起:僵蚕二七枚,和慎火草捣涂之。(《产乳集验方》)

治木舌:僵蚕研末吹之,吐痰即愈。(《四科简效方》)

壁 钱

【药物来源】壁镜科动物壁钱的全虫。

【功能主治】清热解毒,止血定惊。治喉痹,牙疳,鼻衄,痔疮下血,金疮出血。

【外用方法】捣汁涂,研末敷或吹喉。

【外用举例】

治扁桃体炎:壁钱十个,焙干,研末,吹喉。(《吉林中草药》)

治鼻衄:壁钱煅存性,研末,以棉花蘸塞鼻孔。(《泉州本草》)

治诸疮出血:壁钱煅存性,合冰片少许,研末敷伤口。(《泉州本草》)

白 芷

【药物来源】伞形科植物白芷或杭白芷的干燥根。

【功能主治】祛风,燥湿,消肿,止痛。治头痛,眉棱骨痛,齿痛,鼻渊,寒湿腹痛,肠风痔漏,赤白带下,痈疽疮疡,皮肤燥痒,疥癣。

【外用方法】研末撒或调敷。

【外用举例】

治半边头痛,因风寒而起者更效:白芷、细辛、石膏、乳香(去油)、没药(去油)。上等分为末,吹入鼻中,左痛右吹,右痛左吹。(《种福堂公选良方》)

治眉框痛:黄芩(酒浸炒),白芷。上为末,茶清调二钱。(《丹溪心法》)

治痔疮肿痛:先以皂角烟熏之,后以鹅胆汁调白芷末,涂之,即效。(《本草单方》)

治肿毒疼痛:用香白芷末水调敷。(《卫生易简方》)

白　　及

【药物来源】兰科植物白及的干燥块茎。

【功能主治】补肺,止血,消肿,生肌,敛疮。治肺伤咳血,衄血,金疮出血,痈疽肿毒,溃疡疼痛,汤火灼伤,手足皲裂。

【外用方法】研末撒或调涂。

【外用举例】

治疔疮肿毒:白及末半钱,以水澄之,去水,摊于厚纸上贴之。(《袖珍方》)

敷药铁箍散,治一切疮疖痈疽:白及、芙蓉叶、大黄、黄柏、五倍子。上为末,用水调搽四围。(《保婴撮要》)

治瘰疬脓汁不干:白及、贝母、净黄连各半两,轻粉三十贴。上前三味,锉焙为末,仍以轻粉乳钵内同杵匀,抄一钱至二钱,清油调擦患处,必先用椒皮散煮水,候温净洗拭干,方涂药。(《活幼心书》)

治刀斧伤损肌肉,出血不止:用白及,研细末,掺之。即止血,收口。(《本草汇言》)

治手足皲裂:白及末,水调塞之,勿犯水。(《济急仙方》)

百　　部

【药物来源】百部科植物蔓生百部、直立百部或对叶百部的干燥块根。

【功能主治】温润肺气,止咳,杀虫。治咳嗽,蛔虫、蛲虫病,皮肤疥癣、湿疹。

【外用方法】煎水洗或研末调敷。

【外用举例】

治蚰蜒入耳，涂耳百部方：百部（切、焙）。上一味，捣罗为末，以一字生油调，涂于耳门上，其虫自出。（《圣济总录》）

治丹毒瘤：蜈蚣一条干者，白矾皂子大，雷丸一个，百步二钱，秤，同为末，醋调涂之。（《本草衍义》）

侧 柏 叶

【药物来源】柏科植物侧柏的干燥枝梢及叶。

【功能主治】凉血止血，化痰止咳，生发乌发。治吐血、衄血、尿血、血痢、肠风、崩漏，风湿痹痛，咳嗽，丹毒，痄腮，烫伤。

【外用方法】煎水洗、捣敷或研末调敷。

【外用举例】

治鼻衄：上以石榴花与柏叶等分为末，吹鼻中。（《普济方》）

治深部脓肿：侧柏叶一两，白矾五钱，酒一两。先将侧柏叶捣碎，又将白矾细粉置酒中溶化，再将侧柏叶倒入酒内和匀，调敷患处，每日换药二次。（《江苏省中草药新医疗法展览资料选编》）

治流行性腮腺炎：扁柏叶适量，洗净捣烂，加鸡蛋白调成泥状外敷，每天换药二次。（《草医草药简便验方汇编》）

治鹅掌风：鲜侧柏叶，放锅内水煮二、三沸，先熏后洗，一日二三次。（《河北中医药集锦》）

赤 石 脂

【药物来源】硅酸盐类矿物多水高岭土的一种红色块状体。

【功能主治】涩肠，止血，收湿，生肌。治久泻，久痢，便血，脱肛，遗精，崩漏，带下，溃疡不敛。

【外用方法】研末撒或调敷。

【外用举例】

治外伤出血：赤石脂八份，五倍子六份，松香六份。共研细末，撒于伤口，加压包扎。（《中草药新医疗法资料选编》）

治聤耳，通耳出脓血方：白矾灰、黄连（去须）、乌贼鱼骨、赤石脂（以上各一分）。上件药，捣细罗为末，每用半钱，绵裹塞耳中。（《太平圣惠方》）

茶　　叶

【**药物来源**】山茶科植物茶的芽叶。

【**功能主治**】清头目,除烦渴,化痰,消食,利尿,解毒。治头痛,目昏,多睡善寐,心烦口渴,食积痰滞。

【**外用方法**】研末调敷。

【**外用举例**】

治诸般喉症:细茶二钱(清明前者佳),黄柏三钱,苏州薄荷叶三钱,硼砂(煅)二钱。上各研极细,取净末和匀,加冰片三分吹入。(《万氏家抄济世良方》)

治脚指缝烂疮及因暑手抓两脚烂疮:用细茶口嚼烂敷之,立愈。(《古今医统大全》)

川　贝　母

【**药物来源**】百合科植物川贝母、暗紫贝母、甘肃贝母或梭砂贝母的干燥鳞茎。

【**功能主治**】清热润肺,化痰止咳。治肺热燥咳,干咳少痰,阴虚劳嗽,咯痰带血。

【**外用方法**】研末撒或调敷。

【**外用举例**】

治冷泪目昏:治之以贝母一枚,白腻者,胡椒七粒,不犯铜铁,研细,临卧点之,愈。(《儒门事亲》)

治小儿鹅口,满口白烂:贝母去心为末,半钱,水五分,蜜少许,煎三沸,缴净抹之,日四五度。(《太平圣惠方》)

川　乌　头

【**药物来源**】毛茛科植物乌头(栽培品)的干燥母根。

【**功能主治**】祛寒湿,散风邪,温经,止痛。治风寒湿痹,历节风痛,四肢拘挛,半身不遂,头风头痛,心腹冷痛,阴疽肿毒。

【**外用方法**】研末调敷。

【**外用举例**】

治口眼歪斜:生乌头、青矾各等分。为末,每用一字,搐入鼻内,取涕吐涎,

立效无比,名通关散。(《箧中秘宝方》)

治牙疼,乌头丸方:川乌头一分(生用),附子一分(生用),上件药,捣罗为末,用面糊和丸,如小豆大。以绵裹一丸,于痛处咬之,以瘥为度。(《太平圣惠方》)

治久生疥癣:川乌头七枚(生用),上捣碎,以水三大盏,煎至一大盏,去滓,温温洗之。(《太平圣惠方》)

雌 黄

【药物来源】硫化物类矿物雌黄的矿石。

【化学成分】含三硫化二砷。

【功能主治】燥湿,杀虫,解毒。治疥癣,恶疮,蛇虫咬伤,癫痫,寒痰咳喘,虫积腹痛。

【用法用量】多外用,研末调敷。

【外用举例】

治牛皮顽癣:雌黄末,入轻粉,猪膏调抹。(《仁斋直指方论》)

治乌癞疮:雌黄,不限多少。上件药,细研如粉,以醋并鸡子黄和令匀。涂于疮上,干即更涂。(《太平圣惠方》)

大 黄

【药物来源】蓼科植物掌叶大黄、唐古特大黄或药用大黄的干燥根及根茎。

【功能主治】泻热毒,破积滞,行瘀血。治实热便秘,谵语发狂,食积痞满,痢疾初起,里急后重,瘀停经闭,癥瘕积聚,时行热疫,暴眼赤痛,吐血,衄血,阳黄,水肿,淋浊,痈疡肿毒,疔疮。

【外用方法】研末,水或醋调敷。

【外用举例】

治肺壅,鼻中生疮,肿痛方:①川大黄一分(生用),黄连一分(去须),麝香一钱(细研)。上件药,捣细罗为散,研入麝香令匀,以生油旋调,涂于鼻中。②杏仁一分(汤浸,去皮、尖,双仁研为膏),川大黄一分(生为末)。上件药,相和研令匀,以猪脂调涂鼻中。(《太平圣惠方》)

治痈肿振焮不可忍方:大黄,捣,筛,以苦酒和,贴肿上,燥易,不过三,即瘥减,不复作,浓自消除,其神验也。(《肘后备急方》)

治耳有恶疮方：川大黄(半两)、黄连末(一分)、龙骨末(一分)，上件药，同研令匀，每用少许，绵裹纳耳中。(《太平圣惠方》)

治冻疮皮肤破烂，痛不可忍：川大黄，上为末，新汲水调，搽冻破疮上。(《卫生宝鉴》)

大　蒜

【**药物来源**】百合科植物大蒜的鳞茎。

【**功能主治**】行滞气，暖脾胃，消癥积，解毒，杀虫。治饮食积滞，脘腹冷痛，水肿胀满，泄泻，痢疾，疟疾，百日咳，痈疽肿毒，白秃癣疮，蛇虫咬伤。

【**外用方法**】切片外擦或捣烂外敷或蒜汁滴鼻。

【**外用举例**】

治脚转筋：急将大蒜磨脚心，令偏热，即瘥。(《济世神验良方》)

治脑漏鼻渊：大蒜切片，贴足心，取效止。(《外治寿世方》)

治小儿脐风：用独头蒜切片，安脐上，以艾灸，口中有蒜气即止，立效。(《普济方》)

凡患背疽，漫肿无头者，用湿纸贴肿处，但一点先干处，乃是疮头。可用大蒜十颗，淡豉半合，乳香钱许，研烂置疮上，铺艾灸之，痛否皆以前法为度。(《外科精要》)

治妇人阴肿作痒：蒜汤洗之，效乃止。(《永类钤方》)

地　肤　子

【**药物来源**】藜科植物地肤的干燥成熟果实。

【**功能主治**】利小便，清湿热。治小便不利，淋病，带下，疝气，风疹，疮毒，疥癣，阴部湿痒。

【**外用方法**】煎水洗。

【**外用举例**】

治肢体疣目：地肤子，白矾等分。煎汤频洗。(《寿域神方》)

治阴溃：用地肤子煎汤洗。(《卫生易简方》)

甘　草

【**药物来源**】豆科植物甘草的干燥根及根状茎。

【**功能主治**】和中缓急，润肺，解毒，调和诸药。生用，治咽喉肿痛，痈疽疮疡,解药毒及食物中毒。炙用,治脾胃虚弱,食少,腹痛便溏,劳倦发热,肺痿咳嗽,心悸,惊痫。

【外用方法】研末掺或煎水洗。

【外用举例】

治疟疾:甘草二份,甘遂一份。共研细末,于发作前两小时取用一分放肚脐上,以胶布或小膏药贴之。(徐州市《单方验方新医疗法选编》)

治虚劳阴湿痒生疮:上用甘草一尺。细锉。以水五升。煮取三升。去滓。看冷热。洗之。(《太平圣惠方》)

甘　　遂

【药物来源】大戟科植物甘遂干燥块根。

【功能主治】泻水饮,破积聚,通二便。治水肿胀满,留饮,结胸,痢疾,噎膈,癥瘕积聚,二便不通。

【外用方法】研末调敷。

【外用举例】

治二便不通:甘遂末以生面糊调,敷脐中及丹田内,仍艾灸三壮,饮甘草汤,以通为度。(《太平圣惠方》)

治麻木疼痛,万灵膏:甘遂二两,蓖麻子仁四两,樟脑一两。捣作饼贴之,内饮甘草(汤)。(《摘玄方》)

瓜　　蒂

【药物来源】葫芦科植物甜瓜的果蒂。

【功能主治】吐风痰宿食,泻水湿停饮。治痰涎宿食,壅塞上脘,胸中痞梗,风痰癫痫,湿热黄疸,四肢浮肿,鼻塞,喉痹。

【外用方法】研末搐鼻。

【外用举例】

治黄疸,目黄不除,瓜丁散方:瓜丁细末,如一大豆许,纳鼻中,令病人深吸取入鼻中,黄水出,瘥。(《千金翼方》)

治阴黄黄疸及暴急黄:取瓜蒂、丁香各七枚,小豆七粒,为末,吹黑豆许于鼻中,少时黄水出,瘥。(《证类本草》)

治鼻中息肉,敷鼻瓜蒂膏方:上用陈瓜蒂一分,捣罗为末,以羊脂和,以少许敷息肉上,日三用之。(《太平圣惠方》)

治牙齿痛,瓜蒂散方:瓜蒂七枚,上一味,炒黄碾散,以麝香相和,新绵裹,病牙处咬之。(《圣济总录》)

孩　儿　茶

【**药物来源**】豆科植物儿茶的枝干或茜草科植物儿茶钩藤的枝叶煎汁浓缩而成的干燥浸膏。

【**功能主治**】清热,化痰,止血,消食,生肌,定痛。治痰热咳嗽,消渴,吐血,衄血,尿血,血痢,血崩,牙疳,口疮,喉痹,湿疮。

【**外用方法**】研末撒或调敷。

【**外用举例**】

治牙疳口疮:孩儿茶、硼砂等分,为末搽之。(《本草纲目》)

治走马牙疳:孩儿茶、雄黄、贝母等分。为末,米泔漱净,搽之。(《积德堂经验方》)

治鼻渊流水:孩儿茶末吹之。(《本草权度》)

治龟头烂:孩儿茶合冰片涂之神效。(《本草撮要》)

花　　椒

【**药物来源**】芸香科植物花椒的干燥成熟果皮。

【**功能主治**】温中散寒,除湿,止痛,杀虫,解鱼腥毒。治积食停饮,心腹冷痛,呕吐,呃逆,咳嗽气逆,风寒湿痹,泄泻,痢疾,疝痛,齿痛,蛔虫病,蛲虫病,阴痒,疮疥。

【**外用方法**】研末调敷或煎水浸洗。

【**外用举例**】

治齿痛:蜀椒,醋煎含之。(《食疗本草》)

治寒湿脚气:川椒二、三升,稀布囊盛之,日以踏脚,贵人所用。(《妇人大全良方》)

治肾风囊痒:川椒、杏仁。研膏,涂掌心,合阴囊而卧,甚效。(《仁斋直指方论》)

治手脚心,风毒肿:生椒末,盐末,等分,以醋和敷,立瘥。(《肘后备急方》)

黄　大　豆

【**药物来源**】豆科植物大豆的种皮黄色的种子。

【功能主治】健脾宽中,润燥消水。治痘积泻痢,腹胀鼠疫,妊娠中毒,疮痈肿毒,外伤出血。

【外用方法】捣敷或炒焦研末调敷。

【外用举例】

治痘后生疮:黄豆烧黑研末,香油调涂。(《本草纲目》)

治痘后痈毒:嚼生黄豆涂之,即溃。浸胖,捣涂诸痈疮亦妙。(《随息居饮食谱》)

黑 大 豆

【药物来源】豆科植物大豆的黑色种子。

【功能主治】活血,利水,祛风,解毒。治水肿胀满,风毒脚气,黄疸浮肿,风痹筋挛,产后风痉、口噤,痈肿疮毒;解药毒。

【外用方法】研末掺或煮汁涂。

【外用举例】

治小儿丹毒方:浓煮大豆汁涂之良,瘥后亦无瘢痕。(《备急千金要方》)

治痘疮湿烂:黑大豆,研末,敷之。(《本草纲目》)

治小儿汤火疮:水煮大豆汁涂上,易瘥,无斑。(《证类本草》)

中巴豆毒:黄连,小豆藿汁,大豆汁,并可解之。(《肘后备急方》)

黄 柏

【药物来源】芸香科植物黄柏或黄皮树的干燥树皮。

【功能主治】清热,燥湿,泻火,解毒。治热痢,泄泻,消渴,黄疸,痿躄,梦遗,淋浊,痔疮,便血,赤白带下,骨蒸劳热,目赤肿痛,口舌生疮,疮疡肿毒。

【外用方法】研末调敷或煎水浸渍。

【外用举例】

治小儿重舌方:黄柏以竹沥渍取,细细点舌上,良。(《备急千金要方》)

治唇疮痛痒:黄柏末用野蔷薇根取汁调涂。(《圣济总录》)

治肺痈,鼻中生疮,肿痛方:上以黄柏、槟榔等分。捣罗为末,以猪脂调敷之。(《太平圣惠方》)

疗奶发,诸痈疽发背及乳方:捣黄柏末,筛鸡子白和,厚涂之。干复易,瘥。(《肘后备急方》)

治小儿口舌生疮:生黄柏末涂之,亦妙。(《寿世编》)

黄　　连

【药物来源】毛茛科植物黄连、三角叶黄连、峨嵋野连或云南黄连的干燥根茎。

【功能主治】泻火,燥湿,解毒,杀虫。治时行热毒,伤寒,热盛心烦,痞满呕逆,热泻腹痛,吐、衄、下血,消渴,疳积,蛔虫病,百日咳,咽喉肿痛,火眼,口疮,痈疽疮毒,湿疹,汤火烫伤。

【外用方法】研末调敷、煎水洗或浸汁点眼。

【外用举例】

治小儿心有客热,满口生疮:用黄连为末,蜜水调服。(《卫生易简方》)

治小儿鼻疳疮并耳后疮:用黄连末敷之,日三四度。(《卫生易简方》)

治脓疱疮,急性湿疹:黄连、松香、海螵蛸各三钱。共研细末,加黄蜡二钱,放入适量熟胡麻油内溶化,调成软膏。涂于患处,每日三次。涂药前用热毛巾湿敷患处,使疮痂脱落。(内蒙古《中草药新医疗法资料选编》)

治口舌疮方:用黄连煎酒百沸,半温嗽口细咽。(《箓竹堂集验方》)

寒　水　石

【药物来源】硫酸盐类矿物芒硝的晶体。

【功能主治】清热降火,利窍,消肿。治时行热病,积热烦渴,吐泻,水肿,尿闭,齿衄,丹毒,烫伤。

【外用方法】研末掺或调敷。

【外用举例】

治小儿丹毒,皮肤热赤:用凝水石五钱,水调和猪胆汁,涂之。(《本草汇言》)

生鸡桃花散,治牙齿内血出,并有窍眼,时时吐血:寒水石粉、朱砂、甘草、脑子。上等分为细末。每用少许,干捻有窍处。(《普济方》)

治汤火伤:用寒水石烧过,为末,水调涂之。(《卫生易简方》)

治赤游丹肿:用白玉一两,寒水石二两,为末。米醋调敷患处或肿至外肾,有破处,只用水调。(《卫生易简方》)

滑　　石

【药物来源】硅酸盐类矿物滑石的块状体。

【功能主治】清热,渗湿,利窍。治暑热烦渴,小便不利,水泻,热痢,淋病,黄疸,水肿,衄血,脚气,皮肤湿烂。

【外用方法】研末掺或调敷。

【外用举例】

治淋及小便卒不通:用滑石末一升,以车前汁和涂胸四畔,方四寸,热即易之,冬月水和亦得。(《普济方》)

治天疱湿热等疮(敷天泡湿热等疮):滑石、粉甘草(此当半用为是),上等分为末,搽敷。此方或加绿豆末,以治湿热肥疮更妙。(《景岳全书》)

治小儿体热痱疮,滑石散方:滑石末三两,白矾灰一两,枣叶四两。上件药,捣罗为末。先以温浆水洗疮,后取药敷之。即瘥。(《太平圣惠方》)

治脚趾缝烂:滑石一两,煅膏半两,枯矾少许,掺之。(《本草易读》)

海 螵 蛸

【药物来源】乌鲗科动物无针乌鲗或金乌鲗的干燥内壳。

【功能主治】除湿,制酸,止血,敛疮。治吐、衄、呕血,便血,崩漏带下,血枯经闭,腹痛癥瘕,虚疟泻痢,阴蚀烂疮。

【外用方法】研末撒或调敷。

【外用举例】

治鼻血不止,衄血方:乌贼鱼骨、槐花等末入鼻。(《世医得效方》)

治跌破出血:乌贼鱼骨细末敷,亦治汤火伤烂。(《仁斋直指方论》)

治各种外伤出血:骨粉、海螵蛸、蒲黄炭各等分。研细末,过150目筛,混合即得。撒于创面,稍加压即可凝固止血。(辽宁《中草药新医疗法资料选编》)

治头上疮:用海螵蛸、白胶香各二钱研细,入轻粉半钱再研。先以清油润疮,却将药末干掺疮上,只一次便可,甚者二次。(《卫生易简方》)

治目中一切浮翳:乌贼鱼,其骨能消目中一切浮翳。细研和蜜点之妙。(《食疗本草》)

红 花

【药物来源】菊科植物红花的干燥花。

【功能主治】活血通经,去瘀止痛。治经闭,癥瘕,难产,死胎,产后恶露不行、瘀血作痛,痈肿,跌扑损伤。

【外用方法】研末撒。

【外用举例】

治一切肿：取红花熟揉捣取汁服之，不过再三服便愈，服之多少，量肿大小而进花汁也。(《外台秘要方》)

治聤耳，累年脓水不绝，臭秽方：红花一分，白矾一两(烧灰)。上件药，细研为末，每用少许纳耳中，神效。(《太平圣惠方》)

治褥疮：红花适量，泡酒外搽。(《云南中草药》)

姜　黄

【药物来源】姜科植物姜黄或郁金的干燥根茎。

【功能主治】破血，行气，通经，止痛。治心腹痞满胀痛，臂痛，癥瘕，妇女血瘀经闭，产后瘀停腹痛，跌扑损伤，痈肿。

【外用方法】研末调敷。

【外用举例】

治牙痛不可忍：姜黄、细辛、白芷等分。上为细末并，擦二三次，盐汤漱立止。(《是斋百一选方》)

治诸疮癣初生时，或始痛痒：取姜黄涂之。(《千金翼方》)

苦　参

【药物来源】豆种植物苦参的干燥根。

【功能主治】清热，燥湿，杀虫。治热毒血痢，肠风下血，黄疸，赤白带下，疳积，痔漏，脱肛，皮肤瘙痒，疥癞恶疮，阴疮湿痒，瘰疬，烫伤。

【外用方法】煎水洗。

【外用举例】

治风癣疥癞瘙痒，脓水淋漓：蛇床子、独活、苦参、防风、荆芥穗(各一两)、枯矾、铜绿(各五钱)，为末，麻油调搽。(《外科理例》)

治烫熨火烧疼痛：苦参不以多少，上细末，用香油调搽。(《卫生宝鉴》)

治小儿牙宣齿缝出血方：苦参(末，一两)、白矾(灰，一钱)。上为末，一日三次揩牙上，立验也。(《幼科证治准绳》)

治毒热攻手足，肿痛欲脱者：酒煮苦参以渍之。(《集验方》)

龙 骨

【**药物来源**】古代哺乳动物如象类、三趾马等的骨骼的化石。

【**功能主治**】镇惊安神,敛汗固精,止血涩肠,生肌敛疮。治惊痫癫狂,怔忡健忘,失眠多梦,自汗盗汗,遗精淋浊,吐衄便血,崩漏带下,泻痢脱肛,溃疡久不收口。

【**外用方法**】研末撒或调敷。

【**外用举例**】

治两耳湿烂,久不收敛:用龙骨、赤石脂(俱火煅)、海螵蛸(水煮过)各三钱,共研细末,先用绵纸条拭干脓水,后吹末药。(《本草汇言》)

治阴囊汗痒:龙骨、牡蛎粉,扑。(《溪秘传简验方》)

治小儿脐疮,久不瘥方:上以龙骨烧,细研为末,敷之。(《太平圣惠方》)

治淋巴结结核(适应于干酪化者,或结核破溃者):煅龙骨、煅石膏、滑石各等量。共研末。将已炼好的猪油溶化,投入药末,搅拌成糊状,贮存备用。先将病灶清除干净,再用上药膏制成的油纱布条填塞创面。每日换药一次。开始时脓汁增多,一般3~4天后创面干净。连续应用1~2周。(内蒙古《中草药新医疗法资料选编》)

硫 黄

【**药物来源**】硫黄矿或含硫矿物冶炼而成。

【**功能主治**】壮阳,杀虫。治阳痿,虚寒泻痢,大便冷秘,外用治疥癣,湿疹,癞疮。

【**外用方法**】研末撒,调敷或磨汁涂。

【**外用举例**】

治诸疮胬肉,如蚁出数寸:用硫黄一两,细研,胬肉上薄涂之,即便缩。(《肘后备急方》)

治一切干湿癣,如圣散方:石硫黄半钱,风化石灰半两,铅丹二钱,腻粉一钱。上四味,同研如粉,用生油调,先以布揩破癣涂之。未涂药间,煎葱白、甘草汤淋洗,如换时亦依此。(《圣济总录》)

治小儿聤耳方:末石硫黄,以粉耳中,日一夜一。(《备急千金要方》)

治酒皶赤鼻:硫黄,同白矾、轻粉搽之。(《本草易读》)

露 蜂 房

【药物来源】胡蜂科昆虫大黄蜂或同属近缘昆虫的巢。

【功能主治】祛风,攻毒,杀虫。治惊痫,风痹,瘾疹瘙痒,乳痈,疔毒,瘰疬,痔漏,风火牙痛,头癣,蜂蜇肿疼。

【外用方法】研末调敷或煎水熏洗。

【外用举例】

治风瘘:露蜂房一枚,炙令黄赤色,为末,每用一钱,腊月猪脂匀调,敷疮上。(《肘后备急方》)

治漏作疮孔方:用露蜂房为末,以腊月猪脂和,敷孔中。(《备急千金要方》)

治小儿重舌方:上用露蜂房烧灰细研。酒和。敷舌下。即愈。(《太平圣惠方》)

治小儿脐风湿肿久不瘥:露蜂房,烧末敷之。(《子母秘录》)

炉 甘 石

【药物来源】碳酸盐类矿物菱锌矿的矿石。

【功能主治】去翳退赤,收湿敛疮。治目赤翳障,烂弦风眼,溃疡不敛,皮肤湿疮。

【外用方法】水飞点眼,研末撒或调敷。

【外用举例】

治眼暴赤疼痛:玄明粉(生用,风化,朴飞便是)、炉甘石(烧通赤为度,各等分),上同研极细,每用药一粟米粒大,用新水一匙调药,点无时。(《御药院方》)

治诸疮久不敛:炉甘石(烧,一两半)、龙骨(半两),上为细末,每用干掺患处,上用膏药贴。(《御药院方》)

治大小眦破痒痛等:炉甘石(四两烧过水飞)、黄连末(二分)、硼砂(一分)、青盐、乳香(各半分)、黄丹(三分)、轻粉、硇砂(少许)、麝香(少许并研如粉),上为细末柱子点之。(《鸡峰普济方》)

治阴汗湿痒方:绿色炉甘石(一分)、真蚌粉(半分),上细末,扑敷。(《仁斋直指方论》)

治疳疮:用炉甘石火煅、醋淬、为末,油调涂。加孩儿茶尤好。(《卫生易简方》)

白 矾

【药物来源】矿物明矾石,经加工提炼而成的结晶。

【功能主治】消痰,燥湿,止泻,止血,解毒,杀虫。治癫痫,喉痹,痰涎壅甚,黄疸,黄肿,白带,衄血,口舌生疮,疮痔疥癣,水、火、虫伤。

【外用方法】研末撒或调敷。

【外用举例】

治急喉闭:白矾(一钱),巴豆(二个去壳作六瓣)。上将矾于铫内,慢火熬化为水,置巴豆其内,候干去巴豆,取矾研为末,每用少许,吹入喉中,立愈。(《玉机微义》)

治齿龈间津液、血出不止:矾石一两(烧),水三升,煮取一升,先拭血,乃含之。已后不用,朽人牙根,齿落不用之可也。(《备急千金要方》)

治小儿重舌及口中生疮,涎出方:白矾半两,桂心一分。上件药,捣罗为末。每用少许,干敷舌下,日三上。(《太平圣惠方》)

治小儿耳疮,及头疮,口边肥疮,蜗疮,并宜用白矾散方:白矾(一两烧灰)、蛇床子(一两),上件药。同细研为散。干掺于疮上。立效。(《太平圣惠方》)

治小儿聤耳,汁出不止,矾石散方:白矾(熬令汁枯)、龙骨、铅丹(炒各半两)、麝香、竹蚛末(各一分)。上五味,同捣研细,先用绵杖子拭干耳内,以药少许掺之。(《圣济总录》)

没 药

【药物来源】橄榄科植物没药树或爱伦堡没药树的胶树脂。

【功能主治】散血去瘀,消肿定痛。治跌损,金疮,筋骨,心腹诸痛,癥瘕,经闭,痈疽肿痛,痔漏,目障。

【外用方法】研末调敷。

【外用举例】

治一切筋骨损伤疼痛:米粉(四两,于银器内炒成块子,褐色,放冷,研为细末,后入二味)、乳香(研细)、没药(研细,各半两)。上三味研极细,每用以好酒或醋调如膏,摊在纸花子上,贴患处。(《御药院方》)

治痈疽疮毒,腐去新生:乳香、没药各等分。安箬叶上,火炙去油,乳细搽上,以膏贴之。此药未尽则提脓外出,如毒已尽则收口,其神妙处,难以言喻。

（《疡医大全》）

治五痔，消毒，没药散方：没药一两（研）、黄矾、白矾、溺垽（火煅）各半两，麝香一钱（研），上五味，并研令匀。每用时，先以葱汤洗拭净，以药干敷（《圣济总录》）。

牡　蛎

【药物来源】牡蛎科动物近江牡蛎、长牡蛎或大连湾牡蛎等的贝壳。

【功能主治】敛阴，潜阳，止汗，涩精，化痰，软坚。治惊痫，眩晕，自汗，盗汗，遗精，淋浊，崩漏，带下，瘰疬，瘿瘤。

【外用方法】研末干撒、调敷或作扑粉。

【外用举例】

治火烧，皮烂大痛：寒水石（生）、牡蛎（烧）、朴硝、青黛、轻粉（各等分），上为细末，新水或小油调涂，立止。（《济阳纲目》）

治一切瘰疬：牡蛎粉五钱，和鸡胆为膏，贴之。（《脉因证治》）

治痈，一切肿未成脓，拔毒：牡蛎白者，为细末，水调涂，干更涂。（《肘后备急方》）

芒　硝

【药物来源】矿物芒硝经煮炼而得的精制结晶。

【功能主治】泻热，润燥，软坚。治实热积滞，腹胀便秘，停痰积聚，目赤障翳，丹毒，痈肿。

【外用方法】研细点眼或水化涂洗。

【外用举例】

治丹毒：水调芒硝涂之。（《丹溪治法心要》）

治一切积热，狂愤秘结，喉肿口疮等症：芒硝、皮硝、石膏、寒水石（水飞，各一斤）、甘草（一斤，煎汁去渣），入诸药同煎，搅之令化，再入青黛一斤，和匀，经宿结成，或含咽，或吹之，或煎服。（《本草易读》）

治漆疮方：汤渍芒硝五两令浓，涂干即为，勿住。（《千金要方》）

硼　砂

【药物来源】矿物硼砂经精制而成的结晶。

【功能主治】清热消痰，解毒防腐。治咽喉肿痛，口舌生疮，目赤翳障，骨髓,噎膈,咳嗽痰稠。

【外用方法】研极细末撒或调敷。

【外用举例】

治咽喉、口齿新久肿痛,及久嗽痰火咽哑作痛:冰片(五分)、朱砂(六分)、玄明粉(法注末卷)、硼砂(各五钱),共研极细末,吹搽患上,甚者日搽五六次最效。(《外科正宗》)

治舌肿胀:用好硼砂为细末,用薄批生姜蘸药揩舌肿处,少时即退。(《普济方》)

治口臭口干,口舌疮:硼砂二两,片脑、麝香各一钱,马牙硝(风化)四两,寒水石(煅)十两。上为细末,用甘草膏和丸,如麻子大,不拘时含一丸咽津。(《奇效良方》)

治鹅口疮:硼砂二钱,雄黄三钱,甘草一钱,冰片三分五厘。上为末,蜜水调涂或干掺。(《疡医大全》)

治口舌生疮:黄柏、薄荷、硼砂(各等分)、冰片(减半),为末,蜜丸弹子大,每噙化一丸。(《医灯续焰》)

蒲 公 英

【药物来源】菊科植物蒲公英的带根全草。

【功能主治】清热解毒,消肿散结,利尿通淋。用于疔疮肿毒,乳痈,瘰疬,目赤,咽痛,肺痈,肠痈,湿热黄疸,热淋涩痛。

【外用方法】捣敷。

【外用举例】

治产后不自乳儿,蓄积乳汁,结作痈:蒲公英捣敷肿上,日三、四度易之。(《梅师集验方》)

治多年恶疮:以蒲公英捣如泥,贴一切恶疮并蛇伤。(《急救良方》)

治蛇咬:用蒲公英、科根作泥。贴伤处。白面膏药封之。(《普济方》)

治乳痈红肿,疼痛之甚,热毒有余者:生蒲公英捣烂冲酒服。渣敷乳上。略睡片时,数次即愈。如无生的,用干研末亦可。(《不知医必要》)

青 黛

【药物来源】爵床科植物马蓝、豆科植物木蓝、十字花科植物菘蓝、草大青或蓼科植物蓼蓝叶中的干燥色素。

【功能主治】清热,凉血,解毒。治温病热盛,斑疹,吐血,咯血,小儿惊痫,疮肿,丹毒,蛇虫咬伤。

【外用方法】干撒或调敷。

【外用举例】

治咳嗽吐痰,面鼻发红者,一服即愈,其效如神:青黛(水飞极细,晒干再研用三四钱),蛤粉(三钱),二味炼蜜为丸,如指头大,临卧口噙三丸。(《医学从众录》)

治口舌生疮:青黛一钱,细辛一分,黄柏一分(锉),地骨皮一分,密陀僧一分,上件药,捣细罗为散,每取少许,贴于疮上,有涎即吐之。(《太平圣惠方》)

治一切热毒,脓窝疮:青黛一两,寒水石一两(煅过,苏为度)。上为细末,用香油调搽。(《普济本事方》)

治小儿湿癣浸淫疮:白胶香(二两研)、蛤粉(半两)、青黛(二钱半)。上研匀为细末,干糁疮上。(《普济方》)

治头疼目肿:青黛(五钱)、樟脑(少许)、麝香(少许)。上为末,搐鼻中。(《明目至宝》)

青　　蒿

【药物来源】菊科植物青蒿或黄花蒿的干燥全草。

【功能主治】清热,解暑,除蒸。治温病,暑热,骨蒸劳热,疟疾,痢疾,黄疸,疥疮,瘙痒。

【外用方法】捣敷或研末调敷。

【外用举例】

治鼻衄:用青蒿内鼻中。(《卫生易简方》)

治牙疼:用青蒿一握,水一碗,煎半碗,温漱之,疼即止。(《卫生易简方》)

治蜂螫人:嚼青蒿,敷之。(《肘后备急方》)

治聤耳,脓血出不止方:上以青蒿捣末,绵裹纳耳中。(《太平圣惠方》)

乳　　香

【药物来源】橄榄科植物卡氏乳香树的胶树脂。

【功能主治】调气活血,定痛。治气血凝滞、心腹疼痛,痈疮肿毒,跌打损伤,痛经,产后瘀血刺痛。

【外用方法】研末调敷。

【外用举例】

治疮疡溃烂疼痛：乳香、没药(各三钱)、滑石(七钱)、寒水石(一两,煅)、冰片(二钱)。上为细末,搽患处,痛即止,甚效。(《疮疡机要》)

治化脓性指头炎,急性乳腺炎：乳香五钱,白矾、花椒各二钱,葱白数根。水煎外洗,一日数次。(内蒙古《中草药新医疗法资料选编》)

治阴寒呃逆：乳香、硫黄、艾叶(等分),细末,好酒煎,乘热嗅之,外捣生姜炒热,熨胸次,最效。(《伤寒直指》)

治产后阴肿：用葱白、乳香同捣烂,贴肿上。(《卫生易简方》)

治眼赤肿痛：用石青、乳香各一钱,别研,枯白矾半钱,干姜末三捻,共研细。以铜箸点之。(《卫生易简方》)

山 豆 根

【药物来源】豆科植物广豆根的干燥根及根茎。

【功能主治】清火,解毒,消肿,止痛。治喉痛,喉风,喉痹,牙龈肿痛,喘满热咳,黄疸,下痢,痔疾,热肿,秃疮,疥癣,蛇、虫、犬咬伤。

【外用方法】含漱或捣敷。

【外用举例】

治喉中发痈：用山豆根,磨醋噙之,追涎即愈,势重不能言者,频以鸡翎扫入喉中,引涎出,就能言语。(《永类钤方》)

治积热,咽喉闭塞肿痛：山豆根一两,北大黄、川升麻、朴硝(生)各半两。上为末,炼蜜丸,如皂子大。每一粒以薄绵包,少痛便含,咽液。(《仁斋直指方论》)

治舌疮肿方：大山豆根锉细,含咽或末掺敷。(《仁斋直指方论》)

治咽喉颈外肿痛：山豆根、沉香、麝香、木香、黄药、川大黄。上件药,等分捣细罗为散,研入麝香令匀,以水调为膏,涂贴肿处。(《太平圣惠方》)

治癣疮：用山豆根为末,腊月猪脂调涂之。(《卫生易简方》)

麝 香

【药物来源】鹿科动物麝的雄兽香腺囊中的分泌物。

【功能主治】开窍,辟秽,通络,散瘀。治中风,痰厥,惊痫,中恶烦闷,心腹暴痛,癥瘕癖积,跌打损伤,痈疽肿毒。

【外用方法】吹喉、搐鼻、点眼、调涂或入膏药中敷贴。

【外用举例】

治鼻中息肉：轻粉、杏仁（去皮尖，各一钱）、雄黄（五钱）、麝香（少许），上四味，先研杏仁如泥，后入雄、麝、轻粉，同研极细，瓷器收贮。于卧时用筷头蘸少许点息肉上，隔日一点，半月见效。（《灵验良方汇编》）

治发背痈疽，及诸恶疮生恶肉，麝香膏方：麝香（研）、雄黄（研）、真珠（研各一两）、猪脂（量用）。上四味研匀，猪脂调如糊，涂敷恶肉上，日再。（《圣济总录》）

蛇　床　子

【药物来源】伞形科植物蛇床的干燥成熟果实。

【功能主治】温肾助阳，祛风，燥湿，杀虫。治男子阳痿，阴囊湿痒，女子带下阴痒，风湿痹痛，疥癣湿疮。

【外用方法】煎水熏洗；或做坐药（栓剂）；或研末撒、调敷。

【外用举例】

治妇人阴寒，温阴中坐药：蛇床子仁，上一味末之，以白粉少许，和令相得，如枣大，绵裹内之，自然温。（《金匮要略》）

治小儿疮及湿癣，蛇床子散方：蛇床子（一分）、附子（一分）、雄黄（一分细研）、吴茱萸（一分）、白矾（一分）、苦参（一两）。上件药，捣细罗为散，敷疮上，日三用之。（《太平圣惠方》）

治久患湿疮不瘥，蛇床子散方：蛇床子、黄连、腻粉。上三味，等分为散，用小油调涂之，腻粉多入不妨。（《圣济总录》）

治男子阳痿囊湿、女人阴痒方：用蛇床子煎汤洗之立愈。（《种福堂公选良方》）

治产后阴下脱方：蛇床子一升，布裹炙熨之，亦治产后阴中痛（《备急千金要方》）。

石　菖　蒲

【药物来源】天南星科植物石菖蒲的干燥根茎。

【功能主治】开窍，豁痰，理气，活血，散风，去湿。治癫痫，痰厥，热病神昏，健忘，气闭耳聋，心胸烦闷，胃痛，腹痛，风寒湿痹，痈疽肿毒，跌打损伤。

【外用方法】煎水洗或研末调敷。

【外用举例】

治耳聋：菖蒲根一寸,巴豆一粒(去皮心)。二物合捣,筛,分作七丸,绵裹,卧即塞,夜易之,十日立愈,黄汁,立瘥。(《肘后备急方》)

治耳中痛：菖蒲(一两)、附子(炮,去皮脐,半两)。上为细末,每用不以多少,油调滴耳内效。一法,用醋丸如杏仁大,绵裹置耳中,日三易。一法,捣菖蒲自然汁灌耳,神效。(《证治准绳·类方》)

治聤耳,塞耳,菖蒲散方：菖蒲(锉焙)、桂(去粗皮)、野葛(等分)。上三味,捣罗为散,以雀脑髓和,绵裹枣核大,先灸耳中宛宛者七壮,后用药塞耳中,日一易。(《圣济总录》)

蛇　蜕

【药物来源】游蛇科动物黑眉锦蛇、锦蛇、乌梢蛇、赤链蛇等多种蛇蜕下的皮膜。

【功能主治】祛风,定惊,退翳,消肿,杀虫。治小儿惊痫,喉风口疮,木舌重舌,目翳内障,疔疮,痈肿,瘰疬,痔漏,疥癣。

【外用方法】煎汤洗或研末调敷。

【外用举例】

治小儿口疮。蛇蜕拭方：上取蛇蜕,水渍令湿软,拭口内疮,一两度即瘥。(《圣济总录》)

治痈疽结硬未成脓：蛇蜕,上烧灰细研,以醋调,涂肿上,干即易,亦可只以蛇皮贴之,经宿即瘥。(《圣济总录》)

治重舌舌强,不能收唾方：取蛇蜕烧末,以鸡毛沾醇醋点药,掠舌下愈。(《备急千金要方》)

治疔疮：烧蛇蜕皮灰,以鸡子清和涂之。(《备急千金要方》)

天　南　星

【药物来源】天南星科植物天南星、东北天南星或异叶天南星等的干燥块茎。

【功能主治】燥湿化痰,祛风定惊,消肿散结。治中风痰盛,口眼㖞斜,半身不遂,癫痫,惊风,破伤风,风痰眩晕,喉痹,瘰疬,痈肿,跌扑折伤,蛇虫咬伤。生用外治痈肿、蛇虫咬伤。

【外用方法】研末撒或调敷。

【外用举例】

治暴中风,口眼歪斜:天南星不拘多少为细末,生姜自然汁调摊纸上贴之,左歪贴右,右歪贴左,才正便洗去。(《杨氏家藏方》)

治头面及皮肤生瘤,大者如拳,小者如栗,或软或硬,不疼不痛,不可辄用针灸,天南星膏方:生天南星(一枚洗切如无生者以干者为末)。上一味,滴醋研细如膏,先将小针刺病处,令气透,将膏摊纸上,如瘤大小贴之,觉痒即易,日三五上。(《圣济总录》)

治小儿走马疳,蚀透损骨,及小可攻蚀,天南星散方:天南星大者一枚,雄黄皂子大。上二味,先用天南星当心,剜作坑子,次安雄黄一块在内,用大麦面裹合,炭火内烧令烟尽,取出候冷,入麝香一字,同研为细末。先以新绵揾血,然后于疮上掺药。一日三次敷之。(《圣济总录》)

治打仆伤损,肿痛伤风者:天南星、半夏、地龙(各等分)。上为末,用生姜、薄荷汁,调搽患处。(《证治准绳·疡医》)

天　花　粉

【药物来源】葫芦科植物栝楼的干燥根。

【功能主治】生津,止渴,降火,润燥,排脓,消肿。治热病口渴,消渴,黄疸,肺燥咯血,痈肿,痔瘘。

【外用方法】研末撒或调敷。

【外用举例】

治乳头溃疡:天花粉二两,研末,鸡蛋清调敷。(内蒙古《中草药新医疗法资料选编》)

治天疱疮:天花粉、软滑石,各等分为末,水调搽。(《普济方》)

细　　辛

【药物来源】马兜铃科植物辽细辛或华细辛的带根全草。

【功能主治】祛风,散寒,行水,开窍。治风冷头痛,鼻渊,齿痛,痰饮咳逆,风湿痹痛。

【外用方法】研末撒、吹鼻或煎水含漱。

【外用举例】

治偏头痛,至灵散方:雄黄(研)、细辛(去苗叶,为末)等分。上二味,再同研匀。每服一字,左边疼,入右鼻,右边痛,入左鼻。(《圣济总录》)

治鼻塞息肉不通：以细辛末少许，吹入鼻中自通。(《普济方》)

治牙齿痛，久不瘥，细辛汤方：细辛(去叶苗)、荜茇。上二味等分，粗捣筛。每用钱匕，水一盏，煎十数沸，热漱冷吐。(《圣济总录》)

治牙齿疼痛：荆芥、细辛、露蜂房各等分。上为粗末，每用三钱，水一大盏，煎至七分，去滓，温漱冷吐。(《御药院方》)

西 瓜 霜

【药物来源】西瓜皮和皮硝混合制成的白色结晶。

【功能主治】清热，消肿。治喉风，喉痹，口疮，牙疳，久嗽咽痛。

【外用方法】研末吹喉。

【外用举例】

治一切喉证，肿痛白腐：西瓜霜(五钱)、老硼砂(五钱)、炙姜蚕(五分)、朱砂(六分)、梅片(五分)，诸药研极细末。(《丁甘仁先生家传珍方》)

专治咽喉肿痛：薄荷三分，甘草三分，梅花冰片一分，西瓜霜一分。研极细吹之。(《验方新编》)

雄 黄

【药物来源】硫化物类矿物雄黄的矿石。

【功能主治】燥湿，祛风，杀虫，解毒。治疥癣，秃疮，痈疽，走马牙疳，缠腰蛇丹，破伤风，蛇虫咬伤，腋臭，臁疮，哮喘，喉痹，惊痫，痔瘘。

【外用方法】研末撒、调敷或烧烟熏。

【外用举例】

治瘑疥：雄黄一两，黄连二两，松脂三两，发灰如弹丸。四物熔猪膏与松脂，合，热捣，以敷疮上，则大良。(《补缺肘后方》)

治癣方：大醋和雄黄粉先以新布拭之令癣伤，敷之妙。(《千金翼方》)

治目赤眦烂生疮，冲风泪出，黄连散方：黄连(去须)、雄黄(研各一两半)、细辛(去苗叶)、黄柏(去粗皮各三分)、干姜(一分)。上五味，捣罗为散，研令至细，以密器盛，每取二黍米许，点两目眦，日二度。(《圣济总录》)

治痈疽坏烂，诸疮发毒：雄黄(五钱)、滑石(倍用)。上为末，洗后掺疮上，外用绵子覆盖相护，凡洗后破烂者，用此贴之，治疔毒及痈疽发背，初作时贴散立效。(《普济方》)

治疔肿病：针刺四边及中心，涂雄黄末立愈，神效。(《备急千金要方》)

玄 明 粉

【药物来源】芒硝经风化失去结晶水而成的无水硫酸钠。

【功能主治】泻热,润燥,软坚。治实热积滞,大便不通,目赤肿痛,咽肿口疮,痈疽肿毒。

【外用方法】化水涂洗或研细吹喉。

【外用举例】

治咽喉、口齿新久肿痛,及久嗽痰火咽哑作痛:冰片五分,朱砂六分,玄明粉、硼砂各五钱,共研极细末,吹搽患上,甚者日搽五六次最效。(《外科正宗》)

治风火虫牙:明雄、玄明粉各等分,研细搽上,立止。(《疡医大全》)

治尘埃入目,揾成肿热,作痛啼哭:上以油烟细墨,新汲井水浓磨,入玄明粉半钱,和匀为膏,用笔点目内四五次,忌酒热物。(《冯氏锦囊秘录》)

血 竭

【药物来源】棕榈科植物麒麟竭的果实及树干中的树脂。

【功能主治】散瘀定痛,止血生肌。治跌打折损,内伤瘀痛;外伤出血不止,瘰疬,臁疮溃久不合。

【外用方法】研末撒或入膏药内敷贴。

【外用举例】

治一切不测恶疮,年深不愈,大效:血竭一两,铅丹半两(炒紫色)。上二味,捣研为散,先用盐汤洗疮后,贴之。(《圣济总录》)

治牙齿根注,复连槽骨疼痛,久而不愈者:血竭、石胆、乳香、五灵脂、密陀僧(各等分),上研匀,每用一字,以指蘸贴牙病处,候少时,荆芥汤漱。(《济阳纲目》)

治鼻衄不止:血竭、蒲黄(各等分)。研极细,用竹管吹鼻内,即止。

治溃烂红热,肿痛腐脱者,用此定痛生肌:石膏(煅,一两)、血竭(五钱)、乳香(五钱)、轻粉(五钱)、冰片(一钱)。有水加龙骨、白芷各一钱,不收口加鸡内金(炙)一钱。上为末撒之。(《外科心法要诀》)

血 余 炭

【药物来源】人的头发,商品均加工成炭,称血余炭。

【功能主治】消瘀,止血。治吐血,鼻衄,齿龈出血,血痢,血淋,崩漏。

【外用方法】研末掺或调敷。

【外用举例】

治带状疱疹:血余炭三钱,雄黄三钱。共研细末。香油一两调敷患处。(徐州《单方验方新医疗法选编》)

治耳出臭脓方:龙骨(煅)、五倍子(炒)、乳香、枯矾、血余炭,上各等分为末,卷净吹之。(《种福堂公选良方》)

治耳痛:蝉蜕、蛇蜕(各一钱),血余炭(二钱),胭脂(煅,二块),硼砂(七分),梅冰(五分),研细吹之。(《疑难急症简方》)

延 胡 索

【药物来源】罂粟科植物延胡索的干燥块茎。

【功能主治】活血,散瘀,理气,止痛。治心腹腰膝诸痛,月经不调,癥瘕,崩中,产后血晕,恶露不尽,跌打损伤。

【外用方法】研末掺或调敷。

【外用举例】

治鼻衄札耳方:延胡索。上一味捣罗为末,用绵裹札耳内,左衄札右,右衄札左,左右俱衄,则两耳俱札。(《圣济总录》)

治牙齿疼痛,地龙散方:地龙(去土)、延胡索、荜茇。上三味等分,捣罗为散,如左牙疼,用药一字入左耳内,右牙疼,入右耳内。(《圣济总录》)

治偏头风,疼不可忍者:乳香(别研)、延胡索、盆硝(别研),以上三味各一钱,川芎(二钱)、雄黄(三钱,别研)。上件为末,每用少许,左疼搐左鼻,右疼搐右鼻。(《杨氏家藏方》)

野 菊 花

【药物来源】菊科植物野菊、北野菊或岩香菊的头状花序。

【功能主治】疏风清热,消肿解毒。治风热感冒,肺炎,白喉,疔,痈,口疮,丹毒,湿疹,天疱疮。

【外用方法】捣敷,煎水漱口或淋洗。

【外用举例】

治诸眼疾:用野菊花作枕头,能明目。(《急救良方》)

治痈疽疔肿恶疮:用野菊花、苍耳草各一握,共捣,以好酒一碗,逗绞汁温

服,泽敷患处,仍令汗出即愈。六月六日采苍耳,九月九日采菊花,阴干为末,酒调三钱服亦好。(《卫生易简方》)

治疔疮:用针刀链破头,上以蟾酥敷之,后用绿豆、野菊花末酒调,饮醉睡觉即痛定热除,不必去疔自愈也。(《万氏家抄济世良方》)

治天疱疮:用野菊花、枣木根煎汤洗。黄柏、滑石为末,敷。(《万氏家抄济世良方》)

治痈疽及无名肿毒:野菊花连茎,捣烂,酒煎热服,取汗,以渣敷之,即效。(《溪秘传简验方》)

燕 子 泥

【**药物来源**】燕科动物金腰燕的泥巢。

【**功能主治**】清热解毒。治风瘙瘾疹,浸淫湿疮,白秃,丹毒,口疮。

【**外用方法**】研末调敷或煎水洗浴。

【**外用举例**】

治小儿蠼螋疮:取燕窠土研成粉,以猪脂和涂之,干易。(《外台秘要》)

治湿疮方:用燕窠土(一分)、麝香(半分),香油研敷渐愈。(《益世经验良方》)

治小儿燕口黄肥疮:取燕窠土一分,入麝香半钱。研匀。临卧敷之。(《普济方》)

治头烂疮方:燕窠土为末掺。(《仁斋直指方论》)

治小儿热毒赤肿:用向南燕窝泥为末,以鸡子清调敷。(《卫生易简方》)

朱 砂

【**药物来源**】天然的辰砂矿石。

【**功能主治**】安神,定惊,明目,解毒。治癫狂,惊悸,心烦,失眠,眩晕,目昏,肿毒,疮疡,疥癣。

【**外用方法**】合他药研末干撒。

【**外用举例**】

治小儿疳蚀唇颊齿牙,浮动宣露口臭,丹砂散方:丹砂、雄黄(各一钱),麝香腻粉(各半钱),青黛、晚蚕蛾、芦荟、胡黄连(末各一钱)。上八味,各研为细散,再一处拌匀,每用二字,干贴患处。(《圣济总录》)

止牙痛方:蟾酥(七分)、朱砂、雄黄(各三分)、甘草(一分),上研极细,以飞

面为丸如菜子大。丝绵裹包,塞在痛处。(《兰台轨范》)

泽 兰

【药物来源】唇形科植物地瓜儿苗的茎叶。

【功能主治】活血,行水。治经闭,癥瘕,产后瘀滞腹痛,身面浮肿,跌扑损伤,金疮,痈肿。

【外用方法】捣敷或煎水熏洗。

【外用举例】

治小儿恶疮,淋洗大黄汤方:川大黄、黄连(去须)、黄芩、泽兰、白矾(研)、石南,以上各一两,戎盐(一分,研)、蛇床子(三分)。上件药,细锉和匀,每用二两,以水三大盏,煮至二盏,去滓,适寒温,洗淋患处,日三用之。(《太平圣惠方》)

治五痔,痛不可忍,荆兰汤淋渫方:荆芥穗、贯众、甘草、蜀椒(去目)、泽兰、芍药,各二两。上六味,粗捣筛,每用三大匙,水三碗煎沸,倾盆内,先坐熏之,覆令密,勿泄出药气,通手即淋渫。(《圣济总录》)

治产后阴翻,因产户燥热翻成反花,治法用泽兰四两,煎水洗二三次,再入枯矾煎洗即愈。(《绛雪丹书》)

珍 珠

【药物来源】珍珠贝科动物珍珠贝、马氏珍珠贝或蚌科动物三角帆蚌、褶纹冠蚌、背角无齿蚌等贝类动物珍珠囊中形成的无核珍珠。

【功能主治】镇心安神,养阴息风,清热祛痰,去翳明目,解毒生肌。治惊悸,怔忡,癫痫,惊风搐搦,烦热消渴,喉痹口疳,目生翳障,疮疡久不收口。

【外用方法】研末干撒、点眼或吹喉。

【外用举例】

治眼久积顽翳,盖覆瞳仁:真珠一两,地榆三两(锉)。上件药,以水二大盏,同煮至水尽,取出真珠,以醋浸五日后,用热水淘令无醋气,即研令极细。每以铜箸,取少许点翳上,以瘥为度。(《太平圣惠方》)

治风热眼中生赤脉,冲贯黑睛,及有花翳,宜点真珠散方:真珠一分,龙脑半分,琥珀一分,朱砂半分,硼砂二豆大。上件药,同细研如粉。每日三、五度,以铜箸取少许,点在眦上。(《太平圣惠方》)

治下疳皮损腐烂,痛极难忍,及诸疮新肉已满,不能生皮,又汤泼火烧,皮损肉烂,疼痛不止者:青缸花(五分,如无,用头刀靛花轻虚色翠者代之,终不及缸花为妙)、珍珠(一钱,不论大小以新白为上,入豆腐内煮数滚,研为极细无声方用)、真轻粉(一两)。上三味共研千转,细如飞面,方入罐收。凡下疳初起皮损,搽之即愈;腐烂疼痛者,甘草汤洗净,猪脊髓调搽;如诸疮不生皮者,用此干掺即可生皮。又妇人阴蚀疮,或新嫁内伤痛甚者,亦可此搽极效。汤泼火烧痛甚者,用玉红膏调搽之。(《外科正宗》)

治鼻疳:孩儿茶、龙骨(煅,各一钱),朱砂(一钱),珍珠(煅三分),冰片(一分),上各研细和匀搽疮上。(《医方集宜》)

皂角刺

【**药物来源**】豆科植物皂荚的干燥棘刺。

【**功能主治**】搜风,拔毒,消肿,排脓。治痈肿,疮毒,疠风,癣疮,胎衣不下。

【**外用方法**】醋煎涂,研末撒或调敷。

【**外用举例**】

治痈疽、癌、瘰、恶疮:皂荚刺(烧,带生)、白及(少许),为末,上为细末掺,诸疮通用。(《仁斋直指方论》)

治重舌方:皂角刺(煅)、朴硝(少许,研)。上研匀,先以手蘸水擦口内,并舌上下,将药掺舌上下,涎出自消。(《奇效良方》)

樟　脑

【**药物来源**】樟科植物樟的根、干、枝、叶,经提炼制成的颗粒状结晶。

【**功能主治**】通窍,杀虫,止痛,辟秽。治心腹胀痛,脚气,疮疡疥癣,牙痛,跌打损伤。

【**外用方法**】研末撒或调敷。

【**外用举例**】

治疥疮有脓者:樟脑八钱,硫黄一钱五分,川椒一钱(炒),枯矾一钱。共研末,真芝麻油调匀,不可太稀,摊在新粗夏布上,包好,线扎紧,先将疥疮针刺去脓,随以药包炭火烘热,对患处按之,日按数次,俟其不能复起脓,则可用药包乘热擦之矣。如秋冬凉天,四五日即结痂而愈。布为脓浆糊实,须换布另包。(《不知医必要》)

治臁疮:樟脑三钱,铜绿一钱,和猪板油捣烂,以油纸夹之贴患处,一二日翻转贴,三四日脓尽愈(如脓尚未尽,再换一贴愈)。(《奇效简便良方》)

治病疮溃烂,牵至胸前、两腋,块如茄子大,或牵至两眉上,四五年不能疗者:樟脑三钱,雄黄三钱(为末),先用荆芥根下一段剪碎,煎沸汤,温洗良久,看烂破处紫黑,以针一刺去血,再洗三、四次,然后用樟脑、雄黄末,麻油调扫上,出水,次日再洗再扫,以愈为度,专忌酒色(《洞天奥旨》)。

治汤火疮,定痛:樟脑合香油研敷,如疮湿,干掺上,其痛立止,火毒不入内也。(《本草品汇精要》)

治漆疮方:用真香油,调樟脑,搽肿赤处即消。(《家用良方》)

紫　　草

【药物来源】紫草科植物紫草、新藏假紫草或滇紫草的根。

【功能主治】凉血,活血,清热,解毒。治温热斑疹,湿热黄疸,紫癜,吐、衄、尿血,淋浊,热结便秘,烧伤,湿疹,丹毒,痈疡。

【外用方法】熬膏涂。

【外用举例】

治热疮:紫草茸、黄连、黄柏、漏芦各半两,赤小豆、绿豆粉各一合。上药捣细,入麻油为膏,日三敷,常服黄连阿胶丸清心。(《仁斋直指方论》)

治小儿胎毒,疥癣,两眉生疮,或延及遍身瘙痒,或脓水淋漓,经年不愈:紫草、白芷各二钱,归身五钱,甘草一钱,麻油二两。同熬,白芷色黄为度,滤清,加白蜡、轻粉各二钱,取膏涂之。(《疡医大全》)

治卒风毒肿起:浮萍草(三两)、紫草(三两)。上件药,都捣令熟,用敷肿上,干即换之(《太平圣惠方》)

治豌豆疮、面皯、恶疮痼癣及恶虫咬:紫草煎油涂之。(《医学入门》)

治恶虫咬方:上以油浸紫草涂之(《太平圣惠方》)。

(于雪飞)

第二节　常用方剂

中医外治方剂,是中医药学的重要组成部分,是我国人民几千年来与疾病作斗争的经验总结。外治方剂是以中医基础理论为指导,使用中药配伍组方,并经过适当的制剂,施治于人体的皮肤、孔窍、腧穴以及病变局部等部位,以发挥其独特疗效的方剂。吴师机的《理瀹骈文》作为一本外治专著,流传甚广,影响很大。

他认为："外治之理,即内治之理;外治之药,亦即内治之药,所异者法耳""与内治并行,而能补内治之不及者此也",从而在中医理论上明确了外治的地位。中医外治方剂这一"古树名木",在社会各界的共同培育下,必将结出丰硕的成果。

双　柏　散

【**处方来源**】《中医伤科学讲义》

【**药物组成**】大黄、侧柏叶、黄柏、泽兰、薄荷各等份。

【**功能**】活血祛瘀、消肿止痛。

【**用法**】上药研末,用蜂蜜、茶水或水混合调制成膏状,敷患处。

【**主治**】跌打扭伤,筋肉肿痛,发红;各期阑尾炎有包块者。

生　肌　散

【**处方来源**】《重楼玉钥》

【**药物组成(现代用量)**】赤石脂 30g、乳香 40g、没药 10g、轻粉 7g、硼砂 7g、煅龙骨 30g、儿茶 7g、冰片 1g。

【**功能**】止血收湿、祛腐生肌、止痛。

【**用法**】上药共研极细末,贮藏备用,涂患处。

【**主治**】压疮,唇疔,肛周脓肿术后。

白　芥　子　散

【**处方来源**】《张氏医通》

【**药物组成(现代用量)**】白芥子、延胡索各 30g,细辛、甘遂各 15g。

【**功能**】通络温经、行气散结、化痰平喘。

【**用法**】上药共研细末,用生姜汁调和后摊在油纸上,做成直径 4cm,厚为 0.8cm 的小饼,然后将药饼贴在选准的穴位上,用胶布固定,贴 2~4h,如局部有烧灼感,可提前取下。

【**主治**】咳嗽,哮喘。

立　效　散

【**处方来源**】《医宗金鉴》

【**药物组成(现代用量)**】瓜蒌 20g、乳香 3g、没药 3g、当归 12g、甘草 6g、皂角刺 9g。

【功能】活血化瘀、理气散结、软坚通络、止痛。

【用法】上药共研细末,每次取少量药粉,点于溃疡面上,每日 1~2 次。

【主治】乳痈。

玉 钥 匙

【处方来源】《三因极一病证方论》

【药物组成(现代用量)】牙硝 45g、硼砂 15g、樟脑 0.15g、白僵蚕 7.5g。

【功能】清热消肿。

【用法】上药研末,一次用 1.5g,吹入喉中。

【主治】风热喉痹,缠喉风,烂喉痧初起。

如意金黄散

【处方来源】《外科正宗》

【药物组成(现代用量)】姜黄 25g、大黄 25g、黄柏 25g、苍术 10g、厚朴 10g、陈皮 10g、甘草 10g、生天南星 10g、白芷 25g、天花粉 5g。

【功能】清热消肿、散瘀止痛。

【用法】上药研末,取适量药粉用蜂蜜或油调成糊状,均匀涂抹于患处,然后用纱布覆盖,每 12h 更换一次。

【主治】痄腮。

冰 硼 散

【处方来源】《医宗金鉴》

【药物组成(现代用量)】冰片 1.2g、硼砂 15g、朱砂 1.8g、玄明粉 15g。

【功能】清热解毒、消肿止痛、敛疮生肌。

【用法】上药研末,吹于咽喉部病灶处。

【主治】口疮,鹅口疮,咽喉溃烂;脐湿,脐疮,皮肤脓疱疮,急、慢性中耳炎,黄水疮,皮肤溃疡。

苦 参 汤

【处方来源】《疡科心得集》

【药物组成(现代用量)】苦参 40g、黄柏 15g、蛇床子 15g、苍术 15g、忍冬藤 15g、野菊花 30g、蒲公英 30g、地肤子 15g、白鲜皮 15g、川椒 10g、红藤 15g、石菖蒲 15g。

【功能】清热除湿、疏风止痒。

【用法】将其倒入清水(1 500ml)中,煮沸后倒入 20g 芒硝,继续煎煮 5min,后取 1 000ml 药液熏洗坐浴 15min 左右。

【主治】肛裂,肛周及外阴瘙痒,湿疹,手足癣,为治疗一切疥癫、风癣、疮疡之常用方。

柳 花 散

【处方来源】《外科正宗》

【药物组成(现代用量)】黄柏 15g、青黛 9g、肉桂 3g、冰片 0.5g。

【功能】散瘀解毒。

【用法】上药共研成极细末,搅拌和匀,以 9g 外搽口腔黏膜。

【主治】虚火所生口疮,色淡而有白斑细点,甚者陷露龟纹,脉虚不渴。

逐 水 散

【处方来源】《伤寒论》的"大陷胸汤"化裁。

【药物组成(现代用量)】甘遂、大戟、芫花各 10g。

【功能】泻水逐饮、消肿利尿。

【用法】粉碎后,经 100 目筛,用生姜汁适量调成膏状,均匀平摊于 6cm×6cm 的纱布上,局部清洁后敷贴神阙穴,胶布固定,24h 后更换。

【主治】水肿。

蛇 床 子 散

【处方来源】《中医妇科学》

【药物组成】蛇床子 15g、川椒 15g、明矾 15g、苦参 15g、百部 15g。

【功能】清热燥湿、解毒止痛、杀虫止痒。

【用法】水煎取汤液约 500~1 000ml,倒入盆器内,先熏后洗,每日 1 次,每次 15~30min。

【主治】外阴炎、外阴瘙痒,湿疹,疥癣。

紫 草 油

【处方来源】《实用中医儿科学》

【药物组成(现代用量)】紫草、金银花、白芷、黄蜡各 30g,连翘 60g,五倍子 8g,冰片 15g,香油 750ml。

【功能】清热解毒、凉血活血、燥湿消肿止痛。

【用法】先将香油煎沸,除黄蜡、冰片外,诸药分别捣碎混合投入,煎炸 30min,过滤,滤过液加黄蜡、冰片至全融,冷却后即成。用时以无菌纱布浸上药油,敷于创面,每日 1 次。

【主治】婴儿皮肤褶皱处红肿,湿疹,红臀,压疮,新生儿脓疱疮,小面积烫伤。

硝 黄 散

【处方来源】《实用中医儿科学》

【药物组成】大黄粉、芒硝粉各等份。

【功能】清热毒、利湿邪、消肿胀、行瘀血。

【用法】用温开水或醋及药散制成膏状,制成约 8cm×8cm 的药饼,外敷于患儿双肺啰音明显处。外敷时间视患儿年龄而定,3~4 岁患儿每次 8min,5~6 岁患儿每次 10min,7 岁及以上患儿每次 15min。以皮肤潮红为限,外敷 1 次 /d。

【主治】小儿肺炎,足癣感染,皮肤软组织炎性硬块。

雄 黄 膏

【处方来源】《小儿卫生总微论方》

【药物组成(现代用量)】雄黄(研水飞)30g、雌黄(研水飞)30g、川乌头(去皮脐研为末)1 个、松脂(研)0.3g、乱发(烧灰)0.3g。

【功能】解毒疗疮、润燥止痒。

【用法】以猪脂 180g 熬成油,次入后三味,煎至发消尽,以绵滤去滓,入二黄末搅匀,盛瓷器中成膏,每用少许涂疮上,每日 3 次。

【主治】湿疹。

敷 背 散

【处方来源】《实用中医儿科学》

【药物组成】大黄粉、芒硝和蒜泥。

【功能】泻下攻积、清热泻火、活血化瘀、通络。

【**用法**】上药按 4∶1∶4 的比例混合均匀,使用时将混匀的药物用清水调成膏状,均匀地平摊在塑料薄膜上,大小约 10cm×15cm,厚度约 0.3~0.5cm 敷于脊柱两旁、肩胛间区,然后用治疗巾覆盖,<1 岁每次 15min;1~2 岁每次 25min。

【**主治**】婴儿肺炎,小儿哮喘,小儿咳嗽。

(贾 慧)

第五章　儿童常见疾病外治疗法

第一节　新生儿疾病

一、新生儿黄疸

胎黄是婴儿出生后皮肤面目出现黄疸为特征的一种病证,因与胎禀因素有关,故称"胎黄"或"胎疸"。西医学称为新生儿黄疸,分为病理性和生理性两种。

中医学在胎黄诊治方面积累了丰富的经验。随着推拿疗法的不断发展,大量临床实践证实新生儿推拿在减轻黄疸症状、缩短黄疸持续时间方面有良好的效果,为新生儿黄疸的预防和治疗提供了一种新的治疗途径。

（一）病因病机

中医学认为新生儿黄疸与胎产、禀赋有关。"小儿在胎,其母脏气有热,熏蒸于胎",病因常见三种:湿热熏蒸、寒湿阻滞、瘀积发黄。西医按其发病机制可分为红细胞破坏增多、肝脏胆红素代谢功能低下和胆汁排出障碍三大类。

（二）诊治方法

根据临床症状,结合血清胆红素检测数据,可诊断生理性或病理性黄疸。中医以利湿退黄为基本治则,临床常用茵栀黄口服液治疗。西医一般采用蓝光照射等方法治疗。

（三）外治疗法

1. 推拿疗法

（1）清肝经、清天河水、清大肠经、清小肠经、运内八卦各 1min。

（2）摩腹 3min、分腹阴阳 30 次。

（3）揉脊柱 5 次。

2. 药浴疗法 自拟小儿退黄汤（茵陈 60g，龙胆 15g，板蓝根 20g，大黄、泽泻各 10g，葛根 45g，生姜、荷叶各 30g）加入温水，让新生儿在其中沐浴，每日 1 次，每次 10~15min。

（四）外治举隅

病理性黄疸案

高某，男，56 天，2017 年 12 月就诊。

主诉：黄疸 40 天，以额头、面颊黄染明显。

现病史：40 天前，患儿出现黄染，巩膜发黄，面黄。胸前测胆红素数值：221μmol/L，纳眠可，大便干，三日一行，舌红苔黄腻。

既往史：无。

过敏史：无。

体格检查：巩膜黄染，面黄，腹胀。

实验室检查：胸前测胆红素数值：222.3μmol/L。

西医诊断：新生儿病理性黄疸。

中医诊断：胎黄，湿热熏蒸。

治疗处理：

推拿疗法

（1）清肝经、清天河水、清大肠经、清小肠经、运内八卦各 1min。

（2）摩腹 3min、分腹阴阳 30 次。

（3）揉脊柱 5 次。

预防调护：避免新生儿口腔黏膜、脐部、臀部和皮肤损伤，防止感染；应注意保暖，尽早开奶，促进胎粪排出，有变化随时复诊。

疗效情况：经过 10 天（两个疗程）推拿治疗，患儿胆红素数值由222.3μmol/L 降至 51.3μmol/L，期间未行药物及蓝光照射治疗，继续母乳喂养。

按语：对于新生儿黄疸，中医外治疗法具有显著优势，清肝经、清天河水、清大肠经、清小肠经可清热利湿、退肝胆之火；摩腹、分腹阴阳可调中行气，清脏腑之热；揉脊柱可调脏腑，和阴阳，配合使用，疗效显著。

本患儿黄疸持续不退,属于病理性黄疸范畴,因其一般情况良好,遂尝试予小儿推拿治疗。小儿脏气清灵,易于康复。且皮肤菲薄,对小儿推拿治疗反应灵敏,因此在这些特定的情况下,推拿治疗疗效显著。

（吴力群）

二、新生儿呕吐

新生儿常发生呕吐,轻者溢乳,重者呕吐量多,甚至从口鼻涌出或喷出,将胃内容物全部吐出。

一方面由于内伤乳食、惊吓、过敏及其他疾病导致呕吐;另一方面,与新生儿胃呈水平位,贲门松弛等解剖特定有关。

（一）病因病机

中医认为胃失和降,胃气上逆引起呕吐。病因大体可分为感受外邪、乳食不节、脾胃虚弱或乳母过食寒凉生冷、惊吓。

（二）诊治方法

根据临床症状,观察呕吐物的气味、颜色及患儿整体情况配合相关检查,可诊断本病为内科性呕吐还是外科性呕吐。中医治疗以和胃降逆为基本治则,对于器质性病变或其他原因引起的急、重症呕吐,建议积极采取西医治疗。

（三）外治疗法

1. 推拿疗法

（1）清胃经、推板门、运内八卦、揉内关各 1min。

（2）摩腹、揉中脘各 2min。

（3）揉脊柱 5 次。

2. 耳穴压丸　将磁珠耳穴压丸贴于脾、胃、腹、神门穴位。每次取单耳,三天更换,固定好磁珠,家长要轻轻按压磁珠,每次每穴按压 3 次,禁止重压,每天 3~5 次。

3. 穴位敷贴　院内制剂呕吐方,将药粉用黄酒调试成泥状放入医用肚脐敷贴纸中,贴在患儿肚脐上,每天 1~2h,如果脐周皮肤红肿,需立即取下。

（四）外治举隅

新生儿呕吐案

患儿,男,15 天,2018 年 6 月就诊。

主诉:呕吐 10 天,加重 3 天。

现病史:患儿呕吐近 10 天,3 天前加重,甚至从鼻腔喷出,母乳之后立即呕吐,呕吐后患儿状态转好,呕吐量接近进奶量。呕吐物酸臭,有奶块。患儿面红,皮肤可见散在红色斑疹,舌红苔腻。

既往史:无。

过敏史:无。

体格检查:面红,身上有散在的红点,腹胀。

实验室检查:血常规检查无明显异常。

西医诊断:新生儿呕吐,母乳过敏。

中医诊断:呕吐,胃热气逆。

治疗处理:推拿疗法。

(1)清胃经、清板门、揉小横纹、运内八卦各1min。

(2)摩腹、揉中脘各2min。

(3)揉脊柱5次。

预防调护:喂奶时最好将婴儿抱起,头高脚低,喂食后轻拍背部2~3min让胃中气体排出,进食后睡眠时采取右侧卧位,头部稍抬高,防止溢奶引起窒息,有变化随时复诊。

疗效情况:治疗第2天,患儿呕吐症状明显减轻,呕吐次数及呕吐物量均减少,仅进食后从嘴角溢出。治疗3天后呕吐症状消失。患儿病情稳定后,于北京儿童医院行胃镜检查,提示胃发育良好,除外器质性病变;过敏原检测结果提示对母乳过敏。

按语:对于新生儿呕吐,中医外治疗法清胃经、清板门、揉小横纹、运内八卦可调中理气;摩腹、揉中脘可消食健脾和胃;揉脊柱可调脏腑,理气血,配合使用,疗效显著。

(五)外治心悟

新生儿推拿主要针对以呕吐为主症的消化功能紊乱,对于改善症状疗效突出。但无论是溢乳还是呕吐,首先要明确患儿呕吐的原因。对于器质性病变或其他原因引起的急、重症呕吐,建议积极采取西医治疗。

(吴力群)

三、新生儿夜啼

夜啼指新生儿白天能安静入睡,夜里啼哭不安,时哭时止,或每夜定时啼哭,甚至通宵达旦为主要表现的一种病证。多见于新生儿及婴儿。

日常生活中要鉴别生理性啼哭和病理性啼哭。

饥饿、寒冷、尿布潮湿、衣被不适等引起的啼哭,不属病态。但如果脾虚脏寒、心经积热、惊恐、饮食积滞等引起的啼哭,需要及时治疗。

（一）病因病机

中医认为新生儿脏腑娇嫩、气血稚弱,调节适应能力较差,外感病邪、伤食、脏腑不和均可导致气血阴阳失衡,引起夜啼。西医学认为夜啼与新生儿神经功能发育不够完善、尚未形成睡眠规律或突然受到外界刺激有关。

（二）诊治方法

仔细询问病史,检查身体,根据哭声的强弱、持续的时间、兼证辨别虚实,必要时做相关实验室检查辅助诊断。排除口疮、疖肿、腹泻等其他疾病。中医治疗本病以宁心安神为基本原则。

（三）外治疗法

1. 推拿疗法

（1）清心、肝经、捣小天心各 1min。

（2）开天门、摩囟门各 2min。

2. 耳穴压丸 将磁珠耳穴压丸贴于心、肝、神门、交感穴位。每次取单耳,3 天更换,固定好磁珠,家长要轻轻按压磁珠,每次每穴按压 3 次,禁止重压,每天 3~5 次。

（四）外治举隅

新生儿夜啼案

患儿,男,25 天,2019 年 3 月就诊。

主诉:夜啼 3 天。

现病史:患儿夜啼 3 天,睡眠中突然啼哭,神情不安,时作惊惕,面色乍青乍白,舌苔正常,指纹色紫。

既往史:无。

过敏史:无。

体格检查:睡眠中手足轻微抽搐,面色青,口周明显。

西医诊断:新生儿夜啼。

中医诊断:夜啼,惊恐伤神。

治疗处理:推拿疗法。

清心经、清肝经、捣小天心各 1min;开天门、摩囟门各 2min。

预防调护:及时寻找病因,辨清楚生理性和病理性啼哭,营造安静舒适的睡眠环境,注意保暖而不过热,喂食不过量满足需求即可,有变化随时复诊。

疗效情况：经过 3 天推拿治疗，患儿症状消失，睡眠良好。

按语：对于新生儿夜啼，中医外治疗法清心经、清肝经、捣小天心可清热安神；开天门、摩囟门可镇惊安神；配合使用，疗效确切，且具有优势。

（五）外治心悟

新生儿夜啼目前没有被认可的药物性治疗方法。推拿尽管也没有较高质量的循证证据证实其在治疗夜啼方面具有良好的疗效，但大量临床经验和研究报道表明，新生儿推拿治疗夜啼具有良好的疗效，对非器质性夜啼的治疗具有一定价值。

（吴力群）

第二节　肺 系 疾 病

一、感冒

感冒又称"伤风"，是感受外邪引起的一种常见的外感疾病，以发热、鼻塞、流涕、喷嚏、咳嗽为主要临床特征。本病相当于西医学急性上呼吸道感染。本病一年四季均可发生，以气候骤变及冬春时节发病率较高。任何年龄皆可发病，婴幼儿更为多见。小儿具有肺脏娇嫩、脾常不足、肝火易亢的生理特点，患感冒后易出现夹痰、夹滞、夹惊的兼夹证。

（一）病因病机

中医认为感冒病因主要为感受风邪，风邪常兼夹寒、热、暑、湿、燥等，亦有感受时邪疫毒所致。在气候变化、冷暖失常、沐浴受凉、调护不当时容易发生。感冒病位在肺卫，可涉及脾、心、肝。病机关键为肺卫失宣。

（二）诊治方法

根据临床表现，可以初步确立病证，结合血常规检查能够初步查明感染原因。

中医以疏风解表为基本治疗原则。临床常见风寒感冒证、风热感冒证、暑邪感冒证、时邪感冒证四种，分别以荆防败毒散、银翘散、新加香薷饮、银翘散合普济消毒饮加减治疗。兼证有感冒夹痰证、感冒夹滞证、感冒夹惊证，分别在疏风解表基础上对症处理。

西医注重一般治疗，如：注意休息，居室通风，多饮水。明确原因者可以对因治疗,如:抗病毒治疗、抗菌治疗。尚可以对症治疗,高热可予对乙酰氨基酚或布洛芬,亦可采用物理降温,如冷敷或温水浴。发生热性惊厥者可予镇静、止惊等处理。鼻塞者可酌情给予减充血剂,咽痛可予咽喉含片。

(三)外治方法

1. **推拿疗法**

(1)主方:开天门、推坎宫、揉太阳各 100 次,以疏风解表通络;清肺经 200 次,以宣肺止咳;配合拿风池 10 次,以疏风散邪、发汗解表。

(2)辨证加减

1)风寒感冒:可加用揉外劳宫、掐揉二扇门、推三关各 200 次,以祛除寒邪、发汗解表;运内八卦、推膻中各 100 次,以理气宣肺。

2)风热感冒:可加用清天河水、推天柱骨各 200 次,以清热解表除烦。

3)暑邪感冒:可加用补脾经、运内八卦、推三关各 200 次,以健脾行气化湿;退六腑、清天河水各 100 次,以清热解暑;揉中脘 50 次以健胃止呕。

4)时行感冒:可加用退六腑、清天河水各 200 次,以清热解毒;清胃经、清大肠、揉板门各 100 次,以运脾和胃。

5)兼夹证治疗:夹痰者可揉丰隆、推小横纹 100 次;夹滞者可揉板门、揉天枢 100 次;夹惊者可清心经、平肝经 200 次,捣小天心 50 次。

2. **揿针疗法**

主穴:合谷、列缺、外关、风池、大椎。

配穴:风寒证配风门;风热证配曲池;暑湿证配足三里、中脘;头痛配印堂、太阳;鼻塞流涕配迎香;咳嗽配肺俞、膻中;痰多配天突、丰隆;咽痛配天突、廉泉。

操作:常规消毒施穴部位,将揿针按压黏附扎在相应穴位上。每日治疗 1 次,嘱家长每日按压不少于 3 次,每次按压 1~2min,24h 以内取下。以上诸穴亦可采用针刺治疗,均宜浅刺,用泻法,每日治疗 1 次。

3. **走罐疗法** 取天柱骨及背部膀胱经胸段,在局部涂抹润肤油,医者用硅胶蜜芽罐从上向下进行走罐治疗。对于鼻塞流涕症状重者,可在天门处进行走罐治疗。咽痛明显者,可在颈前及天突走罐。咳嗽明显者,可于胸前膻中处走罐。亦可取风门、肺俞进行拔火罐留罐治疗。

4. **刮痧疗法** 取天柱骨及背部膀胱经胸段,在局部涂抹润肤油,自上而下进行刮痧治疗,手法应柔和、深透,用力均匀,力度以患儿能耐受为度。

5. **耳尖放血** 对于高热者,可采用耳尖点刺放血。取一侧耳尖穴,点刺前,在耳尖穴周围用推、揉、挤等方法,使血液积聚于此,并进行常规消毒。医者左手拇指、食指固定点刺部位,右手持一次性采血针,对准穴位快速直刺2~3mm,并迅速出针。反复交替挤压针孔,使其出血,右手夹持消毒棉签将血液及时擦去。出血量以血色由深变浅或不再出血为度。

6. **耳穴压丸**　取肺、三焦、气管、内鼻、咽喉、额,医者首先用75%乙醇棉签消毒患儿一侧外耳廓,再用干棉签擦干该侧耳廓,用镊子将磁珠耳穴压丸贴于上述所选穴位。每日按压所贴部位,每次按压3~5min,以耳廓红热、局部酸胀为度,每日按压不少于3次。每次治疗只贴一侧耳廓,每3日复诊换贴1次,两侧耳廓交替贴压。

(四)外治举隅

风寒感冒案

患儿,女,4岁9个月,2019年4月21日就诊。

主诉(家长代诉):发热伴流涕1天。

现病史:1天前患儿因外出当风后出现发热,最高体温38.9℃,恶寒无汗,口服退热药后热退,伴鼻流清涕、鼻塞、轻微咳嗽,无痰,纳眠可,二便调。

既往史:体健。

过敏史:否认过敏史。

体格检查:神清,精神反应可,咽部无充血,双肺呼吸音粗,未闻及明显啰音,心腹查体无异常。舌淡红,苔薄白,脉浮缓。

实验室检查:血常规 WBC 9.2×10^9/L,N% 34%,M% 11%,PLT 152×10^9/L。

西医诊断:急性上呼吸道感染。

中医诊断:感冒(风寒感冒)。

治疗处理:

(1)推拿疗法:开天门、推坎宫、揉太阳各100次;清肺经200次;拿风池10次;揉外劳宫、推三关各200次;运内八卦、推膻中各100次;按揉迎香穴50次。每日治疗1次,共3次。

(2)走罐拔罐:取天门、膻中至天突连线,局部涂抹润肤油,医者用硅胶蜜芽罐进行走罐治疗。取风门、肺俞进行拔火罐治疗,留罐5min。治疗1次。

预防调护:嘱咐家中通风,保持合适温湿度,患儿适当穿衣,多喝水,少外出;饮食清淡易消化,忌辛辣、生冷、肥甘厚味之品。关注精神状态,有变化随时复诊。

疗效情况:走罐结束后,患儿鼻塞情况即得到缓解。次日患儿复诊,家长代诉当天治疗后,热退身凉,鼻塞好转,偶有咳嗽。继续推拿治疗 2 次,患儿体温正常,无流涕,无咳嗽。

按语:本案患儿为病毒感染所致,且服药困难,西医无特效药物,故而推荐选用外治方法,效果甚佳。对于缓解患儿鼻塞,用硅胶蜜芽罐进行天门走罐,起效迅速。

(五)外治心悟

感冒为儿童常见高发病,外治疗法治疗本病,疗效确切,安全可靠,且无副作用,能够很好地为家长解决问题,缓解焦虑情绪。推拿疗法、走罐疗法、耳尖放血、揿针疗法都是可以优先考虑的方法。

(吴力群　霍婧伟　马敬路)

二、咳嗽

咳嗽是以咳嗽为主要症状的小儿常见肺系病证。有声无痰谓之"咳",有痰无声谓之"嗽",临床一般多声痰并见,故并称"咳嗽"。西医学的气管炎、支气管炎属于本病范畴。本病一年四季均可发生,冬春季多见。多数预后良好,部分可致反复发作,日久不愈。

(一)病因病机

咳嗽病因分外感与内伤两大类。临床以外感咳嗽多见。外感咳嗽为六淫外邪侵袭于肺;内伤咳嗽为脏腑功能失调累及肺。本病病位在肺。病机关键为肺失宣肃。

(二)诊治方法

根据临床表现,胸部 X 线检查无异常或肺纹理增粗,可以初步确立本病。

中医以宣肺止咳为基本治疗原则。可分风寒咳嗽、风热咳嗽、痰热咳嗽、痰湿咳嗽、阴虚咳嗽五种常见类型,分别以杏苏散、桑菊饮、清金化痰汤、二陈汤、沙参麦冬汤加减治疗。

西医注重一般治疗,如:明确病因者可以对因治疗,如抗病毒治疗、抗细菌、抗支原体治疗等。尚可以对症治疗,若咳嗽频繁,少痰或无痰,可选用镇咳药物,如复方福尔可定;若痰量较多,不易咳出,应使用祛痰药,可用氨溴索、N-乙酰半胱氨酸、氨溴特罗等。同时需注意经常变换体位,使呼吸道分泌物易于咳出。

(三)外治方法

1. 推拿疗法

(1)主方:清肺经 300 次,运内八卦 200 次,擦膻中、擦肺俞至局部发热,以清肺化痰、理气止咳。

（2）辨证加减

1）风寒咳嗽：可加用揉外劳宫、推三关各 200 次，以散寒止咳；开天门、推坎宫、揉太阳各 100 次，以疏风解表。

2）风热咳嗽：可加用清天河水、退六腑、开天门、推坎宫、揉太阳各 200 次，以清热宣肺、疏风解表。

3）痰热咳嗽：可加用补脾经、清天河水各 200 次，揉天突、揉丰隆 100 次，以清热宣肺、化痰止咳。

4）痰湿咳嗽：可加用补脾经 200 次，揉足三里、揉丰隆 100 次，以健脾利湿化痰。

5）阴虚咳嗽：可加用补肾经、揉二马各 200 次，以滋阴止咳。

2. 揿针疗法

主穴：肺俞、中府、膻中、天突。

配穴：风寒证配风门、外关；风热证配大椎、尺泽；痰热配内关、丰隆；痰湿配足三里、丰隆；阴虚配膏肓。

操作：每日治疗 1 次，嘱家长每日按压不少于 3 次，每次按压 1~2min，24h 以内取下。以上诸穴亦可采用针刺治疗，外感咳嗽用泻法，每日治疗 1 次；内伤咳嗽用平补平泻法，每日或隔日治疗 1 次。

3. 走罐疗法　取胸前天突至膻中连线、背部膀胱经胸段。在局部涂抹润肤油，医者用硅胶蜜芽罐从上向下进行走罐治疗。亦可取风门、肺俞、膻中、中府进行拔罐治疗。

4. 穴位敷贴　取风门、肺俞、膏肓、膻中，用"芥子咳喘膏"（自制敷贴药物），贴于以上穴位，1~4h 取下，以局部红晕微痛为度。如局部有烧灼感，可提前取下。

5. 皮肤针法　取项后、背部两侧膀胱经胸段、颈前喉结两侧足阳明胃经。外感咳嗽叩至皮肤隐隐出血，每日治疗 1 次；内伤咳嗽叩至皮肤潮红，每日或隔日治疗 1 次。

6. 耳穴压丸　取肺、脾、肝、气管、神门，将磁珠耳穴压丸贴于上述穴位。每日按压所贴部位，每次按压 3~5min，以耳廓红热为度，每日按压不少于 3 次。每次治疗只贴一侧耳廓，每 3 日换贴 1 次，两侧耳廓交替贴压。

（四）外治举隅

风热咳嗽案

患儿，女，5 岁 2 个月，2019 年 5 月 5 日就诊。

主诉(家长代诉):咳嗽 3 天。

现病史:患儿于 3 天前出现咳嗽,痰黄黏稠,不易咳出,夜间咳嗽明显,无发热,鼻流浊涕,咽痛,小便黄,大便干。

既往史:体健。

过敏史:否认过敏史。

体格检查:神清,精神可,咽部稍红,扁桃体未见肿大,双肺呼吸音粗,可闻及痰鸣音,心腹查体未见异常。舌红,苔薄黄,脉浮数。

西医诊断:急性支气管炎。

中医诊断:咳嗽(风热咳嗽)。

治疗处理:

(1)推拿疗法:清肺经 300 次,运内八卦 200 次;清天河水、退六腑各 200 次;开天门、推坎宫、揉太阳各 100 次;擦膻中、擦肺俞至局部发热。每日治疗 1 次,共 5 次。

(2)走罐拔罐:取胸前天突穴至膻中穴连线、背部膀胱经胸段,在局部涂抹润肤油,医者用硅胶蜜芽罐从上向下进行走罐治疗。取风门、肺俞、膻中、中府穴进行拔罐治疗,留罐 5min。治疗 1 次。

(3)穴位敷贴:取风门、肺俞、膏肓、膻中穴,用"芥子咳喘膏"(自制敷贴药物),贴于以上穴位,1~4h 取下,以局部红晕微痛为度。每日治疗 1 次,共 5 次。

预防调护:注意气候变化,防止感冒。忌食辛辣香燥、生冷瓜果、肥甘厚味之品。咳嗽未愈之前,忌食过咸过酸食物。多饮热水,拍背排痰。有变化随时复诊。

疗效情况:次日患儿复诊,家长代诉当天推拿及走罐治疗后,咳嗽明显好转,咽痛减轻,夜间睡眠安稳。晨起仍咳,痰多,可咯出,继续推拿治疗 4 次,患儿咳嗽咳痰痊愈。

按语:对于咳嗽患儿,中医外治疗法具有优势。擦膻中、擦肺俞至局部发热可宣肺化痰、理气止咳;痰多者,可于天突处捏挤出痧,亦可走硅胶罐治疗,疗效显著;配合"芥子咳喘膏"(自制敷贴药物)治疗,疗效确切。

(五)外治心悟

咳嗽为儿童常见高发病,中医认为肺失宣肃为本病的主要病机。小儿推拿、穴位敷贴、拔罐走罐等疗法均可以直接作用于肺经、脾经、膀胱经、督脉等的循行部位而对本病产生治疗效果。根据药物及取穴的不同可以同时起到益气、降气、化痰、通络、清热、温阳等不同治疗作用。中医外治法是小儿咳嗽的良好治疗方法,值得推广。

三、慢性咳嗽

慢性咳嗽是以咳嗽为主要症状,病程超过 4 周的一类疾病。临床可分为特异性咳嗽和非特异性咳嗽。前者指咳嗽伴有能够提示特异性病因的其他症状或体征;后者是指以咳嗽为主要或唯一表现,胸部 X 线片检查未见明显异常的慢性咳嗽。临床上的慢性咳嗽主要指非特异性咳嗽,属于中医学"久咳""久嗽""内伤咳嗽"等范畴。本病一年四季均可发生,冬春季多见。任何年龄皆可发病,以学龄期儿童多见。

(一) 病因病机

咳嗽病因分外感与内伤两大类。外邪入侵,未及时治疗,或素体脾虚,痰湿内生,痰热互阻,或肾不纳气等,导致肺气不利,肺失宣降,而发生咳嗽、咳痰、喘憋等。《黄帝内经》指出,咳嗽的病变在肺而涉及五脏六腑,《素问·咳论》曰:"五脏六腑皆令人咳,非独肺也。"本病病位在肺,与脾、肾、肝关系密切。病机关键为肺失宣降,肺气上逆。

(二) 诊治方法

根据临床表现,以咳嗽为主要或唯一表现,持续 4 周以上,且胸部 X 线检查未见明显异常的,可以初步确立本病。

中医以宣肺止咳为基本治疗原则。临床常见风伏肺络证、痰湿蕴肺证、痰热郁肺证、肝火犯肺证、肺脾气虚证、阴虚肺燥证六种常见类型,分别以三拗汤合苍耳子散、二陈汤合三子养亲汤、清气化痰汤、黛蛤散和泻白散、异功散合玉屏风散、沙参麦冬汤加减治疗。

西医方面,儿童慢性咳嗽根据不同病因,分为咳嗽变异性哮喘、上气道咳嗽综合征、感染后咳嗽、胃食管反流性咳嗽、心因性咳嗽、非哮喘性嗜酸性粒细胞性支气管炎及过敏性咳嗽等,其中以前三种临床最为常见。西医治疗主要根据不同类型给予相应治疗。

(三) 外治方法

1. 推拿疗法

(1)主方:推肺经 300 次,运内八卦、分推膻中、分推肩胛、揉按肺俞各 200 次,以宣肺化痰、理气止咳。

(2)辨证加减

1)痰热壅盛兼咽喉不利者加清肺经、揉天突、揉小横纹、按揉曲池各

100 次。

2）痰湿蕴阻,肺气不利者加掐揉掌小横纹、揉按丰隆各 100 次。

3）肺气亏虚者加补肺经、补脾经、揉掌小横纹、揉足三里各 200 次,捏脊 6 遍。

4）肺阴亏虚者加补肺经、补肾经、揉天突、推小横纹各 100 次,捏脊 6 遍。

5）肺脾气虚者加补脾经、揉板门、运内八卦、揉按脾俞各 200 次。

2. 揿针疗法

主穴:肺俞、中府、膻中、天突。

配穴:风伏肺络配风门、外关;痰热郁肺配内庭、丰隆;痰湿蕴肺配足三里、丰隆;肝火犯肺配太冲、期门;肺脾气虚配太渊、血海;阴虚肺燥配膏肓。

操作:每日治疗 1 次,嘱家长每日按压不少于 3 次,每次按压 1~2min,24h 以内取下。以上诸穴亦可采用针刺治疗,外感咳嗽用泻法,每日治疗 1 次;内伤咳嗽用平补平泻法,每日或隔日治疗 1 次。

3. 走罐疗法 取胸前天突至膻中连线、背部两侧膀胱经,在局部涂抹润肤油,医者用硅胶蜜芽罐从上向下进行走罐治疗。亦可取风门、肺俞、脾俞、膻中穴进行拔火罐治疗。

4. 穴位敷贴 取风门、肺俞、膏肓、膻中,药物随证型变化,贴于以上穴位,1~4h 取下,以局部红晕微痛为度。如局部有烧灼感,可提前取下。

5. 皮肤针法 取项后、背部两侧膀胱经胸段、颈前喉结两侧足阳明胃经。叩至皮肤潮红,每日或隔日治疗 1 次。

6. 耳穴压丸 取肺、脾、肾、肝、气管、神门,皮质下,将磁珠耳穴压丸贴于上述穴位。每日按压所贴部位,每次按压 3~5min,以耳廓红热为度,每日按压不少于 3 次。每次治疗只贴一侧耳廓,每 3 日换贴 1 次,两侧耳廓交替贴压。

（四）外治举隅

风伏肺络久咳案

患儿,女,4 岁 3 个月,2019 年 3 月 5 日就诊。

主诉（家长代诉）:干咳少痰 2 个月余。

现病史:患儿于 2 个月前感冒后遗留咳嗽,干咳少痰,早晚为甚,遇冷空气后明显,伴鼻塞、流涕,清嗓子,纳可,寐欠安,二便可。

既往史:有过敏性鼻炎史。

过敏史:否认药物、食物过敏史。

体格检查:神清,精神可,咽部不红,扁桃体未见肿大,心肺未见异常。舌淡,苔薄白,脉浮。

辅助检查:胸部X线检查未见明显异常,肺通气功能正常。

西医诊断:慢性咳嗽——感染后咳嗽。

中医诊断:久咳(风伏肺络)。

治疗处理:

(1)推拿疗法:清肺经300次,运内八卦200次,分推膻中、分推肩胛、揉按肺俞各200次,揉足三里100次,开天门、揉迎香各50次。每日治疗1次,每周治疗5次。

(2)走罐拔罐:取胸前天突至膻中连线、背部膀胱经胸段,在局部涂抹润肤油,医者用硅胶蜜芽罐从上向下进行走罐治疗。取风门、肺俞、膻中、中府穴进行拔罐治疗,留罐5min。每周治疗1次。

(3)穴位敷贴:取风门、肺俞、膏肓、膻中,"芥子咳喘膏"(自制敷贴药物),贴于以上穴位,1~4h取下,以局部红晕微痛为度。每日治疗1次,每周治疗5次。

预防调护:注意气候变化,防止感冒。忌食辛辣香燥、生冷瓜果、肥甘厚味之品。咳嗽未愈之前,忌食过咸过酸食物。多饮热水,拍背排痰。有变化随时复诊。

疗效情况:治疗5次后,家长诉咳嗽好转,不流涕,夜间睡眠安稳。晨起仍咳,继续推拿治疗2周,患儿咳嗽痊愈。

按语:中医外治法是一种作用于体表的治疗方法,同时刺激多条经络、多个穴位,综合治疗促进患儿气血阴阳平衡,达到止咳的治疗目的。本患儿属于风伏肺络证,应当采取祛风肃肺止咳的治法。

(五)外治心悟

慢性咳嗽是儿童常见的呼吸道疾病,西医常见的病因为咳嗽变异性哮喘、上气道综合征、感染后咳嗽、心因性咳嗽等。对于慢性咳嗽患儿,中医外治疗法具有优势,可从根本上调理脏腑、平衡阴阳,达到治本目的。痰多者,可于天突处捏挤出痧,亦可走硅胶罐治疗,疗效显著;配合"芥子咳喘膏"治疗,疗效确切。

(吴力群　霍婧伟　马敬路)

四、肺炎喘嗽

肺炎喘嗽是以发热、咳嗽、痰鸣、气急、鼻煽为主要临床特征的肺系疾病,相当于西医学中的小儿肺炎。本病一年四季均可发生,尤以冬春两季为多。任何年龄均可患病,好发于婴幼儿,年龄越小,发病率越高,病情越重,且常反复发作。本病若治疗及时得当,一般预后良好。若误治失治,易生变证。

(一)病因病机

本病的发病原因,外因责之于感受风邪,内因责之于肺脏娇嫩、卫外不固。本病病位主要在肺、脾。病机关键为肺气郁闭。

(二)诊治方法

根据临床表现、肺部体征及胸部X线检查,可以初步确立病证。

中医以宣肺开闭、化痰平喘为基本治疗原则。临床常见风寒闭肺、风热闭肺、痰热闭肺、毒热闭肺、阴虚肺热、肺脾气虚六种常见类型,分别以三拗汤合葱豉汤、银翘散合麻杏石甘汤、五虎汤合葶苈大枣泻肺汤、黄连解毒汤合三拗汤、沙参麦冬汤、人参五味子汤加减治疗;变证可分为心阳虚衰证、邪陷厥阴证,分别以参附龙牡救逆汤、羚角钩藤汤合牛黄清心丸加减治疗。

西医采用综合治疗,原则为改善通气、控制炎症、对症治疗、防止和治疗并发症。

(三)外治方法

1. 推拿疗法

(1)主方:清肺经300次,运内八卦、推小横纹各200次,捏挤天突10次,擦膻中、擦肺俞至局部发热。以清肺化痰、理气止咳。

(2)辨证加减

1)风寒闭肺:可加用揉外劳宫、推三关、掐揉二扇门各100次,以散寒止咳。

2)风热闭肺:可加用清天河水、退六腑、开天门各100次,以清热宣肺、疏风解表。

3)痰热闭肺:可加用清胃经、清天河水、揉丰隆各100次,以清热宣肺、化痰止咳。

4)毒热闭肺:可加用清天河水、退六腑各200次,清心经、平肝经、各100次,以健脾利湿化痰。

5)阴虚肺热:可加用揉三阴交、揉二马各200次,以滋阴止咳。

6)肺脾气虚:加补肺经、补脾经、揉足三里各200次,以健脾补肺、益气止咳。

2. 揿针疗法

主穴：肺俞、中府、膻中、天突。

配穴：风寒证配风门、外关；风热证配大椎、尺泽；痰热配内关、丰隆；痰湿配足三里、丰隆；阴虚配膏肓；肺脾气虚配太渊、气海。心阳虚衰可配内关、神门、关元；高热者可配大椎、曲池；神昏者可配水沟、十宣等；大便干结者可配左侧外水道、外归来、支沟。

操作：每日治疗 1 次，嘱家长每日按压不少于 3 次，每次按压 1~2min，24h以内取下。以上诸穴亦可采用针刺治疗，每日治疗 1 次。对于肺炎喘嗽实证，可于大椎、曲池、十宣、耳尖等穴，点刺放血。

3. 走罐疗法　取胸前天突至膻中连线、背部膀胱经胸段及双侧肩胛下部啰音较多部位。在局部涂抹润肤油，医者用硅胶蜜芽罐从上向下进行走罐治疗。对于肺炎后期湿性啰音久不消失者，可取双侧肩胛下部，拔火罐，闪罐或留罐治疗，隔日 1 次。

4. 穴位敷贴　取风门、肺俞、膏肓、膻中，用"芥子咳喘膏"（自制敷贴药物），贴于以上穴位，1~4h 取下，以局部红晕微痛为度。如局部有烧灼感，可提前取下。

5. 放血疗法　对于高热者，可取大椎、耳尖等穴，点刺放血治疗，每日或隔日治疗 1 次。

6. 耳穴压丸　取肺、脾、肾、心、肝、气管、神门等穴，将磁珠耳穴压丸贴于上述穴位。每日按压所贴部位，每次按压 3~5min，以耳廓红热为度，每日按压不少于 3 次。每次治疗只贴一侧耳廓，每 3 日换贴 1 次，两侧耳廓交替贴压。

（四）外治举隅

肺炎喘嗽案

患儿，女，2 岁 3 个月，2019 年 5 月 7 日就诊。

主诉：发热伴咳嗽 3 天。

现病史：患儿于 3 天前过食肉食后出现发热，体温最高达 39.5℃，伴咳嗽、痰鸣，不易咳出，鼻流浊涕，小便黄，大便可。

既往史：体健。

过敏史：否认过敏史。

体格检查：神清，精神弱，咽部稍红，扁桃体未见肿大，右肺可闻及湿啰音。舌红，苔薄黄，指纹紫滞风关内。

辅助检查：血常规检查：白细胞高，以中性粒细胞升高为主，CRP 高于正常范围。肺部 X 线检查示：右肺可见斑片状阴影。

西医诊断：肺炎。

中医诊断：肺炎喘嗽（痰热闭肺）。

治疗处理：西医治疗予抗感染、止咳化痰及相关对症支持治疗。

中医外治法如下：

（1）推拿疗法：清肺经 300 次，运内八卦、推小横纹各 200 次，捏挤天突 10 次，擦膻中、擦肺俞至局部发热，清胃经、清天河水、揉丰隆各 100 次。每日治疗 1 次，每周治疗 5 次，共 10 次。

（2）走罐疗法：取胸前天突至膻中连线、背部膀胱经胸段及双侧肩胛下部啰音较多部位，在局部涂抹润肤油，医者用硅胶蜜芽罐从上向下进行走罐治疗。隔日治疗 1 次。

（3）穴位敷贴：取风门、肺俞、膏肓、膻中，用"芥子咳喘膏"（自制敷贴药物），贴于以上穴位，1~4h 取下，以局部红晕微痛为度。每日治疗 1 次，每周治疗 5 次，共 10 次。

预防调护：注意气候变化，防止感冒。饮食宜清淡富有营养，忌食辛辣香燥、生冷瓜果、肥甘厚味之品。咳嗽未愈之前，忌食过咸过酸食物。多饮热水，拍背排痰。呼吸急促时，应保持气道通畅，随时吸痰。对于重症肺炎患儿要加强巡视，密切观察病情变化。

疗效情况：次日患儿复诊，家长代诉当天推拿及走罐治疗后，体温下降，咳嗽好转，夜间睡眠安稳。晨起仍咳，痰多，不易咯出，继续推拿治疗共 10 次，患儿咳嗽、发热等症状消失。

按语：对于肺炎喘嗽患儿，中医外治疗法方便灵活，安全有效。高热者可配合穴位放血疗法；痰多咳甚者，可配合胸前天突至膻中连线走硅胶罐治疗；亦可配合"芥子咳喘膏"治疗，疗效确切。

（五）外治心悟

肺炎喘嗽是儿童常见的肺系疾病，以发热、咳嗽、咯痰、喘息为主要临床特征，中医病机主要为肺气闭郁，治疗时以宣肺开闭为主要原则。针对本病病机及主要临床表现可以采用不同的中医外治法，发热明显可选膀胱经刮痧、穴位放血疗法等以退热，咳嗽、咯痰明显可选小儿推拿、穴位敷贴疗法以清肺化痰止咳，同时在肺部炎症渗出明显处选用拔罐、走罐疗法促进炎性渗出吸收等，后期可选小儿推拿、穴位敷贴等疗法增强患儿体质，促进肺炎康复，防止疾病反复。综合而言,合理选用中医外治法对于儿童呼吸道疾病的预防、治疗以及康复十分有意义。

（吴力群　霍婧伟　马敬路）

五、哮喘

哮喘是一种以反复发作,喘促气急,喉间痰鸣,呼气延长,严重者不能平卧,甚至呼吸困难,口唇青紫为主要特征的肺系疾病。本病相当于西医学的支气管哮喘。本病一年四季都可发生,尤以冬春和气候变化时多见,常在清晨与夜间发作。本病发病年龄以 1~6 岁为多见,经规范治疗和调护,多数可逐渐痊愈。但若失于防治,喘息持续,难以缓解,可遗患终身。

（一）病因病机

哮喘以宿痰伏肺为内因,外邪侵袭、饮食不当、接触异物、情志失调为诱发因素。本病病位在肺,与脾、肾密切相关。基本病机是痰饮内伏,遇诱因而发。发作时痰气搏结,壅阻气道,肺失宣降而出现呼吸困难,气喘哮鸣。

（二）诊治方法

应坚持长期、规范、个体化的治疗原则。本病常分发作期和缓解期,发作期常见寒性哮喘、热性哮喘、寒热错杂和虚实夹杂四种证型,分别以小青龙汤、麻杏甘石汤合苏葶丸、大青龙汤、射干麻黄汤合都气丸加减治疗;缓解期常见肺脾气虚、脾肾阳虚、肺肾阴虚,分别以玉屏风散合人参五味子汤、金匮肾气丸、麦味地黄丸加减治疗。

西医治疗,急性发作期重点为抗炎、平喘,以便快速缓解症状;慢性持续期应坚持长期抗炎,降低气道反应性,防止气道重塑,避免诱发因素。

（三）外治方法

1. 推拿疗法

（1）主方:揉定喘、搓摩胁肋、清肺经、推小横纹、运内八卦各 100 次,擦膻中、擦肺俞至局部发热,以宣肺降气平喘。

（2）辨证加减

1）风寒袭肺:可加用揉外劳宫、推三关各 100 次,以温阳散寒。

2）风热犯肺:可加用清天河水、揉内劳宫、揉丰隆各 100 次,以清热宣肺、化痰平喘。

3）肺脾气虚:可加用补脾经、揉脾俞、揉肺俞、揉足三里各 100 次,以健脾益肺。

4）脾肾阳虚：可加用补脾经、揉脾俞、补肾经、揉肾俞、揉命门各 100 次，以健脾益肾，补阳纳气。

5）肺脾阴虚：可加用补脾经、揉肺俞、清天河水、揉二马各 100 次，以健脾补肺、清热滋阴。

2. 揿针疗法

主穴：肺俞、定喘、中府、膻中、丰隆。

配穴：实证配鱼际、尺泽；虚证配膏肓、肾俞。喘甚配天枢、孔最；痰多配中脘、丰隆。

操作：每日治疗 1 次，嘱家长每日按压不少于 3 次，每次按压 1~2min，24h 以内取下。以上诸穴亦可采用针刺治疗，发作期每日治疗 1 次；缓解期每日或隔日治疗 1 次。

3. 走罐疗法　取胸前天突至膻中连线、背部膀胱经胸段，在局部涂抹润肤油，医者用硅胶蜜芽罐从上向下进行走罐治疗。亦可取定喘、肺俞、膏肓、膻中、中府进行拔罐治疗。

4. 穴位敷贴　取定喘、肺俞、膏肓、膻中，用"芥子咳喘膏"（自制敷贴药物），贴于以上穴位，1~4h 取下，以局部红晕微痛为度。如局部有烧灼感，可提前取下。

5. 皮肤针法　取鱼际至尺泽手太阴肺经循行部、第 1 胸椎至第 2 腰椎旁开 1.5 寸膀胱经循行部，循经叩刺，以皮肤潮红为度。

6. 耳穴压丸　取肺、肾、气管、交感、皮质下、肾上腺，将磁珠耳穴压丸贴于上述穴位。每日按压所贴部位，每次按压 3~5min，以耳廓红热为度，每日按压不少于 3 次。每次治疗只贴一侧耳廓，每 3 日换贴 1 次，两侧耳廓交替贴压。

（四）外治举隅

寒性哮喘案

患儿，男，3 岁 11 个月，2019 年 5 月 9 日就诊。

主诉：咳嗽气促 1 天。

现病史：患儿于 1 天前因夜间睡觉踢被着凉后出现咳嗽气促，喉间痰鸣，伴鼻流清涕，无发热，纳可，寐欠安，二便可。

既往史：既往有哮喘史。

过敏史：过敏体质。

体格检查：神清，精神反应可，唇、甲偏暗，三凹征（-），两肺可闻及哮鸣音。

舌淡,苔薄白,脉浮紧。

实验室检查:未查。

西医诊断:支气管哮喘。

中医诊断:哮喘(寒性哮喘)。

治疗处理:

(1)推拿疗法:清肺经、推小横纹、运内八卦、揉外劳宫、推三关各100次,揉定喘、搓摩胁肋各100次,擦膻中、擦肺俞至局部发热。每日治疗1次,共5次。

(2)走罐拔罐:取胸前天突至膻中连线、背部膀胱经胸段,在局部涂抹润肤油,医者用硅胶蜜芽罐从上向下进行走罐治疗。取风门、肺俞、膻中、中府进行拔罐治疗,留罐5min。治疗1次。

(3)穴位敷贴:取风门、肺俞、膏肓、膻中,用"芥子咳喘膏"(自制敷贴药物),贴于以上穴位,1~4h取下,以局部红晕微痛为度。每日治疗1次,共5次。

预防调护:居室宜空气流通,保证适宜温度及湿度,阳光充足。注意气候变化,避免受凉,防止感冒。忌辛辣、生冷、虾蟹、过酸过甜及肥甘厚味之品。避免接触过敏原。避免过度劳累、剧烈运动及精神情绪方面的刺激。发作时注意观察呼吸、脉象等变化。如有变化请及时就诊。

疗效情况:次日复诊,家长诉当天予抗炎、平喘药物雾化治疗并结合中医外治治疗后,咳嗽气促明显好转,夜间睡眠安稳。晨起仍咳,痰多,继续推拿及穴位敷贴治疗4次,患儿咳嗽喘促症状消失。

按语:中医外治法对于哮喘恢复期宽胸理气、化痰止咳具有优势。擦膻中、擦肺俞、搓摩胁肋可宣肺化痰、理气止咳;痰多者,可于天突处捏挤出痧,亦可走硅胶罐治疗,疗效显著;喘促者,可于定喘处重点按揉;配合"芥子咳喘膏"(自制敷贴药物)敷贴定喘、肺俞治疗,安全有效。

(五)外治心悟

哮喘以反复发作、迁延不愈为特征,是小儿时期常见的肺系疾病。本病的内因在于肺、脾、肾三脏不足,内生痰湿,外因责之外邪触犯,引动伏痰,痰随气升,气因痰阻,搏结气道,发为哮喘。中医治疗本病也应基于病机选用合适的治则治法。发作期以驱邪治标为主要原则,寒性哮喘选温肺化痰平喘,热性哮喘则以清肺化痰平喘为法,肺实肾虚证则应注意补泻并用。对于缓解期、迁延期则应以扶正为主,辅以驱邪。辨证施治,扶正祛邪,对控制儿童哮喘急性发作症状、防止哮喘复发、改善儿童体质十分有效。

（吴力群　霍婧伟　马敬路）

六、乳蛾

乳蛾是指咽部喉核（即腭扁桃体）肿大或伴红肿疼痛,甚至溃烂为主的一种病证。因肿在喉核,形似乳头,状如蚕蛾,故名"乳蛾"。本病相当于西医学的扁桃体炎。本病一年四季均可发病,症状轻重不一。经积极治疗,一般预后良好,偶可引发急性肾炎、风湿热或风湿性心脏病;长期不愈可致反复呼吸道感染。

（一）病因病机

本病多由外邪犯肺,或素体胃热炽盛,复感外邪,上冲咽喉而致。本病病位在咽喉,咽通于胃,喉为肺系,肾经上循喉咙,结于廉泉,故本病与肺、胃、肾关系密切。基本病机为火热或虚火上灼咽喉。

（二）诊治方法

根据临床表现,可以初步确立病证。中医以利咽消肿止痛为基本治疗原则。临床常见外感风热证、肺胃热盛证、阴虚火旺证三种类型,分别以银翘马勃散、牛蒡甘桔汤、养阴清肺汤加减治疗。

（三）外治方法

1. 推拿疗法　清肺经、清胃经、揉板门、揉二马各 200 次,清天河水、揉曲池、揉足三里穴各 100 次,挤捏天突 20 次。

2. 针刺疗法

主穴:实证——少商、商阳、关冲、内庭、曲池。

　　　虚证——列缺、照海、太溪、鱼际。

配穴:外感风热证配风池、尺泽;肺胃热盛配厉兑、内庭。

操作:实证毫针常规针刺,用泻法,每日治疗 1 次;虚证毫针常规针刺,用平补平泻法,每日或隔日治疗 1 次。

3. 走罐疗法　取颌下、颈前督脉及胃经循行线,在局部涂抹润肤油,医者用硅胶蜜芽罐从上向下进行走罐治疗。适用于咽痛咽肿甚者。

4. 放血疗法　取耳尖、少商或商阳,点刺放血。出血量以血色由深变浅或不再出血为度。每日治疗 1 次。适用于咽痛咽肿甚者。

5. 皮肤针法　取大椎、项后、颈前喉结两侧足阳明胃经、颌下,叩至皮肤潮红为度。每日或隔日治疗 1 次。

6. **耳穴压丸**　取扁桃体、咽喉、耳尖、肺、胃、肾、轮1、轮2,将磁珠耳穴压丸贴于上述穴位。每日按压所贴部位,每次按压3~5min,以耳廓红热为度,每日按压不少于3次。每次治疗只贴一侧耳廓,每3日换贴1次,两侧耳廓交替贴压。适用于慢性扁桃体炎。

（四）外治举隅

乳蛾案

患儿,女,7岁2个月,2019年5月21日就诊。

主诉:咽喉疼痛3天。

现病史:患儿3天前过量食入羊肉串后出现咽喉疼痛伴异物感,吞咽时疼痛明显,无身热,口渴喜饮,小便黄,大便干。

既往史:体健。

过敏史:否认过敏史。

体格检查:神清,精神可,咽部充血,双扁桃体Ⅱ°肿大,未见脓性分泌物,心肺未见异常。舌红,苔黄腻,脉滑数。

西医诊断:急性扁桃体炎。

中医诊断:乳蛾(肺胃热盛)。

治疗处理:

(1)放血疗法:取耳尖穴,点刺放血。点刺前,在耳尖穴周围用推、揉、挤等方法,使血液积聚于此,并进行常规消毒。医者左手拇指、食指固定点刺部位,右手持一次性采血针,对准穴位快速直刺2~3mm,并迅速出针。反复交替挤压针孔,使其出血,右手夹持消毒棉签将血液及时擦去。出血量以血色由深变浅或不再出血为度。隔日治疗1次,共2次。

(2)走罐疗法:取颌下、颈前督脉及胃经循行线,在局部涂抹润肤油,医者用硅胶蜜芽罐从上向下进行走罐治疗。治疗1次。

预防调护:出痧部位避免当风。饮食宜清淡,忌食辛辣香燥、肥甘厚味之品,多饮热水。有变化随时复诊。

疗效情况:治疗结束后,患儿即感觉咽痛明显缓解,咽部异物感消失。继续放血治疗1次,患儿症状基本痊愈。

按语:对于乳蛾患儿,中医外治疗法具有明显优势,立竿见影,简便安全。本病例中采取的耳尖放血、督脉、胃经走罐疗法均能起到清泻肺胃之功。

（五）外治心悟

小儿寒暖不知自宜,饮食不知自调,加之肺常虚、脾常不足,因此小儿疾病多因外邪或饮食所伤引起。乳蛾是小儿常见病,常见病机也不离外感风热、食积化热、阴虚火旺三证。结合经络连属特点,选用肺经、胃经、肾经经穴等部位进行相应的外治治疗,对于治疗本病确有疗效。发热明显可选放血疗法、刮痧疗法、推拿疗法等,咽痛明显可局部刺络、拔罐、走罐、针刺等综合治疗。临床可灵活选用。

(吴力群　霍婧伟　马敬路)

七、反复呼吸道感染

反复呼吸道感染是指小儿发生上、下呼吸道感染过于频繁,一年内发病次数超过正常范围的一种小儿常见疾病。西医学认为,本病是一种非特异性感染,主要见于幼儿期及学龄前期,部分与鼻炎、鼻窦炎、扁桃体肥大、腺样体肥大、慢性扁桃体炎等慢性病灶有关,严重影响小儿的生长发育与身心健康。

（一）病因病机

本病病因包括先天禀赋不足、素禀体热;或后天喂养不当、调护失宜等。病位在肺,与脾、肾密切相关。病机责之于虚实两端:虚为正气不足,卫外不固;实为邪热内伏,遇感乃发。

（二）诊治方法

根据临床表现、病史,可以初步确立病证。本病以虚证为主,故以扶正祛邪为基本治疗原则,若属实证者,以清泻肺胃为主。临床常见肺脾气虚证、气阴两虚证、肺胃实热证三种类型,分别以玉屏风散、生脉散、凉膈散加减治疗。

西医治疗在急性感染期,仍是抗感染治疗和对症治疗,抗感染药物治疗需根据病原学检测结果和机体的免疫状态而定。非急性感染期主要采取免疫治疗和营养治疗。

（三）外治方法

1. 推拿疗法

非急性感染期:补脾经300次,清胃经、推肺经、运内八卦各200次,按揉足三里100次,捏脊6遍。

随症加减:食少便溏加摩腹,揉天枢;大便干结加清大肠,退六腑;四肢不温,汗多加揉肾顶,推三关;夜睡不安加捣小天心,揉足三里;烦躁啼哭加清天河水,清肝经。

2. 揿针疗法

主穴:足三里、中脘、膻中、天突。用于非急性感染期。

配穴：肺脾气虚配肺俞、脾俞；气阴两虚证配气海、太溪；肺胃实热配尺泽、内庭；鼻塞流涕配迎香；咽痛配曲池；夜寐不安配神门。

操作：每日治疗 1 次，嘱家长每日按压不少于 3 次，每次按压 1~2min，24h 以内取下。以上诸穴亦可采用针刺治疗，每日或隔日治疗 1 次。

3. 走罐疗法　取胸前天突至膻中连线、背部两侧膀胱经线，在局部涂抹润肤油，医者用硅胶蜜芽罐从上向下进行走罐治疗。亦可取风门、肺俞、脾俞、肾俞进行拔罐治疗，留罐 5min。

4. 穴位敷贴　取风门、肺俞、天突、膻中，用白芥子、延胡索、甘遂、细辛共研细末，加生姜汁调膏，贴于以上穴位，1~4h 取下，以局部红晕微痛为度。如局部有烧灼感，可提前取下。

5. 刮痧疗法　取大椎、脊柱两侧膀胱经、颈部夹脊穴刮痧。刮拭面积应尽量拉长，采用单向多次刮动，由上而下，力量均匀、适中，刮后未出痧的部位切不可强求出痧。每周治疗 1 次或 2 次。用于急性感染期。

6. 耳穴压丸　急性感染期取肺、大肠、咽喉、气管、支气管、肾上腺；非急性感染期取肺、脾、肾、三焦、皮质下。将磁珠耳穴压丸贴于上述穴位。每日按压所贴部位，每次按压 3~5min，以耳廓红热为度，每日按压不少于 3 次。每次治疗只贴一侧耳廓，每 3 日换贴 1 次，两侧耳廓交替贴压。

（四）外治举隅

易感儿案

患儿，女，5 岁 6 个月，2018 年 11 月 8 日就诊。

主诉：鼻塞、流涕 2 天。

现病史：患儿 2 日前无明显诱因出现鼻塞，流涕，偶有咳嗽，有痰，无发热，纳欠佳，便溏。平素活动后汗多，易疲劳。

既往史：近 1 年上呼吸道感染 6 次，过敏性鼻炎。

过敏史：否认过敏史。

体格检查：神清，精神可，体形偏瘦，面色萎黄，咽部不红，扁桃体未见肿大，双肺呼吸音粗，未及干湿性啰音。舌淡，苔薄白，脉细无力。

西医诊断：反复呼吸道感染。

中医诊断：儿童复感（肺脾气虚）。

治疗处理：

（1）推拿疗法：补脾经、补肺经各 300 次，推小横纹、运内八卦各 200 次，按揉迎香 50 次，擦膻中、擦肺俞至局部发热，摩腹、揉天枢、揉足三里各 100 次，捏脊 6 遍。每日治疗 1 次,每周治疗 5 次,疗程 1 个月。

(2)走罐拔罐:取天门、胸前天突至膻中连线、背部膀胱经胸段,在局部涂抹润肤油,医者用硅胶蜜芽罐进行走罐治疗。取风门、肺俞、脾俞进行拔罐治疗,留罐 5min。每周治疗 1 次。

(3)穴位敷贴:取风门、肺俞、膏肓、膻中,用白芥子、延胡索、甘遂、细辛共研细末,加生姜汁调膏,贴于以上穴位,1~4h 取下,以局部红晕微痛为度。每日治疗 1 次,每周治疗 5 次,疗程 1 个月。

预防调护:注意气候变化。忌食辛辣香燥、生冷瓜果、肥甘厚味之品。咳嗽未愈之前,忌食过咸过酸食物。多饮热水,拍背排痰。有变化随时复诊。

疗效情况:次日患儿复诊,家长代诉当天推拿及走罐治疗后,咳嗽明显好转,鼻塞流涕缓解,夜间睡眠安稳。晨起仍咳,痰多,可咯出,继续推拿治疗 4 次,患儿咳嗽、流涕症状消失。巩固治疗 1 个月。3 个月后随访,患儿未再复发。

按语:对于反复呼吸道感染患儿,中医外治疗法具有优势,既可急则治其标,又可缓则固其本,标本兼顾,疗效确切。补脾经、补肺经、推小横纹、运内八卦等共同起到健脾益气,补肺化痰。风门、肺俞、脾俞等拔罐、走罐可理肺化痰,穴位敷贴治疗可温肺益气化痰。

(五)外治心悟

小儿正气不足,卫外不固,每遇外邪引触则极易发为疾病。而疾病反复发作进一步损伤了小儿正气,因此可以出现反复上、下呼吸道感染及其他的临床疾病。中医外治疗法对于本病,一方面可以减轻发病时的临床症状,促进疾病康复,更重要的是可以调节患儿一身之气,扶助正气,防止疾病反复,具有扶正治本之功。常用穴位敷贴(包括三伏贴、三九贴)、温针灸疗法、小儿推拿疗法、中药膏摩疗法等均可起到扶正保健的功效,对于提高小儿的防病、抗病能力十分有意义。

(吴力群 霍婧伟 马敬路)

第三节 脾 系 疾 病

一、呕吐

(一)疾病概述

呕吐是指因胃失和降、气逆于上,以致乳食由胃中上逆经口而出的一种常见病证。有声无物为呕,有物无声为吐,两者均有为呕吐。凡内伤乳食、暴受惊恐或脾胃虚寒,以及其他脏腑疾病影响胃的功能,以致胃气上逆,均可引起呕吐。

（二）病因病机

1. 乳食积滞　小儿哺食过多,过食肥腻,胃不受纳,脾不运化,升降失调,胃气上逆所致。

2. 脾胃虚寒　体质虚弱,过食生冷,过服苦寒攻下的药物,母体过食寒凉（母乳喂养者）,寒气停留在肠胃,胃气上逆所致。

3. 胃肠积热　过食辛热食物,热积于胃中,留于肠胃,或母体过服高能量食品。

（三）诊治方法

根据临床表现、病史,可以初步确立病证。本病以和胃降逆为基本治疗原则。临床常见乳食积滞证、胃热气逆证、脾胃虚寒证三种常见类型,分别以消乳丸、黄连温胆汤、丁萸理中汤加减治疗。

西医治疗根据病因采取对症治疗,呕吐脱水者,按小儿液体疗法补液。

（四）外治方法

1. 推拿疗法

（1）乳食积滞证处方:清胃、清大肠、揉板门、运内八卦、推四横纹、平肝、下推中脘、按揉足三里、捏提脾胃俞。

（2）胃热气逆证处方:清大肠,掐合谷,退六腑,运内八卦,清天河水,平肝,分腹阴阳。

（3）脾胃虚寒证处方:补脾,揉外劳宫,推三关,揉中脘,摩腹,运内八卦,按揉足三里。

2. 穴位敷贴　选择理气止痛、芳香化湿的中药处方药（比如藿香正气散）,磨成细粉,辅料选取食用醋与小儿防过敏敷贴,将食醋与药粉混合均匀调成糊状,取神阙与中脘穴进行敷贴。每次敷贴 2~4h,1 次/d,连续 3~5 天。

3. 药物外敷

（1）鲜地龙数条,捣烂敷双足心,用布包扎,每日 1 次。用于胃热气逆证。

（2）大蒜 5 个,吴茱萸（研末）10g。蒜去皮捣烂,与吴茱萸拌匀,揉成壹角硬币大小的药饼,外敷双足心。每日 1 次。用于脾胃虚寒证。

4. 火丁疗法　医师用右手戴消毒手套,示指指头上蘸少量冰硼散,伸入患儿口腔内,快速地按压在患儿舌根部的"火丁"（悬雍垂对面的会厌软骨）

上,按后取出。1h 后方可进食。尤适用于婴儿吐乳。

（五）外治举隅

呕吐案

患儿,女,3 岁,2019 年 5 月 21 日就诊。

主诉:间断呕吐 1 天。

现病史:患儿昨日参加生日聚餐,进食较多油腻食物,晚间即出现呕吐,呕吐物酸腐臭秽,伴有腹部胀满,不思饮食,大便一次,质稀臭秽,夜眠不安,无发热,小便正常。舌质红,苔黄厚腻,脉滑。

既往史:无特殊。

过敏史:无明确过敏史。

体格检查:神清,精神反应可,颈软,心肺查体正常,腹胀按之不舒,无明显压痛,肝脾未及,麦氏点无压痛,墨菲征阴性。

实验室检查:血常规、血尿淀粉酶、血清脂肪酶、腹部 B 超、腹部立位平片均未见异常。

西医诊断:呕吐。

中医诊断:呕吐(乳食积滞)。

治疗处理:推拿疗法。

治法:消乳化食,和胃降逆。

处方:清胃、清大肠、揉板门、运内八卦、推四横纹、平肝、下推中脘、按揉足三里、捏提脾胃俞。

预防调护:

1. 呕吐较重时应暂禁食 4~8h。

2. 宜食用清淡易消化食物,注意量宜少,食物种类不宜过杂乱。

3. 加强护理,保持安静,注意体位,防止呕吐物吸入气管。

疗效情况:3 天后,患儿复诊,当天治疗后,呕吐缓解,1 天后诸症消除,食纳如常,大便正常。

按语:本案患儿呕吐主要是由于饮食不节,胃失和降,胃气上逆所致,对其选用外治方法效果甚佳,患儿家长非常满意。

（六）外治心悟

呕吐是儿科常见病证,除脾胃系病证以外,其他多种急慢性病证中,也常常出现呕吐症状。呕吐病证经积极治疗,一般预后良好;但若呕吐严重则耗伤津液,日久可致脾胃虚损,气血化源不足而影响生长发育。小儿呕吐主要是由于感受外邪,乳食不节,脾胃虚寒,暴受惊恐,情志失和等原因,使胃失和降,胃气上逆所致,病位在胃,与肝脾相关。通过外治疗法,患儿脾胃功能得复,则呕吐自消。外治疗法在本病的治疗上具有积极的意义,疗效确切,且安全可靠,患儿未出现不良反应,能够很好地为家长解决问题。

（李　敏）

二、便秘

便秘是指大便秘结不通,排便次数减少或排便间隔时间延长,或大便艰涩排出不畅的疾病。

（一）病因病机

本病病位在大肠,并与脾、胃、肺、肝、肾密切相关。

1. 胃肠积热　素体阳盛,加之后天过食辛辣厚味,饮水不足,内热炽盛,伤津耗液,大肠传导失司。

2. 气血亏虚　小儿先天不足,或后天失养,或疾病影响等,皆可致脏腑虚损,气血生化不足。气虚则传导鼓动无力,血虚则脏腑失养,肠道失于濡润,则便秘由生。

3. 气机郁滞　小儿暴受惊吓,或遭打骂训斥,或所欲不遂等,情志抑郁,肝气不疏,气机不利。或小儿活动过少,气机郁滞。或本为偶然便秘,排便痛苦,使小儿对排便形成恐惧心理,有便意而不愿排便,使气机内郁而不畅。气滞则传导功能失常,糟粕内停,不得下行,而大便秘结。

4. 乳食积滞　小儿脾常不足,乳食不知自节,若饮食喂养不当,或过进荤腥,易于内生燥热,少进清淡素食或饮水过少,则阴津化生不足。食积中焦,损伤脾胃;积滞化热,耗伤津液;水津不足,肠道失润。肠道传导功能失常,发为便秘。

（二）诊治方法

根据临床表现、病史,可以初步确立病证。本病以润肠通便为基本治疗原则。临床常见胃肠积热、气血亏虚、乳食积滞、气机郁滞四种类型,分别以麻子仁丸、黄芪汤、枳实导滞丸、六磨汤加减治疗。

西医治疗根据病因采取对症治疗,对于非严重者,予乳果糖、益生菌治疗。

（三）外治疗法

1. 推拿疗法

(1)燥热内结处方:清大肠、摩腹、退六腑、清天河水、清脾经、下推七节骨。

（2）气虚不运处方：推脾经、肾经，揉中脘、脾俞、肾俞，摩腹，按揉足三里，推下七节骨。

（3）气机郁滞处方：推肝经，退六腑，揉膊阳池，推四横纹，推肺经、推下七节骨。

（4）乳食积滞处方：清胃经，揉板门，拿肚角，运内八卦，分腹阴阳，推下七节骨。

2. 穴位敷贴疗法　适用于各型便秘。

药物组成：大黄、芒硝各 50g，枳实、厚朴各 30g，冰片 20g。气虚者加黄芪 30g，血虚者加当归 20g，气滞者加木香 20g，食积者加陈皮 20g。

具体操作：上药研为细末，以温开水调和成糊状。根据患儿的年龄取适量的药膏（每穴 1~2g），敷贴于神阙穴，胶布固定。敷贴时间以患儿能够耐受为度，每日 1 次，10 天为 1 个疗程。

3. 灌肠疗法　适用于实证便秘。

药物组成：生大黄 4g，枳实 10g，厚朴 10g，火麻仁 20g，木香 10g，槟榔 8g，神曲 10g，茯苓 15g，当归 10g。

具体操作：患儿左侧卧位，灌肠结束后协助保持药物 15min，再嘱其排便，每日 1 次，3 日为 1 个疗程。

4. 耳穴压豆　适用于所有证型。

取穴：便秘点、直肠下段、大肠、脾、皮质下、三焦。

方法：以王不留行籽贴压，每日按压 4 次，每次 3~5min，每 5 天更换 1 次，3 次为 1 个疗程。

5. 针刺治疗

（1）单一取穴：针刺四缝穴，每隔 3 日治疗 1 次，2 次为 1 个疗程。适用于实证便秘。

（2）综合取穴

主穴：大肠俞、天枢、支沟、上巨虚、合谷、曲池、丰隆、承山、水道（左）、归来（右）。

配穴：燥热便秘者，选合谷、曲池、腹结、上巨虚；虚证便秘者，选脾俞、胃俞、大肠俞、关元、三阴交、足三里；食积便秘者，选中脘、承山、大肠俞；气滞便秘者，选气海、太冲、中脘。

具体操作：患儿配合者，留针 10~15min；不配合者捻转后起针。

（四）外治举隅

便秘案

患儿，男，5 岁，2019 年 5 月 26 日就诊。

主诉:排便困难1年。

现病史:患儿素来食欲旺盛,喜肉食,蔬菜水果进食量少,近1年大便排出困难,3~5日排便一次,便质干燥如球,常需"开塞露"辅助排便,伴有腹部胀满,口臭,夜卧不安。平素易患"扁桃体炎"。舌质红,苔黄厚,脉滑。

既往史:无特殊。

过敏史:无明确过敏史。

体格检查:神清,精神可,咽微红,双扁桃体Ⅱ°肿大,心肺查体正常,腹胀按之无明显不适,肝脾未及。

实验室检查:无。

西医诊断:便秘。

中医诊断:便秘(燥热内结)。

治疗处理:推拿疗法。

治法:清腑泄热,润肠通便。

处方:清大肠、摩腹、退六腑、清天河水、清脾经、下推七节骨。

预防调护:

1. 注意合理的饮食结构,纠正不良的进食习惯,多吃蔬菜、水果,适当补充粗粮。

2. 增加活动量,避免少动久坐、久卧。

3. 避免情志刺激,保持精神舒畅。

4. 加强排便训练,坚持良好的排便习惯。

疗效情况:6天后,患儿复诊,患儿两天排便一次,为正常黄色软便,无特殊不适。

按语:本案患儿食欲旺盛,喜肉食,蔬菜水果进食量少,日久导致胃肠积热;平素易患扁桃体炎,肺经郁热,渐下移大肠。燥热内结于大肠,大肠传导失司,导致燥屎内结,排便困难。选用推拿疗法恢复脾胃的纳运功能及大肠的传导功能,则效果甚佳,患儿家长非常满意。

（五）外治心悟

便秘指大便干燥坚硬,秘结不通,排便时间间隔延长,或虽有便意但排出困难的一种病证。西医学的功能性便秘属于本病范畴。本病可发生于任何年龄,一年四季均可发病。由于排便困难,部分小儿可发生食欲不振,睡眠不安,或可因便时努力,引起肛裂、脱肛或痔疮。若便秘长期未能得到适宜治疗,尚可影响患儿生长发育及身心健康。便秘是外治疗法适宜治疗的疾病之一。通过外治疗法,调整人体阴阳平衡、改善相应脏腑功能,恢复脾胃的纳运功能及大肠的传导功能,疗效确切,且安全可靠,患儿未出现不良反应,能够很好地为家长解决问题。外治法治疗便秘有较好疗效,如经治疗多次而无效者须查明原因。

（李　敏）

三、泄泻

（一）疾病概述

泄泻是以大便次数增多,粪质稀薄或如水样为特征的一种小儿常见病。本病一年四季皆可发病。但以夏秋季为多。

（二）病因病机

1. 感受外邪　小儿脏腑柔嫩,肌肤薄弱,易为外邪侵袭而发病,风、寒、暑、湿、热邪均可致病;尤以湿邪最为常见,冬春多以风寒湿致泄多见,夏秋多暑湿热邪为多见。

2. 饮食所伤　小儿脾常不足,饮食不知自节,若调护失宜,乳哺不当,饮食失节,或饮食不洁,皆能损伤脾胃,发生泄泻。

3. 脾胃虚弱　或先天禀赋不足（肾阳虚导致脾阳不足）,导致脾胃虚弱,运化失常,水反成湿,产生脾虚泻。

（三）诊治方法

根据临床表现、病史、辅助检查,可以初步确立病证。本病以运脾化湿为基本治疗原则,实证以驱邪为主,虚证以扶正为主。临床常见风寒泻、湿热泻、伤食泻、脾虚泻四种类型,分别以葛根黄芩黄连汤、藿香正气散、保和丸、七味白术散加减治疗。

西医治疗根据病因采取对症治疗,根据病原学检查选择抗生素,对于轻、中度脱水无呕吐者,予口服补液盐,中度以上脱水或吐泻严重及腹胀者,予静脉补液。

（四）外治疗法

1. 推拿疗法

（1）风寒泻处方:揉外劳宫,推三关,摩腹,揉脐,揉龟尾。

（2）湿热泻处方:清补脾土,清大肠,清小肠,退六腑,揉小天心。

（3）伤食泻处方:揉板门,推四横纹,清大肠,补脾土,摩腹,逆运内八卦。

（4）脾虚泻处方:推三关,补脾土,补大肠,摩腹,按揉足三里,推上七节骨,捏脊。

2. **穴位敷贴**　具体操作：以丁香、肉桂、吴茱萸、白术、茯苓研磨成粉加醋调成糊状贴于患儿神阙穴，每天 1 次，每次 5h。夹风寒者方中加白芷；夹湿热者方中加黄连、苦参。

3. **中药灌肠**　方用肉豆蔻 10g，丁香 9g，诃子 9g，芡实 9g，茯苓 12g，焦三仙 15g。具有醒脾和中、收涩功效。用自动煎药机煎取汁 100ml，经高压消毒后密封留置待用。灌肠前尽量先让患儿排便，将药液加温至 35~40℃，用 20ml 注射器抽吸，接一次性灌肠管，插入肠道，深度为 5~10ml，注入药液，保留 15~20min。1~2 次 /d，5 天为 1 个疗程，共 2 个疗程。

4. **针刺疗法**

（1）针刺双侧天枢，采用双手进针法，针刺手法选择补法，行补法后不留针。

（2）选取除拇指以外，其余四指中节横纹中心的八个穴位，取用 28 号五分针，针刺时避开血络，严密消毒，深度一般是刺入皮下约一分，进针后略为旋转即出针，每针后宜挤出透明浅黄色有黏性的液体，以尽为度。若纯为血液，则不必挤尽。

5. **药物外洗**　鬼针草 30g，加水适量，煎煮后倒入盆内，先熏蒸，后浸泡双足，每日 2~4 次，连用 3~5 日。用于泄泻各证。

（五）外治举隅

泄泻案

患儿，男，11 个月，2019 年 6 月 2 日就诊。

主诉：泄泻 2 周。

现病史：患儿起病时每日泻 10 多次，诊断为"轮状病毒感染性腹泻"，经对症治疗 3 天后腹泻频次大减，但仍日行 3~4 次，便质稀溏，无明显臭味，每于食后作泻，纳少，神疲倦怠，舌质淡，苔薄白，指纹细色淡红。

既往史：无特殊。

过敏史：无明确过敏史。

体格检查：神清，精神可，心肺查体正常，腹胀按之无明显不适，肝脾未及。

实验室检查：大便常规：稀便，可见脂肪球，未见红白细胞，潜血阴性。

西医诊断：腹泻。

中医诊断：泄泻（脾气虚弱）。

治疗处理：推拿疗法。

治法：健脾益气，助运止泻。

处方：推三关，补脾土，补大肠，摩腹，按揉足三里，推上七节骨，捏脊。

预防调护：

1. 提倡母乳喂养，避免在夏季断乳，改变饮食种类。适时适量添加辅食，合理喂养，乳食勿过饱，勿进难消化食物。

2. 讲究饮食卫生，饭前便后要洗手，食具要消毒。

3. 注意气候变化，及时添减衣被，避免受暑或着凉。

4. 做好腹泻患儿的隔离治疗及粪便消毒。

5. 注意观察大便次数与性状的改变，注意尿量、皮肤弹性、精神状态等情况的变化，预防脱水的发生。

疗效情况：6天后复诊，患儿每日排便一次，为正常黄色软便，无特殊不适。

按语：本案患儿脾胃虚弱，运化失职，不能分清别浊，水反为湿，谷反为滞，合污而下，而致泄泻，大便稀溏。脾胃虚弱，运纳无权，故多于食后作泻，食欲不振，神疲倦怠亦为脾胃气虚之征象。辨证准确，推拿疗法得当，则效果甚佳，患儿家长非常满意。

（六）外治心悟

小儿泄泻发生的常见原因有感受外邪、伤于饮食、脾胃虚弱与脾肾阳虚，病位在脾、胃。小儿脾胃薄弱，易于受损，若脾胃受伤，则水谷不化，精微不布，清浊不分，合污而下，而成泄泻。小儿泄泻病位在脾，基本病机为脾虚湿盛，故本病以运脾化湿为基本治则。泄泻是外治疗法适宜的治疗疾病之一。"龟尾七节、摩腹揉脐"的民谚是古人治疗泄泻的伟大创举，为泄泻推拿的基本治疗。通过外治疗法，调整人体阴阳平衡、改善相应脏腑功能，健脾利湿止泻，安全有效。外治法治疗急、慢性泄泻效果较好，但对严重失水或有恶性病变等引起的腹泻，应采用综合性治疗。

（李　敏）

四、厌食

厌食是小儿时期常见的脾胃病证之一，临床上以较长时期厌恶进食、食量减少为特征。本病可发于任何季节，但夏季暑湿当令之时，可使症状加重。

（一）病因病机

1. 喂养不当　小儿乳食不知自节。若家长缺乏育婴保健知识，喂养不当,则会损伤脾胃,产生厌食。

2. **他病伤脾** 脾为阴土,喜燥恶湿,得阳则运;胃为阳土,喜润恶燥,得阴则和。若患他病,误用攻伐;或病后未能及时调理;或夏伤暑湿脾为湿困,均可使受纳运化失常,而致厌恶进食。

3. **先天不足** 胎禀不足,脾胃薄弱之儿,往往生后即表现不愿吮乳,若后天又失于调养,则脾为怯弱,长期乳食难以增进。

4. **情志失调** 小儿神气怯弱,易受惊恐。若失于调护,猝受惊吓或打骂,或所欲不遂,或思念压抑,或环境变更等,均可致情志抑郁,肝失调达,气机不畅,乘脾犯胃,形成厌食。

(二)诊治方法

根据临床表现、病史,可以初步确立病证。本病以运脾开胃为基本治疗原则。临床常见脾失健运、脾胃阴虚、脾胃气虚、肝脾不和四种类型,分别以不换金正气散、养胃增液汤、异功散、逍遥散加减治疗。

西医治疗根据病因采取对症治疗,对于非严重者,予助食剂治疗。

(三)外治疗法

1. **推拿疗法**

(1)脾失健运处方:补脾土,运内八卦,揉板门,清胃经,掐揉掌横纹,摩腹,捏脊。

(2)脾胃阴虚处方:揉板门,补胃经,运八卦,分手阴阳,揉二马,揉中脘,捏脊。

(3)脾胃气虚处方:补脾土,运内八卦,揉足三里,摩腹,捏脊。

(4)肝脾不和处方:清肝经,运内八卦,补脾土,揉中脘,揉脾俞,摩腹。

2. **穴位敷贴**

(1)脾失健运,饮食积滞型

药物组成:胡黄连 5g,炒枳壳、炒莱菔子、木香、陈皮、三棱、莪术、神曲、炒谷芽、炒麦芽各 10g。

具体操作:上药研为细末,每次取药粉少许,用料酒调和成糊状,敷于肚脐,胶布固定。每日 1 次,每次 4~5 个 h,7 天为 1 个疗程。

(2)脾失健运,脾虚肝旺型

药物组成:白芍 10g,茯苓 10g,甘松 5g,白豆蔻 5g,鸡内金 10g,陈皮 10g,枳实 10g。

具体操作:研细末,混匀,每次取适量以醋调成稠糊状,敷于肚脐,用防过敏贴固定,7 天为 1 个疗程。

(3)脾胃气虚型

药物组成:党参、炒白术、茯苓、苍术、鸡内金各 10g,砂仁 5g。

具体操作:将各药研磨成细末,用料酒制成药饼,选取神阙穴敷贴。用防敏胶布固定。每日 1 次,7 天为 1 个疗程,可视病情敷贴 2~3 个疗程,如敷贴部位发红,应隔日贴。

3. 艾灸疗法

(1)适用于各种证型(脾胃阴虚除外)

取穴:中脘、胃俞。

具体操作:患儿仰卧位,医者手持清艾条垂直于中脘穴上,距皮肤 2~3cm,点燃艾条施灸。次日取患儿俯卧位,医者灸其胃俞,双侧轮流进行。施灸时,医者可将手放在穴位旁,以测知温度,防止烫伤患儿。每穴灸 5~10min,开始时灸治时间可略短,逐渐加长治疗时间,以穴位处皮肤潮红,患儿耐受为度。每日治疗 1 次,灸治 1~2 个月。

(2)适用于脾胃气虚、脾失健运证型

具体操作:取小儿合作、舒适体位,手执点燃艾条,对准足三里,距离以患儿感到温热、舒适为度,距皮肤 2~3cm,艾条可缓慢在足三里上下移动,灸至皮肤稍见红晕为度,两侧穴位可以交替灸,约 15min,日 1 次,连续 1 周,以后每周 2~3 次,直至恢复正常食欲。如伴腹胀或腹痛,也可加灸中脘,疗程 2~3 个月。

4. 刮痧疗法 刮痧部位:脾俞、胃俞、大肠俞、中脘、足三里。

具体操作:在以上部位涂适量刮痧油,以刮痧板与皮肤成 40° 由上而下刮拭,用力均匀,每个部位刮至皮肤出现紫红色痧点。如伴便秘,可加天枢。每周 1~2 次,4 周为 1 个疗程,适用于各种证型。

5. 拔罐疗法 适用于各种证型。

具体操作:取脾俞、胃俞,用闪火法,每穴速拔 3~5 次,不留罐。3 天 1 次,5 次为 1 个疗程。

6. 针刺疗法 点刺四缝,适用于各种证型。

具体操作:在两手第 2~5 指掌面近侧指骨关节横纹中点取四缝。常规消毒四缝皮肤后,以一次性采血针点刺四缝,深 0.1~0.2 寸,挤出少量黄白色透明样黏液或血液。7 天点刺 1 次,3~4 次为 1 个疗程。

7. 耳穴贴压 适用于各种证型。

取穴：胃、脾、肝、交感、神门、饥点、大肠、皮质下。

具体操作：耳廓用 75% 乙醇常规消毒后，用胶布粘王不留行籽按压于穴位上，每日饭前按压，力度适中，以患儿耐受为度，耳朵出现微红即可。双耳交替，隔 3~5 日换贴另一侧，10 次为 1 个疗程。

（四）外治举隅

厌食案

患儿，女，4 岁，2019 年 6 月 4 日就诊。

主诉：食欲不振半年。

现病史：近半年不思饮食，食欲不振，食量较前减少，身体较前消瘦，患儿自诉肢倦乏力，无腹胀、腹痛，夜寐不安，大便偏稀，小便正常。舌苔薄腻，脉细。

既往史：无特殊。

过敏史：无明确过敏史。

体格检查：神清，精神可，全身皮肤黏膜无明显异常，面色少华，咽不红，双侧扁桃体无肿大；心音有力，律齐；双肺呼吸音清，未闻及干湿性啰音；腹软无压痛、反跳痛，肝脾未及，肠鸣音正常；双下肢无肿胀。

实验室检查：肝肾功能正常。大便常规正常。

西医诊断：消化不良。

中医诊断：厌食（脾胃气虚）。

治疗处理：推拿疗法。

治法：健脾益气，佐以助运。

处方：补脾土，运内八卦，揉足三里，摩腹，捏脊。

预防调护：

1. 合理喂养，及时纠正不良饮食习惯，减少零食，避免餐前或进餐中大量饮水。

2. 对治后食欲改善者，要逐渐增加食量及饮食品种，以防脾胃复伤。

3. 注意精神调护，营造良好进食环境。

疗效情况：6 天后复诊，患儿食欲及食量较前明显好转，乏力缓解，大便每日一次，为黄色软便，无特殊不适。

按语：本案患儿食欲不振，食量较前减少，肢倦乏力，大便偏稀，故可判断为厌食脾胃气虚证，治疗原则为健脾益气。辨证准确，推拿疗法得当，则效果甚佳，患儿家长非常满意。

（五）外治心悟

厌食是小儿常见的脾胃病证，临床以较长时期食欲不振，见食不贪，食量减少，但精神尚好为特征。本病各年龄阶段均可发生，以1~6岁多见，城市儿童发病率较高。发病无明显季节性，但夏季暑湿当令之时，可使症状加重。本病多与喂养不当、病后失调、先天禀赋不足以及情志失调等因素有关，病机关键为脾运失健。本病以运脾开胃为基本治则，根据临床表现分别治以运脾和胃，健脾益气等法。同时，应注意患儿的饮食调养，纠正不良饮食习惯，方能取效。厌食是外治疗法适宜的治疗疾病之一。其中推拿治疗小儿厌食源远流长。早在殷商时期，早期的按摩手法就用于脘腹疾病。通过外治疗法可以调整人体阴阳平衡、改善相应脏腑功能，恢复脾胃的纳运功能，则疾病得以康复。

（李　敏）

五、儿童肥胖症

儿童多因遗传、进食过多、行为不当等因素造成营养过剩而致肥胖，称为儿童肥胖症。肥胖分两大类，无明显病因者称单纯性肥胖症，儿童大多数属此类；有明显病因者称继发性肥胖症，常由内分泌代谢紊乱、脑部疾病等引起。本节论述的是单纯性肥胖症。

早在《黄帝内经》就有本病的丰富论述，有"肥人""膏者""肉人""脂人""肥者"等多种称谓。并且将肥胖做了分型，《灵枢·卫气失常》："人有肥，有膏，有肉……䐃肉坚，皮满者肥；䐃肉不坚，皮缓者膏。皮肉不相离者肉。""膏者多气而皮纵缓，故能纵腹垂腴。肉者身体容大。脂者其身收小。"这是肥胖的最早分型。

（一）病因病机

引起本病的原因很多，主要与饮食不节、劳逸失常、先天禀赋以及脏腑功能失调等相关。本病的病位主要在脾、胃，病性多为本虚标实。病理特点有肥人多痰湿、肥人多气虚、肥人多阳虚、肥人多血瘀。

本病多本虚标实，以虚为本，气虚为主，无以推动乃至津液化痰，停留于肌肤，久而化浊，甚者成瘀，虚痰瘀甚，其力顽固。本病特点是无纯气虚，无纯阳虚，多为兼证，少为单纯，多为复杂。

（二）诊治方法

本病的诊断主要基于体重，采取百分位法及BMI评估等方法可以诊断体重以及对肥胖程度进行分型，尤其应该关注本病所导致的血脂紊乱、肝肾功异常、脂肪肝等并发症。

中医主要治疗原则为健脾化湿。本病内治多分脾虚痰阻、胃热湿阻、脾肾两虚等,不同医家有相应的辨证认识,临床多采用胃苓汤、平胃散、五苓散、泻黄散、苓桂术甘汤、真武汤、四妙散等化裁治疗。

西医的治疗目的主要是以并发症为中心的分级预防和治疗,降低体重只是第二目标,着重采用健康教育,强调行为方式及控制饮食,因此,主张迈开腿,管住嘴。目前,没有一种用来12岁以下儿童减肥的西药,在美国奥利司他可用于12岁以上儿童肥胖的治疗,但其胃肠道不良反应严重影响了患儿服药的依从性。尚有心理干预用来减肥。

（三）外治方法

1. 单独针刺法

（1）脾虚痰阻:穴取内关、水分、天枢、丰隆、三阴交。平补平泻法,每日1次,15日为1个疗程。

（2）胃热湿阻:穴取曲池、支沟、三阴交、内庭。泻法,每日1次,15日为1个疗程。

（3）脾肾两虚:穴取脾俞、肾俞、足三里、天枢、三阴交、太溪。补法,每日1次,15日为1个疗程。

2. 推拿疗法

基本推拿:推拿肩背,按揉及拿捏腹部,揉臀部,拿捏手足三阳经、三阴经,并顺经推擦四肢。

加减:脾虚痰阻者加补脾经,按揉丰隆、足三里,胃热湿阻者加按揉中脘,掐揉四横纹;脾肾两虚者加捏脊,补脾经,补肾经,推上七节骨,推上三关。

3. 穴位敷贴（小儿消脂贴）

方药组成:苍术、泽泻、大黄等。

使用方法:用清水调配,敷贴神阙,每日1次,临睡前敷贴,至第二天早上。7日为1个疗程。

4. 耳穴疗法　常用选穴:口、食道、胃、十二指肠、内分泌。

5. 光灸减肥仪　采用光灸减肥仪进行治疗,取中脘、巨阙、足三里（双侧）、阴陵泉（双侧）、三阴交（双侧）交替应用。

（四）外治举隅

肥胖案

患儿刘某,男,8岁3个月。2018年2月23日就诊。

主诉:体重异常 5 年余。

现病史:3 岁以来一直体重超重,现体重 68kg,身高 143cm,BMI 33.25。食量大,运动量少,大便干,2~3 天 1 次,尿黄,口中有异味,出汗偏多,平时容易感冒,舌尖红,苔厚,脉弦数。

既往史:无。

过敏史:无明确过敏史。

出生史:足月,第 1 胎第 1 产,出生体长 50cm,出生体重 3.35kg。

家族史:父亲肥胖,身高 170cm,体重 85kg,无糖尿病史,无肿瘤史。

实验室检查:谷草转氨酶 78U/L,谷丙转氨酶 90U/L,甘油三酯 2.1mmol/L,胆固醇 5.66mmol/L,低密度脂蛋白 3.68mmol/L。OGTT:1h,2h 胰岛素水平增高。

影像检查:腹部 B 超示肝脏中度脂肪肝。

西医诊断:儿童单纯性肥胖。

中医诊断:肥胖(湿热蕴脾)。

治疗方法:

(1)中药口服治疗。

(2)小儿消脂贴。

(3)肥胖耳穴。选穴:口、食道、脾、胃、十二指肠、内分泌。

预防调护:改变生活模式,严格控制饮食,以低脂肪饮食为主,增加膳食纤维,禁止吃零食,少看电视,增强运动量,除学校运动时间,在家每日保证 1h 运动量,按时睡眠,保证 8h 睡眠时间。

疗效情况:1 周后体重减 3kg,食量主动减少。3 个月后,体重共减重11kg,身高增长 2cm,复查生化示:肝功转变为正常,血脂有下降趋势。腹部 B 超示:轻度脂肪肝。6 个月后,体重减 12kg,身高增长 5cm,诸项指标正常,家长反馈,改变了诸多不良习惯,患者自律性明显增强。

按语:本案患儿已经属于重度肥胖,经肥胖患儿推荐而来,经过健康教育,方知晓肥胖的危害性。本案患儿依从性良好,尤其是外治方法的使用,患儿非常配合,并且能够执行耳穴的刺激,总体疗效满意。

(五) 外治心悟

体重是儿童生长发育的一个重要指标,但是体重超标会带来很多问题,控制体重不只是一个疾病问题,更加是一个美学问题。目前国内没有一个用于儿童肥胖的药物,国外亦只在 12 岁以上儿童推荐用药,儿童肥胖症的干预主要采用控制饮食以及增加运动量,然而儿童控制食欲的难度很大,增加运动时间又往往与繁重的学习任务冲突,因此儿童单纯性肥胖症成为一个治疗难点。中药治疗本病很有优势,笔者在干预本病的过程中摸索出一定模式,设立小儿消脂方,对脾虚痰阻型患儿有良好疗效,配合外治疗法,更加能够增强患者的依从性。

(刘应科　安　冰　杨　晔　张　辰)

第四节　心肝系疾病

一、夜啼

夜啼是指婴儿入夜啼哭不止,时哭时止,或每夜定时啼哭,甚则通宵达旦,但白天如常的一种病证。本病证属于中医"惊啼""儿啼"等范畴。啼哭是新生儿及婴儿的一种正常生理活动,也可以是表达要求或痛苦,或者是疾病的症状。新生儿每天需要睡眠约20h,到1周岁仍要14~15h。足够的睡眠是小儿健康的重要保证。夜啼多见于新生儿及婴儿,一年四季均可发生。一般经过治疗可愈,预后良好。部分患儿反复发作,若是夜间啼哭不止、睡眠不足,生长发育就会受到影响。

(一)病因病机

本病的病因,有先天和后天两方面的因素。先天因素责之于孕母失调,遗患胎儿;后天因素包括腹部受寒、体内积热、暴受惊恐等因素。基本病机为脾寒、心热、惊恐。病位主要在心、脾。病证属性有虚有实,而以实证居多。

(二)诊治方法

本病治疗首先要去除病因,按病机之寒热虚实,分别施以温清补泻。针对脾寒、心热、惊恐等不同病因,主要分脾虚中寒、心经积热、惊恐伤神证型,分别施以温脾散寒、清心导赤、镇惊安神等基本治疗原则,予匀气散、导赤散、远志丸加减治疗。

(三)外治方法

1. 敷贴疗法

处方:脾虚中寒证药用丁香6g、肉桂6g、吴茱萸6g、艾叶9g、干姜9g等;心经积热证药用灯心草9g、淡豆豉9g、黑丑6g、朱砂6g等;惊恐伤神证药用乌药 9g、蝉蜕 9g、钩藤 9g、琥珀 3g、珍珠粉 3g 等。

操作手法：选取相应的药物成比例打成细末，混合均匀，装瓶备用；每次使用时，取 6g，用鲜姜汁 3g，醋 3g 调和成糊状，以不渗出液体为佳。

患儿取平卧位，暴露穴位（涌泉、神阙等穴位），用棉签蘸取温开水（必要时用生理盐水或 75% 乙醇）清洁穴位及其周围皮肤，取调匀的药糊适量涂敷穴位，以纱布覆盖并用胶布固定。或取调匀的药糊适量涂敷穴位，放于空白穴位贴中，附于穴位之上，固定即可。

疗程：每次敷贴保留 2~4h，每天 1 次，3~5 天为 1 个疗程，一般 2~3 个疗程。

2. **药枕疗法** 取白茯苓 50g、白菊花 50g、钩藤 80g、淡竹叶 50g、灯心草 50g、琥珀 20g、五味子 10g，打碎后装一布袋里，夜间枕用，清晨可以将药袋装入塑料袋中密封，次夜继用。如天冷，可在药下加热袋以助药气上达。一个月换药 1 次。

3. **推拿疗法** 补脾经 300 次、清肝经 300 次、掐揉小天心 50 次、按揉足三里 50 次、揉一窝风 50 次、摩腹 5min。每次取单侧，两侧交替。

脾虚中寒证，加揉外劳宫 50 次、揉中脘穴 50 次、心俞 5min、脾俞 5min、推三关 50 次；心经积热证，加揉内劳宫 50 次、清天河水 50 次、清小肠 50 次、心俞 5min；惊恐伤神证，加揉掐威灵 50 次、摩囟门 5min、心俞 5min、肾俞 5min。

4. **沐足疗法** 处方：脾虚中寒证药用白胡椒 15g、焦山楂 30g、炒麦芽 30g；心经积热证药用钩藤 30g、山栀子 20g、菊花 15g、桑叶 30g；惊恐伤神证药用柏子仁 30g、生龙骨 40g 等。

将药物熬煎好后，弃去药渣，待药液温度适宜时，令患儿双足浸泡其中，使药液没过脚踝。家长同时轻轻按摩患儿双足，促进药物吸收。熏洗时间不宜过长，以 10~15min 为宜。

5. **耳穴压豆疗法** 选穴：神门、内分泌、交感。脾寒加脾；心热加心；惊恐加肝。

每日按压 3~5 次，每次按压 1~3min，三日更换 1 次，双耳交替贴按，2~3 次为 1 个疗程。

（四）外治举隅

夜啼案

李某，女，2 岁。2017 年 4 月 12 日就诊。

主诉：夜寐不安 10 余日。

现病史：患儿于就诊前 10 余日无明显诱因出现夜寐不安，哭啼不休，面赤唇红，烦躁不安，纳可，大便秘结，3 日 1 行，小便黄。

既往史：无既往病史。

过敏史：无明确过敏史。

查体：神情，精神尚可，体温 37℃，心率 124 次 /min，舌质红，苔黄腻，指纹紫。扁桃体无肿大，双肺听诊呼吸清，未闻及干湿性啰音。心音低钝，未闻及病理性杂音。腹部无压痛，无反跳痛及肌紧张。

实验室检查：各项辅助检查未见明显异常。

西医诊断：夜啼。

中医诊断：夜啼（心脾积热）。

治疗处理：

（1）中药处方：生地黄 10g，木通 5g，淡竹叶 12g，生甘草 4g，生大黄 5g，炒栀子 4g。水煎服，每日 1 剂，分 2 次服用。

（2）推拿疗法：补脾经 300 次、清肝经 300 次、掐揉小天心 50 次、按揉足三里 50 次、揉一窝风 50 次、揉内劳宫 50 次、清天河水 50 次、清小肠 50 次、心俞 5min，摩腹 5min。每次取单侧，两侧交替。每日 1 次，3~5 天为 1 个疗程，一般 2~3 个疗程。

（3）敷贴疗法：灯心草 9g、淡豆豉 9g、黑丑 6g、朱砂 6g，选取相应的药物成比例打成细末，混合均匀，装瓶备用，每次使用时，取 6g，用鲜姜汁 3g，醋 3g 调和成糊状，取调匀的药糊适量涂敷神阙穴，每次敷贴保留 2h，每天 1 次，3~5 天为 1 个疗程，一般 2~3 个疗程。

（4）耳穴压豆疗法：穴选神门、内分泌、交感、心。每日按压 3~5 次，每次按压 1~3min。三日更换 1 次，双耳交替贴按，2~3 次为 1 个疗程。一般 2~3 个疗程。

预防调护：嘱夜间保持睡眠环境安静，睡眠时光线要暗；喂食以满足需要而不过量为原则，不宜食用寒凉与辛辣热性食物；注意患儿保暖不过热，腹部保暖。

疗效情况：5 天后，患儿复诊，治疗后，现夜间哭闹较前缓解，大便好转一日一行，嘱咐继续治疗 2 个疗程，继续观察病情，3 周后告知，夜啼诸症消除，食纳如常。

按语：本病患儿乃心脾积热导致，使用小儿推拿补脾清肝，泻火安神，配合穴位敷贴及耳穴压豆以镇静安神。中药联合外治疗法，患儿依从性高，无其他不适,疗效显著。

（五）外治心悟

小儿夜啼就会导致睡眠不足,这样不但会影响宝宝的生长发育,而且其注意力、记忆力、创造力和运动技巧也都会相对较差。同时,缺乏夜间睡眠,还会扰乱宝宝生长激素的正常分泌,使免疫系统受损,出现内分泌失调,代谢紊乱等问题。因此需要积极治疗,但小儿幼小,服药困难,因此寻求外治疗法如推拿疗法、穴位敷贴及耳穴压豆疗法,具有积极的意义,不同治疗方法,协同作用,疗效显著,且安全可靠,对患儿没有太多不良反应,能够很好地为家长解决问题,缓解年轻妈妈的焦虑情绪。

（王俊宏　刘玉清　刘玲佳　任昕昕）

二、汗证

汗证是指小儿在正常环境和安静状态下,全身或局部无故出汗过多,甚则大汗淋漓的一种病证。小儿汗证有自汗、盗汗之分。睡中出汗,醒时汗止者,称为盗汗;不分寤寐,无故出汗者,称为自汗;不论自汗或盗汗又各有阴阳见证。小儿各年龄均可发作,一年四季均可发生。一般经过治疗可愈,预后良好,不会造成器质性损害。至于因温热病引起的出汗,或属危重症阴竭阳脱、亡阳大汗者,或属其他疾病引起的出汗,均不在本节讨论范围。

（一）病因病机

本病的发生,多责之于小儿体虚,其主要病因为禀赋不足,调护失宜。本病病机为阴阳、脏腑、气血失调,营卫不和,卫阳不固,腠理开阖失司,则汗液外泄。小儿汗证为阴阳失衡所致,有虚实之分,临床以虚证多见。虚证常见表虚不固、气阴两虚,实证常见心脾积热。

（二）诊治方法

小儿在正常环境和安静状态下,以全身或局部多汗为主要表现。寐则汗出,醒时汗止者为盗汗;不分寤寐而汗出者为自汗。多汗常湿衣或湿枕。当然,应排除护理不当,气候变化等客观因素及其他疾病因素所引起的出汗。

中医治疗以调和阴阳为基本治则,主要分为表虚不固、气阴两虚、心脾积热三种常见类型,分别予玉屏风散合牡蛎散、生脉散、导赤散合泻黄散加减。

（三）外治方法

1. 敷贴疗法　处方:银杏、乌梅、金樱子等分,用于气虚自汗;五倍子、郁金等分,用于肺气不足自汗;何首乌适量,用于自汗不止;五倍子、黄柏等分,用于阴虚盗汗；黄芪、防风、白芍、五味子、麻黄根、生姜、大枣以 10：6：10：10：10：3：5 的比例,用于气阴两虚之自汗、盗汗。

操作手法：选取相应的药物成比例打成细末,混合均匀,装瓶备用；每次使用时,取药 6g,用蜂蜜调和成糊状,以不渗出液体为佳。患儿取平卧位,暴露穴位(涌泉、神阙等穴位),用棉签蘸取温开水(必要时用生理盐水或 75% 乙醇)清洁穴位及其周围皮肤,取调匀的药糊适量涂敷穴位,以纱布覆盖并用胶布固定。或取调匀的药糊适量涂敷穴位,放于空白穴位贴中,附于穴位之上,固定即可。

疗程：每次敷贴保留 2~4h,每天 1 次,3~5 天为 1 个疗程,一般 2~3 个疗程。

2. **针灸疗法**　体针：复溜、鱼际、合谷、大椎。每次取两个穴,留针 15~20min。3 岁以下患儿可不留针。

3. **耳穴压豆**　取穴：心、肺、肾、交感、耳迷根、皮质下、神门。嘱家长每日按压 2~3 次,双耳交替,每周 2 次,10 次为 1 个疗程。

4. **灸法**　患儿取仰卧位,选取涌泉、神阙,将艾灸盒放于穴位处固定,时间 5~10min,以皮肤微发红为度。每日 1 次,10 天为 1 个疗程。

5. **药粉外扑法**　取煅牡蛎、五倍子等量,或煅龙骨、煅牡蛎等份,极细研末,装瓶备用,用时以绢袋盛之,适量外扑于多汗部位。每日 2~3 次,4 天 1 个疗程。

6. **推拿手法**

(1)自汗：揉小天心 50 次、揉一窝风 50 次、清补脾经 300 次、清天河水 300 次、揉二马 50 次、清小肠 300 次、捏脊 5~7 次；表虚自汗加平肝经 300 次、清胃经 300 次、揉板门 100 次、清补大肠 300 次。

(2)盗汗：平肝经 300 次、清肺经 300 次、揉板门 100 次、清胃经 300 次、补肾经 300 次、揉二马 50 次、退六腑 300 次、清天河水 300 次、逆运八卦 100 次、清大肠 300 次、捏脊 5~7 次。

(四) 外治举隅

汗证案

王某,男,2.5 岁。2017 年 3 月 12 日就诊。

主诉：汗出过多半年余。

现病史：患儿平素汗出较多,近半年余来汗出尤甚,白天稍加活动或进食时,汗出如珠,入睡时常湿透衣衫,面白少华,神疲乏力,平时易感冒,舌淡红,苔薄白。

既往史：反复呼吸道感染病史。

过敏史：无明确过敏史。

体格检查：神清，精神反应可，面色不华，扁桃体无肿大，双肺听诊未见异常。舌淡红，苔薄白，指纹淡。

实验室检查：未见明显异常。

西医诊断：汗证。

中医诊断：汗证（表虚不固）。

治疗处理：

（1）中药处方：玉屏风散合牡蛎散加减。药物组成：黄芪 12g，白术 10g，防风 5g，煅龙骨（先煎）15g，煅牡蛎（先煎）15g，浮小麦 12g，大枣 5 枚，炙甘草 5g。水煎服，每日 1 剂，分 2 次服用。

（2）推拿疗法：揉一窝风 50 次、清补脾经 300 次、清天河水 300 次、推三关 300 次、揉二马 50 次、清小肠 300 次、捏脊 5~7 次；每日 1 次，3~5 天为 1 个疗程，一般 2~3 个疗程。

（3）敷贴疗法：黄芪、防风、白芍、五味子、麻黄根、生姜、大枣以 10 : 6 : 10 : 10 : 10 : 3 : 5 的比例打成细末，混合均匀，装瓶备用；每次使用时，取药适量，用蜂蜜调和成糊状，调匀的药糊适量涂敷空白穴位贴中，外敷神阙穴。每次敷贴保留 2~4h，每天 1 次，3~5 天为 1 个疗程，一般 2~3 个疗程。

（4）灸法：患儿取仰卧位，选取涌泉、神阙，将艾灸盒放于穴位处固定，时间 5~10min，以皮肤微发红为度。每日 1 次，10 天为 1 个疗程。

预防调护：嘱拭汗注意个人卫生，勤换衣被，保持皮肤清洁和干燥，拭汗用柔软干毛巾或纱布擦干，勿用湿冷毛巾，以免受凉。进行适当的户外活动和体育锻炼，增强小儿体质。注意病后调理，避免直接吹风。

疗效情况：5 天后复诊，患儿治疗后，出汗较前减少，无外感症状，嘱咐继续治疗 2 个疗程，继续观察病情，3 周后告知，诸症消除，食纳如常。

按语：本病患儿汗证为表虚不固所致，使用玉屏风散合牡蛎散，益气固表，敛阴止汗，配合小儿推拿以清热固表，穴位敷贴及灸法，助营卫，和脏腑，疗效显著。

（五）外治心悟

小儿汗证以虚证为多，以改善体质为总要。除了药物治疗以外，寻求外治疗法诸如推拿疗法、穴位敷贴及灸法等以助营卫。卫阳壮，营血充，营卫调和，则虚汗自止,最终能达到防治疾病、改善体质的疗效。

（王俊宏　刘玉清　刘玲佳　任昕昕）

三、多动症

注意缺陷多动障碍又称儿童多动综合征,简称多动症,是一种较常见的儿童行为障碍性疾病。临床以注意力不集中,自我控制力差,活动过多,情绪不稳,冲动任性,伴有不同程度的学习困难,但智力正常为主要特征。本病好发于学龄期儿童,男童居多,近年来有发病逐渐增多的趋势,严重影响儿童的身心健康成长。本病预后较好,绝大多数患儿到青春期逐渐好转。

（一）病因病机

本病病因主要为先天禀赋不足,加之后天失于护养,或因教育不当、环境影响等,此外,外伤史、情志不调也可引起本病。内、外因导致的各脏腑功能失调均可表现为阴阳失衡。阳动有余、阴静不足是最为主要的病机。西医学认为本病的病因及发病机制不明确,认为该病是多种生理 - 心理 - 社会因素共同所致的一种综合征。

（二）诊治方法

本病在学龄前期起病,病程持续 6 个月以上;还应具备以下 4 条及以上行为表现,其症状严重度可不同程度影响孩子学习和适应环境的能力:①需要静坐的场合难以静坐,常常动个不停;②容易兴奋和冲动;③常常干扰其他儿童的活动;④做事粗心大意,常常有始无终;⑤很难集中思想听课、做作业或其他需要持久注意的事情;⑥要求必须立即得到满足,否则就产生情绪反应;⑦话多,经常插话或喧闹;⑧很难遵守集体活动的秩序和纪律;⑨学习困难、成绩差,但不是由于智能障碍引起;⑩动作笨拙,精巧和协调动作较差。

中医治疗以泻实补虚,调和脏腑,平衡阴阳为基本原则。主要分为心肝火旺、痰火内蕴、肝肾阴虚、心脾两虚主要四个证型,予安神定志灵、黄连温胆汤、杞菊地黄丸、归脾汤和甘麦大枣汤加减治疗。

西医治疗主要有药物治疗、行为矫正治疗、认知行为训练、心理治疗、生物反馈治疗、感觉统合训练、音乐疗法等多种疗法。

（三）外治方法

1. 针灸疗法

主穴:内关、神门、百会、印堂、三阴交。

辨证配穴:心肝火旺证加太冲、心俞;痰火内蕴证加丰隆、中脘;肝肾阴虚证加太溪、太冲；心脾两虚证加心俞、脾俞。

2. 推拿疗法

主穴：补脾经 300 次，揉内关、神门、百会、心俞、肾俞 5min，摩腹 5min，按揉足三里 5min，捏脊 10 遍。

辨证配穴：心肝火旺证加清肝经 300 次、捣小天心 50 次；痰火内蕴证加清大肠 300 次、内运八卦 200 次、按板门 100 次；肝肾阴虚证加按内劳宫 50 次、补肾经 300 次；心脾两虚证加按揉三阴交 5min。

3. 耳穴压丸疗法　穴取皮质下、肾、心、脑干、神门。每日按压 5~6 次，每次按压 2~3min。两耳交替使用，10 次为 1 个疗程，连续做 3~4 个疗程。

（四）外治举隅

注意缺陷多动障碍案

童某，男，11 岁。2018 年 3 月 11 日就诊。

主诉：多动不宁半年余。

现病史：患儿近半年多动不宁，老师反映患儿上课注意力不集中，不能按时完成作业。时有心慌气短，夜寐不安，纳差，大便溏薄，一日一行。

既往史：无既往病史。

过敏史：无明确过敏史。

查体：神情，精神尚可，面色少华，舌质淡，苔薄白，脉细。心肺检查阴性。

实验室检查：校对试验水平较差。

西医诊断：注意缺陷多动障碍。

中医诊断：多动症（心脾两虚）。

治疗处理：

（1）中药处方：藿香 10g，苏梗 10g，竹茹 10g，佛手 10g，太子参 10g，沙参 15g，焦三仙 10g，天花粉 10g，乌梅 10g，茯苓 15g，黄芪 10g，山药 10g，石菖蒲 10g，郁金 10g，炒枣仁 20g，钩藤 15g，首乌藤 10g。水煎服，每日 1 剂，分 2 次服用。

（2）推拿疗法：补脾经 300 次，揉内关、神门、百会、心俞、肾俞 5min，摩腹 5min，按揉足三里、三阴交各 5min，捏脊 10 遍，每日 1 次，3~5 天为 1 个疗程，一般 2~3 个疗程。

（3）耳穴压豆疗法：皮质下、肾、心、脑干、神门。每日按压 5~6 次，每次按压 2~3min。两耳交替使用，10 次为 1 个疗程，连续做 3~4 个疗程。

预防调护：保证患儿有规律性的生活，培养良好的生活习惯；关心体谅患儿,对其行为及学习进行耐心的帮助及训练,要循序渐进,不责骂,不体罚,稍有进步,给予表扬和鼓励;保证患儿营养,补充蛋白质、水果及新鲜蔬菜,避免食用含有兴奋性和刺激性的食物。

疗效情况:2周后复诊,患儿纳食明显增多,面色好转,睡眠较前安稳,但上课仍不能认真听讲,精神不集中,上方加五味子6g、麦冬8g,继予以上外治疗法。1个月后复诊,患儿现上课能正常听讲,回家后能主动完成作业。一年后随访,患儿未再出现多动等症状。

按语:本病患儿多动乃虚证,为心脾两虚所致,中药予健脾益气,养心安神,配合小儿推拿健脾滋阴,耳穴压丸对症治疗,患儿依从性良好,疗效可观。

（五）外治心悟

小儿多动症为神经精神类疾病,病因不明,治疗较为困难,因此除了药物治疗外,提倡综合处理,包括教育引导、心理治疗、行为矫正及中医外治疗法等,综合治疗,协同作用,疗效叠加,具有积极的意义。

（王俊宏　刘玉清　刘玲佳　任昕昕）

四、多发性抽动症

多发性抽动症又称抽动秽语综合征,是起病于儿童时期的一种慢性神经精神障碍性疾病。临床以不自主地、反复地、快速地一个或多个部位肌肉运动抽动和/或有不自主地发声抽动为特征。本病起病多在2~12岁之间,城市发病高于农村,男孩发病率高于女孩,约为(3~9):1。一般病程持续时间较长,抽动在精神紧张时加重,入睡后消失,症状自行缓解或者加重,但智力不受影响。

（一）病因病机

本病的病因是多方面的,与先天禀赋不足、饮食所伤、感受外邪、疾病影响、情志失调等密切相关。本病的病机属性为本虚标实,病初多实,迁延日久,则以肝肾阴虚为本,阳亢风痰鼓动为标。西医学认为本病病因及发病机制不详,与遗传、脑结构或功能异常、心理因素及教育方式等有密切关系。

（二）诊治方法

本病诊断主要为发病于18岁前,可有疾病后及情志失调的诱因或有家族史;不自主地眼、面、颈、肩、腹及上下肢肌群快速抽动,以固定方式重复出现,无节律性,入睡后消失。在抽动时,可出现异常的发音,如咯咯、吭吭、咳声、呻吟声或粗言秽语。上述抽动可轮换发作。抽动也能受意志短暂控制,可暂时不发作;病情轻者,病程在1年之内,属于短暂性抽动;病程超过1年,仅有一种抽动(或是运动抽动,或是发声抽动)属于慢性抽动;病程超过 1 年,既有运动抽动,又有发声抽动,属于多发性抽动,其无抽动间歇期不超过 3 个月。本病呈慢性过程,有明显波动性,常由感冒诱发或加重;实验室检查无特殊异常,脑电图基本正常。智力测试基本正常。

中医治疗上以辨虚实为主,实证以平肝息风,豁痰定抽为主;虚证以滋肾补脾,柔肝息风为主;虚实夹杂治当标本兼顾,攻补兼施。可分为肝亢风动、痰热扰动、脾虚肝旺、阴虚风动四个证型,分别予天麻钩藤饮、黄连温胆汤、缓肝理脾汤、大定风珠加减。

西医治疗包括药物治疗和非药物治疗,药物主要包括各种神经阻滞剂以及中枢 α 受体激动剂,非药物疗法即心理学治疗及行为学干预训练等。

（三）外治方法

1. 靳三针疗法　以脑髓、精明为病位,针灸处方取四神针、脑三针、定神针、痫三针、手智针。四神针位于巅顶,起升阳益髓之功,脑三针平衡四肢运动,定神针加强控制情绪之力,痫三针调和阴阳二脉,手智针宁心安神。

2. 针灸疗法

主穴:百会、四神聪、风池、合谷、内关、太冲。

随症配穴:眨眼、耸鼻加印堂、攒竹、迎香;口角抽动加地仓、颊车;肩部抽动加肩髃、肩髎、肩贞;上肢抽动加外关、曲池、手三里、内劳宫;腹部抽动加天枢、关元、中脘;下肢抽动加丰隆、阳陵泉。

辨证取穴:肝亢风动加行间。

3. 耳穴压丸疗法

主穴:神门、皮质下、缘中、内分泌、心、肝、脾、肾。

配穴加减:痰热扰动证加交感;肝亢风动证加耳中、结节下、艇中。

每日按压 5~6 次,每次按压 2~3min,两日后,换对侧耳朵。6 次为 1 个疗程,做 3~4 个疗程。

4. 推拿疗法

主穴:清肝经 300 次、清天河水 300 次、揉二马 5min、捣小天心 50 次、运八卦 50 次、捏脊 10 次。

穴位加减:肝亢风动证加揉肝俞 5min;痰热扰动证加清大肠 300 次、清小肠 300 次、小横纹 300 次、按揉脾俞 5min;脾虚肝旺证加清补脾经 300 次、退六腑 300 次、按揉肝俞、脾俞 5min;阴虚风动证加补肾经 300 次、按揉肾俞 5min。

5. 穴位注射疗法

主穴：肝俞、风门、足三里、三阴交。

穴位注射药物：转移因子注射液或脑蛋白水解注射液。

方法：常规消毒穴位处皮肤，用 4、5 号针头 5ml 注射器，抽取药物 5ml。用快速进针法刺入皮下，然后缓缓推入，"得气"后，回抽一下，如无回血，即可分别在穴位下注射 1~2ml 药物。

疗程：每日 1 次，每周休息 1 天，连续 3 周。

（四）外治举隅

多发性抽动症案

王某，女，6 岁，2018 年 07 月 28 日就诊。

主诉：摇头 1 个月余。

现病史：患者于 1 个月余前发现摇头，左右摇摆，偶有喉中发声，无眨眼、清嗓子，无肢体抽搐，于 2018 年 7 月 19 日就诊于儿童医院，查脑电图示：无明显异常，查链球菌溶血素 O<25IU/L，诊断为：抽动症，建议口服静宁颗粒。现患儿摇头，左右摇摆，偶有喉中发声，无眨眼、清嗓子，无肢体抽动，近无外感，纳食可，嗜零食，眠可，喜翻身、踢被，大便 1~2 日行一次，质干。

既往史：无。

出生史：第一胎，足月顺产，出生时体重：3.7kg，身长：不详，否认脐带绕颈史，否认窒息史，否认外伤史。

喂养史：母乳喂养，适时添加辅食。

过敏史：否认食物、药物过敏史。

查体：神情，精神可，不断摇头、摆头，舌质淡红，苔薄黄，心肺（－）。

实验室检查：各项辅助检查未见明显异常。

西医诊断：抽动秽语综合征。

中医诊断：多发性抽动症（脾虚肝旺）。

治疗处理：

（1）中药处方：菊花 3g，黄连 3g，全蝎 3g，白芍 30g，钩藤 10g，防风 10g，石菖蒲 10g，制远志 6g，炒白术 10g，法半夏 6g，陈皮 10g，连翘 10g，鸡内金 10g，生山楂 10g，酸枣仁 10g，天麻 10g。水煎服，每日 1 剂，分 2 次服用。

（2）推拿疗法：清肝经 300 次、清天河水 300 次、揉二马 5min、捣小天心 50 次、运八卦 50 次、捏脊 10 次。每日 1 次，3~5 天为 1 个疗程，一般 2~3 个疗程。

（3）耳穴压丸疗法：穴取神门、皮质下、缘中、内分泌、心、肝、脾、肾。每日按压 5~6 次，每次按压 2~3min，两日后，换对侧耳朵。6 次为 1 个疗程，做 3~4 个疗程。

预防调护：嘱咐家属舒缓孩子压力，少责罚，多安慰、鼓励，不要有攀比心理及期望值过高；多做能分散注意力的游戏，不看或者少看电视、电脑，不看惊险刺激类的节目及图书；饮食清淡，忌食辛辣刺激、兴奋性食物，不吃或少吃含铅高的食物，少食方便面食物及含有防腐剂、添加剂的食品；平时多活动，增强体质，维持规律的生活。

疗效情况：2 周后复诊，患儿摇头频率及喉中发声症状较前减轻，睡眠较前安稳，但仍有摇头症状，继续服本方及以上外治疗法，1 个月后复诊，患儿现基本无抽动症状，随访半年，症状未再出现。

按语：本病患儿多发性抽动症为脾虚肝旺所致，中药予平肝健脾，配合小儿推拿、耳穴压丸中医外治疗法，清肝健脾，调和脏腑阴阳，疗效可观。

（五）外治心悟

《黄帝内经》曰："诸风掉眩，皆属于肝"。本病临床表现可归属于风证。"风为阳邪，其性善行而数变"，故高巅之上，唯风可至。临床上大多数多发性抽动症患儿的症状从头部开始，且多呈交替性，无规律，因此健脾、平肝尤为重要。而本病的治疗中，寻求一些简单便捷的外治疗法诸如推拿疗法、穴位敷贴及耳穴压豆等，配合内服，具有积极的意义，疗效确切，且安全可靠。

（王俊宏　刘玉清　刘玲佳　任昕昕）

五、病毒性心肌炎

病毒性心肌炎以神疲乏力，面色苍白，心悸，气短，肢冷，多汗为主要特征，属于中医"风温""怔忡""胸痹""猝死"等范畴。本病冬春季节好发，发病年龄以 3~10 岁小儿多见。小儿具有脏腑娇嫩，发病容易，传变迅速的生理病理特点，病情迁延不愈，常损阴伤阳，可出现心肾阳虚甚则心阳欲脱之危症。

（一）病因病机

小儿正气亏虚是发病的内在因素，风温、湿热邪毒侵袭是外在因素。西医学认为本病主要由病毒感染引起的以局限性或弥漫性心肌炎性病变为主的疾病。其临床表现轻重不一，典型病例为发病前数日或数周有呼吸道或消化道感染，继而出现胸闷、心前区不适、心悸、气短、面色苍白、乏力等症状。多数患者预后良好，但少数可发生心源性休克、心力衰竭，甚则猝死。

（二）诊治方法

中医首先需辨明虚实，一般急性期以实证为主，迁延期、慢性期以虚证为主，后遗症期常虚实夹杂。治疗原则为扶正祛邪。实证以祛邪为主，虚证以扶正为主。可分风热犯心、湿热侵心、气阴亏虚、心阳虚弱、痰瘀阻络等证型，分别予以银翘散、葛根黄芩黄连汤、炙甘草汤合生脉散、桂枝甘草龙骨牡蛎汤、瓜蒌薤白半夏汤合失笑散等。

西医治疗重视一般治疗，如注意卧床休息以减轻心脏负担及减少心肌耗氧量；注意高蛋白饮食，营养支撑；改善心肌营养，可予 1,6- 二磷酸果糖、维生素 C、辅酶 Q_{10}、极化液等；合并心衰，可用强心剂如地高辛或毛花苷丙；合并严重心律失常治疗，可选用普罗帕酮、美西律等抗心律失常药。

（三）外治方法

1. 敷贴疗法

处方：麝香 0.5g、冰片 3g、川芎 10g、红花 10g、水蛭 10g、枳实 6g、瓜蒌 10g、桂枝 10g、延胡索 10g。

方法：上药研末，装瓶备用。将药粉和匀，取 3~6g，用姜汁、醋或者蜂蜜调和成糊状，以不渗出液体为佳。患儿分别取平卧位、俯卧位，暴露穴位（心俞、神门、膻中、内关等穴位），用棉签蘸取温开水敷贴于（必要时用生理盐水或 75% 乙醇）清洁穴位及其周围皮肤，取调匀的药糊适量涂敷穴位，以纱布覆盖并用胶布固定。或取调匀的药糊适量涂敷穴位，放于空白穴位贴中，附于穴位之上，固定即可。

2. 针灸疗法

主穴：心俞、间使、神门。

配穴：大陵、膏肓、内关。

用补法，得气后留针 30min，隔日 1 次。

3. 耳针疗法　取心、交感、神门、皮质下，隔日 1 次。或用王不留行籽压穴，用胶布固定，每日按压 2~3 次。

4. 推拿疗法

主穴：补心经 200 次，清小肠 300 次，按揉内关、内劳宫、心俞各 5min。

配穴：风热犯心证加清肺经 300 次、清天河水 300 次、退六腑 300 次；湿热侵心证加内运八卦 200 次、清补脾经 300 次、清天河水 300 次；气阴亏虚证加补脾经 300 次、内运八卦 200 次、摩腹 5min；心阳虚弱证加清补脾经 300 次、按揉足三里、三阴交各 5min。

（四）外治举隅

病毒性心肌炎案

张某,女,5岁。2017年4月12日就诊。

主诉:长出气1个月余。

现病史:家长诉患儿1个月来时常长出气,善叹息,胸闷心慌,活动后加重,纳少,体瘦,乏力,自汗,盗汗,夜寐多梦,记忆里差,烦急易怒。

既往史:反复呼吸道感染病史。

过敏史:无明确过敏史。

查体:神情,精神尚可,面色苍黄,舌质淡红,苔白,脉结代。心率104次/min,第一心音减弱,可闻及早搏12次/min。

实验室检查:心电图:S-T段下降,Ⅰ度房室传导阻滞。血生化:乳酸脱氢酶、肌酸磷酸激酶高于正常。

西医诊断:病毒性心肌炎。

中医诊断:心悸(气阴两虚)。

治疗处理:

(1)中药处方:党参10g,麦冬10g,五味子10g,桂枝1.5g,生黄芪30g,白芍10g,丹参10g,石菖蒲10g,佛手10g,石斛10g,生龙骨10g(先煎),生牡蛎10g(先煎),水煎服,每日1剂,分2次服用。

(2)推拿疗法:补心经200次,清小肠300次,按揉内关、内劳宫、心俞各5min,补脾经300次,内运八卦200次,摩腹5min。每日1次,3~5天为1个疗程,一般2~3个疗程。

(3)敷贴疗法:麝香0.5g、冰片3g、川芎10g、红花10g、水蛭10g、枳实6g、瓜蒌10g、桂枝10g、延胡索10g,上药研末,将药粉和匀,取3~6g,用姜汁、醋或者蜂蜜调和成糊状,涂敷神阙穴位,每次敷贴保留2h,每天1次,3~5天为1个疗程,一般2~3个疗程。

(4)耳穴压丸疗法:取心、交感、神门、皮质下。用王不留行籽压穴,用胶布固定,每日按压3~5次,每次按压1~3min,三日更换1次,双耳交替贴按,2~3次为1个疗程。一般2~3个疗程。

预防调护:嘱注意休息,避免剧烈运动,饮食宜清淡而富有营养,忌食过于肥甘厚腻或辛辣之品。

疗效情况:1周后,患儿胸闷、心慌症状明显减轻。上方连服4周,患儿叹息已经消失,心慌亦明显减轻,夜寐转安,心脏听诊已未闻及早搏。心电图正常。半年后随访,患儿服上药 2 个月,诸症皆消失。

按语:本病患儿为气阴两虚所致病毒性心肌炎,中药予益气养阴,配合小儿推拿、穴位敷贴、耳穴压丸等中医外治疗法,养心安神,健脾益气,疗效可观。

（五）外治心悟

辨证论治是中医临证的灵魂,是处方用药的纲领,由于病因不同、机体阴阳气血盛衰不同,决定了各个病期具有不同的证型。病机不同,病性亦异,治法迥殊。心主血,藏神,又主惊,心血充盈,则心神安宁无病。因此在本病治疗中通过补心脾已达到气血充盈,诸法合用,对于改善患儿临床症状及缩短病程具有积极的临床诊疗意义。

（王俊宏　刘玉清　刘玲佳　任昕昕）

第五节　肾 系 疾 病

一、尿频

尿频以小便频数为特征,多见于泌尿系感染、结石、肿瘤、白天尿频综合征等疾病。儿科临床以泌尿系感染和白天尿频综合征(神经性尿频)最为常见。本病属中医学淋证范畴,儿童主要见热淋和气淋。

本病多发于学龄前儿童,尤以婴幼儿时期发病率最高,女孩多于男孩。经过恰当治疗,本病预后多良好。少数泌尿系感染患儿反复发作可成为慢性者。临床上若患儿反复出现尿路感染,应认真查找原因,需排除泌尿系结构异常。婴儿时期因脏腑功能不足,气化功能尚不完善,虽见小便频数,无尿急及其他所苦,不属病态。

本节主要以泌尿系感染和白天尿频综合征为重点进行论述。

（一）病因病机

中医认为尿频的病因,外因多为感受湿热之邪;内因多由素体虚弱,脾肾亏虚,或久病伤及肾阴。本病病位在肾与膀胱,与脾脏关系密切。病机关键为膀胱气化功能失常。

（二）诊治方法

根据临床表现,可以初步确立病证,结合尿常规、尿培养等检查能够鉴别。

中医治疗本病要分清虚实,实证宜清热利湿;虚证宜温补脾肾或滋阴清热。临床常见湿热下注、脾肾两虚和阴虚内热三种类型,分别以八正散、缩泉丸合参苓白术散、知柏地黄丸加减治疗。

对于泌尿道感染,西医治疗目的是控制症状,根除病原体,去除诱发因素,预防再发。①一般处理:急性期需卧床休息,鼓励患儿多饮水,女孩注意外阴部清洁;②病因治疗:明确病原体感染者需抗感染治疗,积极矫治尿路畸形。

(三)外治方法

1. 针刺疗法

主穴:中极、膀胱俞、阴陵泉、三阴交。

配穴:湿热下注证配委中、行间;脾肾两虚证配脾俞、肾俞;阴虚内热证配太溪、关元;尿血者配血海、膈俞;少腹胀痛加太冲、蠡沟。

操作:毫针常规针刺。针刺中极前应排空小便,不可进针太深,以免刺伤膀胱。每日治疗1次。

亦可于针刺治疗后配合揿针治疗,常规消毒施穴部位,将揿针按压黏附扎在相应穴位上。每日治疗1次,嘱家长每日按压不少于3次,每次按压1~2min,24h以内取下。

2. 皮肤针法 取腰骶椎夹脊穴、关元至曲骨、水道至气冲,循经叩刺至皮肤潮红为度。每日治疗1次。

3. 走罐疗法 取背部膀胱经第一侧线腰骶段、水道至气冲,在局部涂抹润肤油,医者用硅胶蜜芽罐从上向下进行走罐治疗;取中极至气海,在局部涂抹润肤油,自下而上进行走罐治疗。亦可进行拔罐留罐治疗。隔日治疗1次。

4. 刮痧疗法 取背部膀胱经第一侧线腰骶段、水道至气冲,在局部涂抹润肤油,自上而下进行刮痧治疗;取中极至气海,在局部涂抹润肤油,自下而上进行刮痧治疗。手法应柔和、深透,用力均匀,力度以患儿能耐受为度。隔日治疗1次。

5. 艾灸疗法 取气海、关元、中极、三阴交、肾俞,常规灸法,以局部皮肤潮红为度,多用于虚证。每日治疗1次。

6. 耳穴压丸 取膀胱、肾、脾、交感、肾上腺,每次选3~4穴,用磁珠耳穴压丸贴贴压。每日按压所贴部位,每次按压3~5min,以耳廓红热、局部酸胀为度,每日按压不少于3次。每次治疗只贴一侧耳廓,每3日复诊换贴1次,两侧耳廓交替贴压。

（四）外治举隅

尿频案

患儿,男,3 岁 11 个月,2019 年 3 月 21 日就诊。

主诉:反复小便频数 1 个月余,加重 3 天。

现病史:患儿近 1 个月来反复出现小便频数,3 天前无明显诱因出现小便频数短赤,醒时尿频,入眠消失,无身热,纳寐可,大便调。

既往史:体健。

过敏史:否认过敏史。

体格检查:神清,精神反应可,心肺检查阴性。舌红,苔黄腻,脉数。

实验室检查:血、尿常规未见明显异常。

西医诊断:白天尿频综合征。

中医诊断:尿频(湿热下注)。

治疗处理:

(1)针刺疗法:取穴中极、膀胱俞、阴陵泉、三阴交、委中、行间。操作:毫针常规针刺。针刺中极前嘱患儿排空小便。每日治疗 1 次,共 7 次。

(2)走罐拔罐:取背部膀胱经第一侧线腰骶段、水道至气冲,在局部涂抹润肤油,医者用硅胶蜜芽罐从上向下进行走罐治疗;取中极至气海,在局部涂抹润肤油,自下而上进行走罐治疗。取中极、关元穴进行拔火罐治疗,留罐 5min。隔日治疗 1 次,共 3 次。

(3)耳穴压丸:取膀胱、肾、脾、交感、肾上腺,每次选 3~4 穴,用磁珠耳穴压丸贴贴压。每 3 日复诊换贴 1 次,共 2 次。

预防调护:注意个人卫生,常洗会阴与臀部,勤换内裤,不穿开裆裤,不坐地玩耍,防止外阴部感染。注意多喝水,饮食清淡,忌辛辣、生冷、肥甘厚味之品。有变化随时复诊。

疗效情况:经过 1 周的针刺、走罐拔罐及耳穴压丸中医外治疗法综合治疗后,患儿醒时尿频症状消失。

按语:针灸取穴多肾经、膀胱经,清利湿热,通利膀胱,治疗本病急性期可迅速缓解症状。配合走罐拔罐疏通气血和耳穴压丸对症治疗,综合辨证,整体论治,疗效显著。

（五）外治心悟

尿频是小儿常见肾系疾病,尤其以小龄女童多见,与小儿先天不足、生活环境差、养护不周、饮食失宜等多因素相关。临床治疗多以中西医结合治疗为主。常用的中医外治疗法包括中药外洗、坐浴以及穴位敷贴、针灸等,根据辨证及外治方法的不同可起到清利湿热、补肾益气、健脾化湿等功效,安全可靠,能够有效地缓解患儿的临床症状,驱邪扶正。

（吴力群　马敬路）

二、遗尿

遗尿又称尿床、遗溺,是指 5 岁以上的小儿不能自主控制排尿,经常睡中小便自遗,醒后方觉的一种病证。西医学称之为遗尿症。婴幼儿时期,由于发育未全,脏腑未坚,"肾常虚",排尿控制发育不完善,或者由于睡前多饮,或白天玩耍过度,夜间疲劳酣睡,偶然发生睡中尿床者,均不属病态。

本病多见于 10 岁以下儿童,男孩发病率高于女孩,部分有明显的家族史。长期遗尿,会影响小儿的身心健康,影响发育。

（一）病因病机

遗尿的病因为先天禀赋不足,后天久病失调,肾气不足,脾肺气虚,肝经郁热。本病病位主要在膀胱,与肺、脾、肾、肝关系密切。病机关键为膀胱失约,肾气不足,膀胱虚寒是导致膀胱失约的主要病因。

（二）诊治方法

根据临床表现,可以初步确立病证,结合尿常规、尿培养及腰骶部 X 线片,可以进行鉴别诊断。

中医以温补下元、固涩膀胱为基本治疗原则。临床常见肾气不足、脾肺气虚、肝经湿热三种类型,分别以菟丝子散合桑螵蛸散、补中益气汤合缩泉丸、龙胆泻肝汤加减治疗。

（三）外治方法

1. 推拿疗法

主方:补肾经、揉膀胱俞各 200 次,擦腰骶部至局部发热,以温补肾气、固涩下元;按揉百会 100 次,以升阳举陷。

辨证加减:肾气不足证,可加用揉外劳宫、推三关、揉丹田、揉肾俞各 200 次,以温补肾阳、固摄膀胱。脾肺气虚证,可加用补脾经、补肺经、推三关各 300 次,揉丹田 100 次,以健脾益肺、固摄膀胱。肝经湿热证,可加用清肝经、清心经、清小肠经各 300 次,清天河水、揉三阴交各 100 次,以清热利湿、泻肝止遗。

2. 针刺疗法

主穴:中极、关元、膀胱俞、三阴交。

配穴：肾气不足配肾俞、太溪；脾肺气虚配列缺、足三里；肝经湿热配太冲、蠡沟。

操作：毫针常规针刺。中极、关元宜直刺或向下斜刺，使针感下达至阴部。针刺中极前应排空小便，不可进针太深，以免刺伤膀胱。每日治疗 1 次。

亦可于针刺治疗后配合揿针治疗，常规消毒施穴部位，将揿针按压黏附扎在相应穴位上。每日治疗 1 次，嘱家长每日按压不少于 3 次，每次按压 1~2min，24h 以内取下。

3. 皮肤针法 取夹脊穴、气海、关元、中极、脾俞、肾俞、膀胱俞、八髎，叩刺至局部皮肤潮红为度。每日治疗 1 次。

4. 走罐疗法 取脾俞至膀胱俞，在局部涂抹润肤油，医者用硅胶蜜芽罐从上向下进行走罐治疗；取中极至气海，在局部涂抹润肤油，自下而上进行走罐治疗。亦可进行拔罐留罐治疗。隔日治疗 1 次。

5. 刮痧疗法 取背部膀胱经第一侧线腰骶段，在局部涂抹润肤油，自上而下进行刮痧治疗；取中极至气海，在局部涂抹润肤油，自下而上进行刮痧治疗。手法应柔和、深透，用力均匀，力度以患儿能耐受为度。隔日治疗 1 次。

6. 艾灸疗法 取气海、关元、中极、三阴交、膀胱俞，常规灸法，或者进行隔姜灸，以局部皮肤潮红为度，多用于虚证。每日治疗 1 次。

7. 耳穴压丸 取神门、尿道、膀胱、肾、脾、肺、内分泌、皮质下，每次选 3~4 穴，用磁珠耳穴压丸贴贴压。每日按压所贴部位，每次按压 3~5min，以耳廓红热、局部酸胀为度，每日按压不少于 3 次。每次治疗只贴一侧耳廓，每 3 日复诊换贴 1 次，两侧耳廓交替贴压。

8. 穴位敷贴 覆盆子、金樱子、五味子、桑螵蛸、补骨脂、菟丝子、仙茅各 60g，丁香、肉桂各 30g，研末装瓶备用，每次取 3g，加黄酒调成稠糊状，外敷神阙穴，每次敷贴时间 4~6h。

每日治疗 1 次，每周治疗 5 次为 1 个疗程，一般 3 个疗程左右。

（四）外治举隅

遗尿案

患儿，女，5 岁 8 个月，2019 年 4 月 15 日就诊。

主诉：自幼夜间尿床。

现病史：患儿自幼眠中尿床，频率一夜 1~2 次，一周 3~5 天，面色萎黄，少气懒言，易感冒，纳呆，大便可。

既往史：体健。

过敏史：否认过敏史。

体格检查：神清，精神弱，心肺检查阴性。舌淡，苔薄白，脉弱。

实验室检查：尿常规未见明显异常。

西医诊断：遗尿症。

中医诊断：遗尿（肺脾气虚）。

治疗处理：

（1）推拿疗法：补肾经、揉膀胱俞各200次，擦腰骶部至局部发热，以温补肾气、固涩下元；按揉百会100次，以升阳举陷；补脾经、补肺经、推三关各300次，揉丹田100次，以健脾益肺、固摄膀胱。每日治疗1次，每周治疗5次，共15次。

（2）艾灸疗法：取气海、关元、中极、三阴交、膀胱俞，常规灸法，以局部皮肤潮红为度。每日治疗1次，每周治疗5次，共15次。

（3）穴位敷贴：遗尿脐贴方，外敷神阙，每日临睡前敷贴，次晨取下。每日治疗1次，每周治疗5次，共15次。

（4）耳穴压丸：取神门、尿道、膀胱、肾、脾、肺、内分泌、皮质下，每次选3~4穴，用磁珠耳穴压丸贴压。每3日复诊换贴1次，共7次。

预防调护：注意白天勿过度疲劳，晚上避免饮水过多。晚餐不进流质食物，睡前不喝水和饮料。家长夜间定时唤醒患儿排尿，逐渐养成自觉起床排尿的习惯。

疗效情况：经过三周的推拿、艾灸、穴位敷贴及耳穴压丸中医外治疗法综合治疗后，患儿夜间遗尿症状消失。

按语：对于功能性遗尿患儿，可选用的中医外治疗法种类繁多，方便灵活，安全有效。总体治以温补下元，固摄膀胱。治疗期间嘱家长密切配合，控制患儿睡前饮水，夜间定时唤醒患儿起床排尿，加强患儿的心理防护。但对某些器质性病变引起的遗尿，应治疗其原发病。

（五）外治心悟

中医儿科认为小儿遗尿多与肾元不足、脾虚失固、湿热外犯等因素相关。因此治疗本病多从温煦肾元、健脾益气固涩、清利湿热等角度考虑。中医外治疗法也基于此，多选用补脾、补肾、补肺以及升提、固涩等方法，结合清法、泄法等方法综合治疗，临证选用。在治疗本病的同时也要注意调摄患儿的情志，避免遗尿给患儿造成太大的心理负担，树立患儿对本病的正确认识，增强疗效，促进康复。

（吴力群　马敬路）

三、性早熟

性早熟是指女孩 8 岁以前,男孩 9 岁以前,出现青春期特征即第二性征的一种内分泌疾病。性征与真实性别一致者为同性性早熟,不一致者为异性性早熟。性早熟因引发原因不同而分为中枢性性早熟(真性性早熟)和外周性性早熟(假性性早熟)两种。真性性早熟中无特殊原因可查明者,称为特发性真性(体质性)性早熟。真性性早熟发病率近年有逐渐上升趋势,女孩发病率为男孩发病率的 4~5 倍,80%~90% 的女性患儿为特发性真性性早熟,而男孩真性性早熟属特发性者仅约 40%,故对男性性早熟尤应注意探查原发疾患。本病中医和西医名称一致。古医籍中"乳疬"属于本范畴。

(一)病因病机

本病主因在"肾",阴虚火旺为本,部分可因肝经郁热。各种病因致机体脏腑阴阳平衡失调,阴虚火旺、相火妄动,肝气郁结、郁而化火,痰湿壅滞、冲任失调,皆可导致天癸早至。其病位在肾、肝、脾三脏。

真性性早熟分为特发性性早熟、继发性性早熟、其他三种情况。特发性性早熟大部分病因不明,故称为特发性性早熟。继发性性早熟可以因为肿瘤或占位性病变(下丘脑错构瘤、囊肿等),中枢神经系统感染,获得性损伤(外伤、手术、放疗、化疗等),先天发育异常(脑积水、视中隔发育不全等)等引起。其他情况有原发性甲状腺功能减低症。假性性早熟见于性腺肿瘤、卵巢肿瘤、睾丸肿瘤、肾上腺肿瘤、先天性肾上腺皮质增生;过服含雌激素的药物、食物;多发性骨纤维发育不良伴性早熟等。

(二)诊治方法

女孩在 8 岁以前,男孩在 9 岁以前出现第二性征发育迹象。骨龄提前、性激素水平异常、子宫及附件 B 超相关成熟度超过同龄儿童,以及头颅部 MRI有异常迹象者。多伴有消瘦、汗出,以夜间甚。舌红,少苔等。

中医内治多分为阴虚火旺证、肝郁化火证、湿热内蕴证,分别采用知柏地黄丸、丹栀逍遥丸、四妙丸等化裁加减治疗。西药多采用性腺轴抑制剂,如亮丙瑞林、曲普瑞林等。

(三)外治方法

1. **针刺疗法**　取三阴交、血海、肾俞。配关元、中极,用补法,每周 2~3次。若肝郁化火者可以加肝俞、太冲、期门等。

2. **耳穴治疗**　取交感、内分泌、肾、肝、神门、脾。先将 75% 乙醇消毒按压部位,探测出相应耳穴位置,然后将王不留行籽或者皮内针按压该部位。每日按压 5~6 次,每次 5min 左右,1 周换 1 次,可以两耳交替进行。

3. 穴位敷贴　处方组成:吴茱萸、川牛膝、黄连等。功效主治:引火下行。使用方法:用清水调配,敷贴神阙穴,每日 1 次,临睡前敷贴,至第二天早上。7 日为 1 个疗程。

(四) 外治举隅

性早熟案

患儿王某,女,7 岁 1 个月。2019 年 3 月 13 日就诊。

主诉:发现乳房肿胀 3 个月。

现病史:3 个月以来发现乳房肿胀,中间可以触及硬块,时而有压痛。汗出较多,时而磨牙,口渴多饮,饮食可,睡眠尚可,大便偏干,2~3 天一次,脾气较急,未见其他第二性征的发育,外阴无异常分泌物。舌尖红,苔少,脉弦数。

既往史:无。

过敏史:无明确过敏史。

出生史:足月,第 1 胎第 1 产,出生体长 50cm,出生体重 3.1kg。

家族史:无特殊家族史。

实验室检查:骨龄 9 岁半,超前 1 岁半。性激素未发现明显异常。双侧乳房超声示:乳腺组织。子宫及附件 B 超检查发现较同龄儿童偏早,可以看到多个超出 0.4cm 的卵泡。

西医诊断:性早熟(单纯性乳房早发育)。

中医诊断:性早熟(阴虚火旺)。

治疗方法:

(1)中药口服治疗。

(2)小儿引火归原贴。

(3)耳穴选穴:交感、内分泌、肾、肝、神门、脾。

预防调护:均衡饮食,不服用含有性激素的相关食品,不使用含有激素的护肤品,不食用含有生长激素合成饲料喂养的禽畜类食物。控制体重。不看"儿童不宜"的影视题材作品。适当心理疏导。

疗效情况:3 个月后,双侧乳房 B 超示:乳房膨隆消失,乳核明显减少。口干多饮、大便干等情况已明显缓解。

按语:本案患儿口干多饮、大便偏干、舌红少苔符合阴虚火旺特点。本案仅出现乳房早发育,无其他第二性征的发育,倾向于单纯性乳房早发育,故未做进一步检查,仅以中药保守治疗,配用外治疗法,增强了患者的依从性,疗效满意。

(五)外治心悟

性早熟属于中医干预的一个优势病种,多属于阴虚火旺,故而针对于此设立引火归原贴,旨在给火邪以出路,从足部涌泉穴等引出。从多例患儿观察,疗效满意。耳穴敷贴属于一种局部反应整体的治疗方法,初始我们采用王不留行籽,后来改用皮内针,感觉疗效更佳,可能其能够持久加强穴位刺激。

(刘应科 杨 晔)

四、矮小症

在相似生活环境下,同种族、同性别和年龄的个体身高低于正常人群平均身高 2 个标准差或低于第 3 百分位数者,属于矮小范畴,临床应该引起高度关注。古代文献,矮小患者,历来有之。学者多将本症归为"侏儒、五迟、五软、胎弱、胎怯、虚劳、童子痨、天宦"等疾病。

(一)病因病机

矮小症病因无非内外两端,总体归为先天不足和后天失养。外因多为饮食不调、情志抑郁等,内因多先天肾精不足,后天脾胃虚弱,而至正气不足,可责之于脾、肾。

西医学认为本病病因较多,具体机制尚不明确。大体可以分为非内分泌缺陷性矮小、生长激素缺陷类矮小、颅脑损伤性矮小、脑浸润性病变及精神心理性等其他矮小五大类。生长轴的紊乱是主要致病机制。

(二)诊治方法

一般具备如下情况:身材低于第 3 百分位以下,年速率小于每年 5cm。骨龄小于实际年龄 2 岁以上。内分泌激素检查异常,如:生长激素不足,类胰岛素生长因子水平低下。其他实验室检查及辅助检查异常。体格检查异常。多伴有身矮、体瘦弱、面黄、头发枯、出汗、易感冒、怕冷、不喜动、齿乱、腹脂积、舌淡、苔薄腻等可以诊断。

中医多从脾肾论治,多用六味地黄丸、左归丸、右归丸、四君子汤、六君子汤等加减治疗,西医多采用重组人生长激素等治疗。

(三)外治方法

1. **耳穴治疗** 取穴:脾、肾、内分泌、胃等。

2. **穴位敷贴** 处方组成:山药、补骨脂、丁香、陈皮等。功效主治:开胃健脾,益肾壮骨。治疗矮小症,厌食症。使用方法:用黄酒配,敷贴神阙、足三里,每日 1 次,临睡前敷贴,至第二天早上。7 日为 1 个疗程。

(四)外治举隅

矮小症案

梁某,男,5 岁 6 个月。2018 年 7 月 9 日就诊。

主诉:身高落后半年。

现病史:患儿自 5 岁以来父母觉得身高落后于同龄儿童,现身高 102cm,去年增高不足 5cm。体重 21kg。厌食,挑食,平素汗多,怕冷,嗜寒凉之品,睡眠不佳,磨牙,容易哭闹,平素容易感冒,大小便正常。舌淡,苔薄白。

既往史:无。

过敏史:无明确过敏史。

出生史:足月,第 2 胎第 1 产,出生体长 50cm,出生体重 3.05kg。

家族史:无家族性矮小。

实验室检查:身高小于 P3%,遗传身高落后 10cm,骨龄 3 岁,落后实际年龄 2 岁半,生长激素运动激发试验筛查落后,类胰岛素生长因子 1(IGF-1)水平为 56.3ng/ml,落后 2 个标准差,生化、甲功等未见明显异常。

西医诊断:生长激素缺乏症。

中医诊断:矮小症(脾肾不足)。

治疗方法:

1. 中药口服治疗。

2. 小儿生长贴。

3. 推拿疗法(参照治疗厌食手法)。

4. 小儿刺四缝疗法。

预防调护:均衡饮食,增加奶量,改善进食方式,增强桌餐文化,加强父母的引领示范作用,对挑食的食品变化烹饪模式,加强睡眠,按时作息,适当心理疏导。

疗效情况:1 个月后,进食明显好转,余不适亦得到一定程度上的缓解,身高增长 1cm,体重增重 2kg。3 个月后,进食正常,睡眠佳,大小便正常,身高增长 2cm,体重增长 3kg。6 个月后,进食正常,睡眠佳,大小便正常,身高增长 5cm,体重增长 4kg,疗效满意,家长满意,停药,继续观察,每 3 个月进行随诊。

按语:本案患儿明显落后于同龄儿童,属于典型的矮小症,结合患儿厌食、挑食、怕冷等情况,诊断为脾肾不足,予以口服中药及外治法治疗,在治疗 1 个月时,疗效满意,诸症明显缓解,予以停用口服药,仅用生长贴,生长贴持续使用 6 个月,身高体重均获得满意改善。在治疗过程中,患儿喜欢使用生长贴,依从性良好。

（五）外治心悟

矮小症是一个病因较多的疾病,中医多从先天肾和后天脾论治,中医对于本病的干预有一定的特色及疗效。在干预矮小症的过程中,笔者团队采用了穴位敷贴疗法,并且提出了中医的生长理论,研制出小儿生长贴,在临床使用过程中,疗效满意,并且引用到多个医院,受到医生及众多家长好评。

（刘应科　杨　晔）

第六节　其 他 疾 病

一、发热

发热是指体温高于正常标准（高于腋下温度 37.4℃）的一种症状,见于多种急、慢性疾病的病程中。中医将发热分为外感、内伤两大类。

（一）病因病机

中医学认为小儿体质偏弱,抗邪能力较差,易感受风寒外邪,邪气侵袭体表,卫外之阳被郁,而致发热;或小儿先天不足、后天营养失调,久病伤阴致肺肾不足,阴液亏损引起发热;或伤食,肺胃壅实化热。

西医则分为感染性发热、非感染性发热。

（二）诊治方法

根据患儿体温测量情况,结合血常规检测可诊断本病。

中医以清热为基本原则。西医根据体温情况选择物理降温或口服解热镇痛药。

（三）外治疗法

1. 推拿疗法

（1）退六腑、清天河水、清肝经、清心经各 1min。

（2）推脊柱 200 次。

2. 刮痧疗法　取天柱骨及后背膀胱经,穴位涂抹油性介质,自上而下进行刮拭,轻柔、渗透、用力均匀。有的患儿不易出痧,因此不要强求。以患儿承受为度。

3. 耳尖放血 高热者,可采取耳尖点刺放血。取一侧耳尖穴,点刺前,在耳尖穴周围推、揉、挤,使血液集聚于此,常规消毒。医生左手拇食指固定点刺部位,右手持一次性采血针,对准穴位快速直刺2~3mm,迅速出针。反复交替挤压针孔,使其出血,出血同时要用消毒棉球及时将血液擦去。血色由深变浅或不再出血,治疗结束。

(四) 外治举隅

发热案

薛某,男,5岁,2017年12月就诊。

主诉:间断发热5天。

现病史:患儿5天前因运动汗出着凉后出现发热恶寒,体温持续升高,最高体温40℃,自行口服解热镇痛药,退热效果不明显。后患儿间断发热,体温持续在38.3~38.7℃,伴鼻塞流涕,头痛,身体疼痛。口渴,纳差,大便干,两日一行。

既往史:无。

过敏史:无。

体格检查:咽充血,扁桃体Ⅱ°肿大,双肺呼吸音粗,未闻及干湿啰音。舌红苔黄腻,脉浮。

实验室检查:血常规检测:白细胞、中性粒细胞百分比升高、CRP升高。

西医诊断:急性上呼吸道感染。

中医诊断:小儿感冒(肺胃热盛)。

治疗处理:

1. 口服抗生素及对症治疗。

2. 推拿疗法

(1)退六腑、清天河水、清肝经、清心经各1min。

(2)推脊柱200次。

预防调护:注意休息,保持室内通气,防寒保暖,及时擦干汗液,以利散热,饮食清淡,忌食肥甘厚味及生冷,多饮开水,保持大便通畅,积极治疗原发病。

疗效情况:经过口服抗生素及推拿3天,患儿热退,体温正常,无其他不适。

按语:本案患儿发热为细菌性感染引起,予以抗生素对症治疗,配合退六腑、清天河水、清肝经、清心经宣肺清热,泻火除烦,推脊柱调和气血,疗效显著。

（五）外治心语

发热是儿科常见症状之一,以呼吸道感染原因引起者居多。西医治疗以物理降温、口服解热镇痛药为主。目前,中医药在退热方面取得了良好疗效。中医外治疗法由于方法多样,无毒副作用,且退热效果明显,在临床中被广泛应用。

（吴力群　马敬路）

二、脱发

小儿脱发是指头皮部毛发突然发生脱落的病证,临床常见以斑秃为主,主要表现为患儿头发突然呈圆形、椭圆形或不规则形脱落,边界清楚,小如指甲,大如钱币,一个至数个不等,局部毛发脱净,少数患者可出现头发全秃,脱发区皮肤变薄、光亮,感觉正常,无自觉症状。又称"油风",俗称"鬼剃头"。可发生于任何年龄,男女均可发病。

（一）病因病机

中医认为,"肝藏血","发为血之余",头发的营养来源于血,与肝脏关系密切。《黄帝内经》曰"肾者……其华在发",头发的生机,其根源于肾。因此,头发脱落,导致斑秃的发生,病因与肝肾不足、脾胃虚弱、情志失调等因素有关,主要病机为肾虚血亏,或气滞血瘀,血不养发。本病病位在头部毛发,与肝、肾密切相关。

（二）诊治方法

中医以养血生发为基本治则。可分肝肾不足、气血两虚、血热风燥、气滞血瘀四种常见类型,分别以七宝美髯丹、八珍汤、四物汤合六味地黄汤、通窍活血汤加减治疗。

（三）外治方法

1. 针刺疗法

（1）主穴:阿是穴、百会、风池、头维、上星、太阳。

（2）配穴:肝肾不足配肝俞、肾俞;气血两虚配气海、血海;血热风燥配膈俞、足三里;气滞血瘀配血海、太冲。

（3）操作:阿是穴用毫针围刺,余穴毫针常规针刺,实证用泻法,虚证用补法,每日或隔日治疗 1 次。

2. 梅花针叩刺法　取阿是穴、沿头皮足太阳膀胱经循行部位,叩刺至患部皮肤潮红为度,每日治疗 1 次。

3. **艾灸疗法** 取阿是穴,用艾条在局部熏灸,以患部皮肤潮红为度,每日治疗 1~2 次。

4. **生姜外搽** 取阿是穴,用生姜汁在局部外搽,每日治疗 1~2 次。

(四)外治举隅

脱发案

患儿,男,16 岁,2018 年 8 月 9 日就诊。

主诉:头顶部毛发脱落 1 个月余。

现病史:1 个月前无明显诱因突然出现头顶部毛发脱落,大小如花生米,边界清楚,脱发区皮肤光亮,感觉正常,平素心烦易怒,纳寐可,二便调。

既往史:否认。

过敏史:无明确过敏史。

体格检查:神清,精神反应可,咽部无充血,扁桃体不肿大,心肺检查阴性。腹隆,腹软无压痛。舌红,苔少,有芒刺脉弦数。

西医诊断:脱发。

中医诊断:斑秃(血热风燥)。

治疗处理:

(1)针刺疗法

取穴:阿是穴、百会、风池、头维、上星、太阳、膈俞、足三里。

操作:阿是穴用毫针围刺,余穴毫针常规针刺,用泻法。

每日治疗 1 次,每周治疗 5 次,3 个月为 1 个疗程。

(2)梅花针叩刺法:取阿是穴,叩刺至患部皮肤潮红为度。每日治疗 1 次,每周治疗 5 次,3 个月为 1 个疗程。

(3)生姜外搽:取阿是穴,用生姜汁在局部外搽,每日治疗 1 次。

预防调护:勿用碱性强的洗发剂洗头发,洗头发水温不宜太烫。忌辛辣刺激、生冷油腻及肥甘厚味之品。保持心情舒畅,避免精神情绪方面的刺激。规律作息,避免熬夜。

疗效情况:治疗 1 个疗程后,脱发部分开始部分有细绒毛发生出,继续治疗 1 个疗程,脱发部位长出新发,基本恢复正常。

按语:新发生出需要较长周期,针灸疗法以清热祛风为主,梅花针治疗刺激局部气血,效果较好,但需坚持治疗,治疗期间应有耐心,开导患者,避免情绪消极、低落。

（五）外治心悟

脱发的病因较多，儿科常见于小儿维生素 D 缺乏佝偻病引起的斑秃，以及局部真菌感染引起的脱发。脱发的临床辨证有虚有实，中医治疗也应根据辨证的虚实选用对应的外治方法。对于血热、湿热等实证可采用放血疗法、针刺疗法、梅花针叩刺疗法等以凉血清热利湿；对于气虚、血虚等虚证可采用艾灸疗法、推拿疗法、梅花针叩刺疗法等以益气养血补虚，综合治疗多可取效。

（吴力群　马敬路）

三、流涎

流涎是指小儿唾液过多而引起口涎外流的一种常见疾病，中医称为"滞颐"。本病一年四季皆可发生，尤以夏季为多。早期治疗效果良好，多数预后良好，部分可反复发作。

（一）病因病机

脾开窍于口，在液为涎，脾气虚弱，脾不摄唾，会导致流涎多。本病病位在口，与脾、胃密切相关。基本病机是脾胃虚弱、固摄失职；或脾胃湿热、熏蒸于口。

（二）诊治方法

中医以健脾化湿为基本治则。可分脾胃湿热、脾胃虚弱两种常见类型，分别以泻黄散合清胃散、六君子汤合甘草干姜汤加减治疗。

（三）外治方法

1. 推拿疗法

（1）主方：补脾经 200 次，摩腹、揉中脘、揉足三里、揉地仓、揉承浆各 100 次，捏脊 6 次。以健脾化湿。

（2）辨证加减

1）脾胃湿热：可加用清胃经、清大肠、清天河水各 100 次，以清脾胃湿热；推四横纹 100 次，以消胀散结、调和脾胃。

2）脾胃虚弱：可加用补肾经、运内八卦、推三关、揉百会各 100 次，以增益先天、补气行气、固摄升提。

2. 揿针疗法

（1）主穴：地仓、承浆、足三里、中脘、合谷。

（2）配穴：脾胃湿热配阴陵泉、内庭；脾胃虚弱配脾俞、胃俞。

（3）操作：每日治疗 1 次，嘱家长每日按压不少于 3 次，每次按压 1~2min，

24h 以内取下。以上诸穴亦可采用针刺治疗,平补平泻法,每日治疗 1 次。

3. 耳穴压丸 取脾、胃、肾、口、咽喉、内分泌、肾上腺,将磁珠耳穴压丸贴贴于上述穴位。每日按压所贴部位,每次按压 3~5min,以耳廓红热为度,每日按压不少于 3 次。每次治疗只贴一侧耳廓,每 3 日换贴 1 次,两侧耳廓交替贴压。

（四）外治举隅

流涎案

患儿,男,2 岁 11 个月,2019 年 5 月 9 日就诊。

主诉(家长代诉):流涎过多 1 年余,伴食欲不振 1 个月余。

现病史:1 年前患儿无明显诱因出现流涎增多,流涎黏稠。近 1 个月,患儿口臭,睡眠欠安,腹胀,小便可,大便臭秽。

既往史:否认。

过敏史:无明确过敏史。

体格检查:神清,精神反应可,咽部无充血,扁桃体不肿大,心肺检查阴性。腹隆,腹软无压痛。舌红,苔黄腻,指纹紫滞。

西医诊断:流涎。

中医诊断:滞颐(脾胃湿热)。

治疗处理:

(1)推拿疗法:补脾经 200 次,清胃经、清大肠、清天河水、推四横纹各 100 次,揉地仓、承浆各 100 次,摩腹、揉中脘、揉足三里各 100 次,捏脊 6 次。每日治疗 1 次,共 7 次。

(2)耳穴压丸:取脾、胃、肾、口、咽喉、内分泌、肾上腺,将磁珠耳穴压丸贴贴于上述穴位。每日按压所贴部位,每次按压 3~5min,以耳廓红热为度,每日按压不少于 3 次。每次治疗只贴一侧耳廓,每 3 日换贴 1 次,两侧耳廓交替贴压。共 6 次。

预防调护:勿用手捏患儿腮部。忌辛辣、生冷、过酸过咸食物。饮食宜清淡,多食富含维生素的食物。患儿下颌部、颈前及胸前部宜保持干燥。佩戴口水巾,勤擦拭下颌及口角。

疗效情况:治疗 3 天后,家长诉患儿食欲见好,纳食增加,流涎量有所减少,夜寐安稳,继续推拿治疗 4 次,患儿食饮及二便、睡眠均明显改善,上午几乎不流涎,下午偶有流涎。继续增加推拿治疗 7 次后,患儿流涎好转,一般情况均好转。

按语：补脾经、清胃经、清大肠、清天河水、推四横纹可清热健脾和胃，揉地仓、揉承浆可舒筋敛液，摩腹、揉中脘、揉足三里、捏脊可调理中焦气血，治疗本症效果较好，但需坚持治疗，且应强调患儿日常饮食调护。中医认为本病根本在脾胃，故重视脾胃调护异常重要。

（五）外治心悟

滞颐是小儿较为普遍的问题，与小儿脾虚、食积、湿热等因素相关。在进行中医外治治疗时应根据中医证型的区别，采用不同的治疗原则，如健脾益气固涩、消食促运化积、清泄脾胃湿热等。中医外治法可用小儿推拿疗法、艾灸疗法、耳穴压丸疗法、穴位敷贴疗法等。在临床应用时也要告知家长对于小儿滞颐的护理方法，避免使用粗糙的纸巾或毛巾用力擦拭涎水，破坏口腔皮肤黏膜，甚至引起局部感染。在生活中也应注意可居家推拿按摩以健脾益气。

（吴力群　马敬路）

四、腺样体肥大

腺样体反复受到炎症刺激而发生病理性增生，引起相应症状者称为腺样体肥大。3~5 岁儿童常见，表现为反复持续鼻塞、夜间睡眠时张口呼吸或打鼾，部分患儿可形成慢性炎症，导致咽鼓管水肿、慢性鼻窦炎和分泌性中耳炎，严重者可出现听力减退、生长发育迟缓、注意力不集中、腺样体面容及阻塞性睡眠呼吸暂停综合征等并发症。

（一）病因病机

腺样体炎症及肥大多因腺样体直接受到不良空气和温差过大刺激，以及邻近的鼻腔、鼻窦、扁桃体等炎症波及而产生。其痰气交阻、痰热互结，咽喉不利为腺样体肥大的基本病机。

（二）诊治方法

根据临床表现，结合鼻内窥镜检查、影像学检查可诊断本病。

中医以化痰，理气，活血化瘀，清热解毒和增强体质为基本治法。强调局部治疗和整体调理相结合。

西医以手术和西药治疗为主，根据肥大程度来采取相应的治疗措施，如肥大明显者多采取手术切除来缓解。如果患儿身体状况较差时，不能接受手术治疗，一般采取西医对症治疗，如用糠酸莫米松鼻喷雾剂来缓解临床症状，但是，要适度控制剂量，否则会对患儿的肝肾功能产生不良反应。

（三）外治方法

1. 推拿疗法

（1）开天门、推坎宫各 100 次。

（2）补肺经、补脾经各 300 次。

（3）按揉迎香、合谷、足三里各 200 次。

（4）擦肺俞、脾俞、肾俞各 300 次，捏脊 5 遍。

2. 拔罐疗法 取其背部的风门、肺俞、脾俞、胃俞、肝俞、胆俞、大肠俞，以闪罐法进行治疗，每穴 3 次，再留罐 5~8min。

3. 耳穴疗法 取内鼻、外鼻、咽、肺、脾、胃、肝、肾。以磁珠交换贴压双侧耳穴，每周贴 2 次，每天揉捏数次。

（四）外治举隅

腺样体肥大案

患儿，女，6 岁 6 个月，2017 年 10 月 11 日就诊。

主诉：反复鼻塞、呼吸困难 1 年，加重 2 个月。

现病史：患儿近 1 年来反复感冒，经中药内服治疗好转，但鼻塞持续，至夜间张口呼吸，鼾声明显。近 2 个月加重，常出现夜间呼吸暂停，患儿因呼吸困难夜间多次憋醒，严重影响休息，在市某医院诊断为中度腺样体肥大，西医建议手术治疗。但患儿与家长均拒绝手术，故前来寻求中医治疗。现患儿鼻塞，无流涕，以夜间明显，张口呼吸，伴有鼾声，纳食不香，大便干稀不调，小便可。

既往史：无。

过敏史：无。

体格检查：神清，精神反应可，鼻黏膜苍白水肿，下鼻甲肥大、肥厚，咽部扁桃体呈Ⅲ°肿大，面部颧骨突出，眉弓增宽。舌暗红，舌体胖大，苔白腻，脉弦。

西医诊断：腺样体肥大。

中医诊断：鼻窒（脾虚痰瘀）。

治疗处理：

（1）推拿疗法

1）开天门、推坎宫各 100 次。

2）补肺经、补脾经各 300 次。

3）按揉迎香、合谷、足三里各 200 次。

4）擦肺俞、脾俞、肾俞各 300 次，捏脊 5 遍。

（2）拔罐疗法：取其背部的风门、肺俞、脾俞、胃俞、肝俞、胆俞、大肠俞，以闪罐法进行治疗,每穴 3 次,再留罐 5~8min。

预防调护:嘱加强锻炼,增强体质,防止感冒,每息可适当延长呼气和吸气时间,睡觉时适当垫高枕头。

疗效情况:治疗当晚患儿夜间睡眠安稳,白昼亦未出现鼻塞现象。按上法继续治疗五次后,症状基本解除,呼吸顺,坚持治疗十次,症状完全消失。

按语:开天门,推坎宫,补肺经,按揉迎香、合谷可疏风解表,通鼻窍;补脾经、揉足三里可健脾祛湿;擦肺俞、脾俞、肾俞可宣肺祛痰,配合拔罐疗法宣肺祛痰,疗效可观。

（五）外治心悟

儿童腺样体肥大是儿科的常见病、多发病,能引发多种并发症。西医治疗本病,多采用激素喷鼻,重者手术治疗。但鼻用激素也并非长久之计,其依赖性已为大众熟知。手术治疗多适应于腺样体的中重度肥大,但手术切除会使免疫防御功能受损,导致上呼吸道反复感染,而且手术麻醉也会带来一定的风险。中医治疗本病不仅思路清晰,而且外治方式更为多样,且疗效确定、安全可行、痛苦甚微,相较于手术治疗及激素治疗等更易被患儿及其家长接受。

（吴力群　马敬路）

五、肌性斜颈

肌性斜颈是由一侧胸锁乳突肌痉挛病变挛缩引起的头向患侧歪斜、前倾,颜面旋向健侧,颈部活动受限为特征的一种疾病。本病早期治疗疗效常较满意(绝大部分患者经推拿治疗后 90% 以上都可痊愈),若不治日久有可能导致颜面部发育畸形。

（一）病因病机

中医学认为本病多因气滞血瘀,经脉闭阻,气血失畅凝集所致。西医学则认为本病因胸锁乳突肌的纤维细胞增生和肌纤维变性而致。

（二）诊治方法

根据胸锁乳突肌彩超,结合临床症状以及孕期情况、生产全过程况诊断本病。中医以活血化瘀,软坚散结,局部治疗为主。西医可采取手术治疗。

（三）外治疗法

推拿疗法

（1）先用拇指或食、中、无名指在患侧的胸锁乳突肌及周围软组织做按揉约 5~8min。

（2）然后用拇指、食指二指反复提拿和拿揉患侧胸锁乳突肌约 10~20min。

（3）将头向健侧扳动或旋转，反复数次。用此法时宜由轻逐渐到重，幅度由小逐渐到大，手法一定要柔和，切不可超出正常生理活动范围。

（4）用两拇指分向理抹牵拉患处胸锁乳突肌肌腱，逐渐拉长患肌，此法约行 20 次。

（四）外治举隅

肌性斜颈案

刘某，男，60 天，2018 年 10 月就诊。

主诉：发现左侧颈部肿物伴左侧旋头受限 50 天。

现病史：50 天前家长发现患儿左侧胸锁乳突肌见一梭形肿物，质地较硬，头部活动受限。北京儿童医院超声显示：左侧胸锁乳突肌挛缩，纤维化病变，符合先天肌性斜颈病变。现患儿侧胸锁乳突肌可触及一梭形肿物，质地较硬，头部活动受限，纳眠可，二便调。

既往史：无。

过敏史：无。

体格检查：左颈部胸锁乳突肌附着点周围可触及一梭形肿物，大小约 1cm × 1.5cm，质地较硬，无波动感，无压痛。局部皮肤未见明显异常。

西医诊断：先天性肌性斜颈。

中医诊断：肌性斜颈。

治疗处理：

推拿疗法

1）先用拇指或食指、中指、无名指在患侧的胸锁乳突肌及周围软组织做按揉约 5~8min。

2）然后用拇指、食指二指反复提拿和拿揉患侧胸锁乳突肌约 10~20min。

3）将头向健侧扳动或旋转，反复数次。用此法时宜由轻逐渐到重，幅度由小逐渐到大，手法一定要柔和，切不可超出正常生理活动范围。

4）用两拇指分向理抹牵拉患处胸锁乳突肌肌腱，逐渐拉长患肌，此法约行 20 次。

预防调护：日常哺乳、怀抱以及睡眠时有意使将患儿头颅尽量偏向健侧，颏部转向患侧，以促使患侧的胸锁乳突肌被牵拉伸长。本病为先天性疾病，无有效预防措施，早诊断早治疗是本病的防治关键。

疗效情况：经过两个疗程（6 个月）推拿治疗，患儿头可以保持直立，活动功能正常,颈部包块消失,从纤维组织变成肌肉组织。脸面无畸形。

按语:本病通过推拿松解牵拉患侧胸锁乳突肌,舒筋活络,活血散瘀,以达到治疗目的,疗效可观。

（五）外治心语

在婴幼儿时期,中医外治疗法可起到缓解斜颈症状,减小甚至消除局部肌性肿物的作用,可使用小儿推拿疗法、中药外敷疗法以散结。对于大龄儿童,局部肿物可能形成钙化,局部肌肉黏膜挛缩、粘连等,导致手法治疗的疗效就会明显下降。因此对于本病应该提高重视,做到早发现、早诊断、早治疗,促进患儿的康复。

（吴力群　马敬路）

六、近视

在调节放松的状态下,平行光线经眼球屈光系统后聚焦在视网膜前,称为近视。近视的发生受遗传和环境等多因素的综合影响,目前确切机制仍在探索中。患儿表现为视远处物体时眯眼,近视度数较高者,常伴有夜间视力差、飞蚊症、漂浮物、闪光感等症状,可发生程度不等的眼底改变。

根据屈光成分分类,分为屈光性近视和轴性近视。屈光性近视:主要由于角膜或晶状体曲率过大或各屈光成分之间组合异常,屈光力超出正常范围,而眼轴长度基本在正常范围。轴性近视:由于眼轴延长,眼轴长度超出正常范围,角膜和晶状体等眼其他屈光成分基本在正常范围。根据近视度数分类,分为低度近视、中度近视、高度近视。低度近视:-3.00D~-0.50D;中度近视:-6.00D~-3.25D;高度近视:<-6.00D。

（一）病因病机

1. **环境因素**　主要有近距离工作、户外活动、读写习惯、采光照明以及营养、睡眠时间、电子产品的使用等。从中医角度讲,因竭视劳瞻,而致心阳衰弱,阳虚阴盛,目中神光不能发越于远处;或致肝肾两亏,精血不足,神光衰弱,光华不能远及;或肝脾受损,眼肌调节不及而视疲劳,久则视力受损。肝藏血,目得血而能视,若久视伤血,目失所养,发为近视。

2. **遗传因素**　对于单纯的低中度近视者,基因与环境共同作用导致近视的进展。父母近视的青少年发生近视的风险明显增大,而且与父母近视的度数呈正相关。从中医角度讲,先天禀赋不足,不耐久视,心脾、肝肾易损,神光衰弱,光华不能远及,视力受损而发为近视。

（二）诊治方法

根据临床表现及客观验光和主觉验光确定近视。

中医治疗以滋补肝肾，益气明目为主，分为心脾两虚、肝肾亏虚、心阳不足、气血不足四个常见证型，分别予以归脾丸、驻景丸、定志丸、当归补血汤加减治疗，兼证随证治之。

西医以框架眼镜、角膜接触镜（软性接触镜、硬性接触镜、角膜塑形镜）、手术矫正（激光角膜屈光手术、有晶状体眼人工晶状体植入术）。

（三）外治方法

1. 推拿疗法

治法：解痉通络，益肝养血。

手法：一指禅推法，按法，摩法，按揉法。

取穴：睛明、承泣、攒竹、太阳、角孙、眼眶、风池、翳风、玉枕、肝俞、肩井、印堂。

操作步骤：推睛明、承泣、攒竹，沿眉弓推至太阳、角孙，再由原路推至睛明，由睛明推至承泣。以上手法反复多次操作后，行抹印堂、眉弓，按揉角孙、翳风；拇指按玉枕，推肝俞，拿肩井。

2. 针刺

治法：滋补肝肾，益气明目。取近眼部和背腧穴为主，平补平泻。

处方：睛明、攒竹、承泣、光明、风池、肝俞、肾俞。

随证配穴：如脾虚加四白、三阴交、足三里。

3. 热敷熏蒸 白蒺藜、天麻、枸杞、菊花、沙棘各等分，粉碎，装袋，蒸10min 后取出，待温度合适，热敷熏蒸眼部。

4. 艾灸 眼周、肝俞、肾俞、后颈部。眼周可用适当艾灸盒，注意避免烫伤，以眼睛温热感为宜。肝俞、肾俞、后颈部以温热为度。

5. 中药外敷 制远志、石菖蒲、人参、白蒺藜、炒决明子、天麻各等分，冰片适量，粉碎后以黄酒或醋调敷印堂、太阳、四白穴。每日 1 次，10 次为 1 个疗程。

（四）外治举隅

近视案

刘某，女，9 岁，2017 年 7 月初诊。

主诉：视力下降半年，加重 1 周。

现病史：半年前发现视力下降，就诊于当地医院眼科，测视力左右均 0.8，睫状肌麻痹验光示左眼 –1.75D,右眼 –1.50D,眼底照相未见异常,诊断为"近视",予以"维生素 B$_{12}$ 滴眼液,外用点眼,4 次/d",建议配镜矫正,因"能看清黑板"而拒绝配镜。一周前无明显诱因发现视力进一步下降,"看黑板模糊",遂来就诊。刻下症:视物模糊,眼酸,腰酸乏力,多梦,盗汗,纳可,二便可。

既往史:无特殊。

过敏史:否认药物及食物过敏史。

家族史:母亲双目视力 –6.00D,父亲左眼视力 –5.50D,右眼 –5.00D,否认其他家族遗传病史。

查体:左右眼视力 0.4,舌红苔薄白,脉细。

西医诊断:近视。

中医诊断:近视(肝肾亏虚证)。

治疗处理:

(1)内服:驻景丸加减。

(2)针刺:选穴百会、印堂、太阳、丝竹空、四白、光明、三阴交、风池、肝俞、肾俞。手法平补平泻,留针 20min,每周治疗 1 次。

(3)推拿:选穴百会、印堂、太阳、四白、风池、颈夹脊、肩井、肝俞、肾俞。以点穴按揉为主,每穴 50 次,每周治疗 1 次。

(4)耳穴压丸:选穴肝、肾、目 1、目 2、脾。王不留行籽按压,贴 3~5 日,每周更换 1 次,双耳交替,嘱患者每日自行按压数次,以耳发热为度。

预防调护:嘱连续用眼时间不超过 45min,适当增加户外运动。阅读距离近不低于 33cm,写字时不宜歪头,握笔时指尖距笔尖距离 3.3cm,胸部离桌子一拳(6~7cm),保持读写坐姿端正。不在行走、坐车或躺卧时阅读,采光充足而不过强,注意营养、睡眠时间,减少电子产品的使用。

疗效情况:治疗 3 次后视力由 0.4 提升到 0.6,继续治疗 27 次后视力提升到 0.8,继续治疗 10 次后视力维持在 1.0 左右,后因用眼不注意,视力曾一度下降到 0.6~0.8 之间,继续治疗 30 次后视力恢复至 1.0 左右。

按语:本患儿近视为肝肾亏虚导致,内服驻景丸补肝肾,配合中医外治疗法以明目消翳,滋补肝阴,疗效可观。

(五) 外治心悟

视力的改善与稳定是个长期过程,贯穿整个读书过程,甚至贯穿终生,始终需要大家保护视力。视力也是动态平衡的过程,当视力下降的趋势大于视力维持的趋势,视力将要下降;当视力下降的趋势小于视力上升的趋势,视力将要改善;当视力下降趋势相当于视力上升的趋势,视力稳定当前阶段。视力受多重因素影响,如遗传因素、环境因素等,存在较多的个体差异,决定视力改善或下降情况的难易程度。

(于雪飞、刘应科)

七、过敏性鼻炎

过敏性鼻炎即变应性鼻炎,是指特应性个体接触变应原后,主要由 IgE 介导的介质(主要是组胺)释放、并有多种免疫活性细胞和细胞因子等参与的鼻黏膜慢性非感染性炎性疾病,并引发一系列的鼻部症状,临床上主要症状为鼻痒、鼻塞、打喷嚏、流清涕等。

中医本病称为"鼻鼽""鼽鼻""鼽水",鼽者,鼻出清涕也。

(一)病因机制

过敏性鼻炎是一种由个体特异性体质与环境因素相互作用的多因素疾病,不分男女,可发生于任何年龄段。西医学主要认为是因为遗传以及暴露过敏导致。中医认为本病多由肺、脾、肾虚损,正气不足,腠理疏松,卫表不固,使机体对外界环境的适应性降低所致。可以分为肺气虚寒、脾气虚弱、肾阳不足、肺经伏热等几种情况。

(二)诊治方法

根据过敏性鼻炎的典型症状打喷嚏、清水样涕、鼻塞和鼻痒,结合过敏原等检查以及家族史可以诊断本病,尚且有自汗、畏风怕冷、气短懒言、面色苍白、腹胀便溏、食少纳呆、形寒肢冷、小便清长等症状。

中医根据肺气虚寒、脾气虚弱、肾阳不足、肺经伏热等类型分别采用温肺止流丹、补中益气汤、真武汤、辛夷清肺饮加减治疗。

(三)外治方法

1. **滴鼻法** 可以选用芳香通窍的中药滴鼻剂滴鼻治疗。

2. **嗅法** 可以选用白芷、川芎、细辛、辛夷等中药研成细末,放置于瓶内,每次多次嗅之。

3. **吹鼻法** 可以采用碧云散,或者采用皂角刺研成细末进行吹鼻疗法。

4. **塞鼻法** 采用细辛膏,用棉球裹药塞鼻。

5. **针刺疗法** 选用迎香、印堂、风池、风府、合谷等为主穴,配用足三里、肺俞、肾俞、脾俞、三阴交等穴位,加减治疗,多选用补发,留针 20min。

6. **艾灸疗法** 选足三里、命门、百会、气海、三阴交、涌泉等,采用悬灸或隔姜灸,每次 2~3 穴,每穴 20min。

7. 耳穴压丸　选用神门、内分泌、内鼻、肺、脾、肾等穴,以王不留行籽或者皮内针贴压在相应穴位上,两耳交替进行。

8. 推拿疗法　黄蜂入洞 50 次,揉二人上马 1 000 次。黄蜂入洞能够疏通局部经络气血以通鼻窍,揉二人上马滋补肺肾,辅助正气以固表。

9. 穴位敷贴　采用小儿鼻炎贴干预,疗效可靠。具体方法为:处方选药麻黄、白芥子、细辛、冰片等。功能宣肺通窍,主治一切鼻炎引起的鼻塞、鼻涕。用生姜汁调配,敷贴肺俞、天突、膻中,每日 1 次。5 日为 1 个疗程。

10. 鼻冲洗疗法　采用雾化器等装置,选用布地奈德等药物冲洗(具体参照外治操作)。

11. 鼻喷雾疗法　采用布地奈德鼻喷剂等治疗。

（四）外治举隅

鼻鼽案

患儿,女,6 岁 6 个月,2018 年 5 月 11 日就诊。

主诉:反复间断鼻塞流涕半年,加重 1 周。

现病史:患儿半年前不明原因出现反复间断流鼻涕、色清、质清稀,打喷嚏,鼻塞,鼻痒,遇到冷空气加重。1 周前因感受风寒而出现症状加重,时而咳嗽,以夜间及晨起咳嗽为主,少痰,素易感冒,头发偏黄,挑食,纳差,大便溏稀,容易出汗。舌淡红,苔白,脉缓。

既往史:既往无特殊病史。

过敏史:无明确过敏史,未进行过敏原检测。

体格检查:神清,精神反应可,咽部轻度充血,有滤泡,扁桃体 Ⅰ°肿大,双肺呼吸音粗,未闻及明显痰鸣音,心肺检查阴性。

实验室检查:血常规 WBC 10.2×10^9/L,N 54%,M 7%,E 9%,PLT 116×10^9/L。

西医诊断:过敏性鼻炎。

中医诊断:鼻鼽(肺脾气虚)。

治疗处理:

(1)推拿疗法:推三关 300 次,揉一窝风、膊阳池各 500 次,揉二人上马 1 000 次,黄蜂入洞 100 次。

(2)穴位敷贴:自制鼻鼽贴,如上外治穴位敷贴内容。

(3)鼻冲洗:采用雾化器等装置,选用布地奈德等药物冲洗(具体参照外治操作)。

预防调护：避风寒，慎饮食。养成良好的起居习惯，增强体质，以提高机体适应能力。

疗效情况：5 天后，患儿复诊，诸症状明显好转。嘱咐把药用完，同时配用口服中药，继续观察病情，1 周后告知，诸症消除，食纳如常，继续巩固治疗 1 个月。

按语：本病治疗棘手，难以断根，通常被误诊为急性呼吸道感染，或者反复呼吸道感染。本病属于中医药治疗的优势病种，外治疗法特色尤其凸显，并且有确切临床疗效。本病外治疗法多用，笔者单位多采用鼻炎贴和推拿疗法，多有效。本病结合西医西药的干预方法，在短期内能够控制症状，可谓中西医结合的典范，但是一定要采用中医巩固治疗，这样能够保证长期稳定地不再发病。

（五）外治心悟

小儿过敏性鼻炎是儿童常见疾病，在学龄儿童中发病尤其多。外治疗法是中医的一大特色，但是外治疗法并不是中医的专利，西医学一直有外治疗法。本病可以采用鼻冲洗、鼻喷雾等治疗，并且在急性期有良好的效果，此后采用中医的外治疗法进行巩固疗效，往往患者受益大。

（周高俊　刘应科）

八、脑炎后遗症

脑炎后遗症是指脑炎在经过急性期的积极治疗后，仍留有不同程度的肢体运动障碍、智力障碍、失语、眼球麻痹、吞咽困难等后遗症。严重影响患儿未来的生活质量，也给家庭带来巨大的压力和痛苦。中医学对脑炎后遗症治疗积累了丰富的经验，特别是中西医结合疗法在控制病情、减轻症状、降低病死率、减少后遗症发生等方面较单一疗法有明显优势。

（一）病因病机

中医学认为本病系外感六淫或瘟疫时邪等诸邪后余毒未清，久入血络，热、痰、瘀互结，阻塞脑窍，神明受扰，为发病之标；肾精不足，心肾失交，髓海空虚，神明失养，为致病之本。

西医认为脑炎是指脑实质受病原体侵袭导致的炎症性病变。其病因多为病毒引起，也可由细菌、霉菌、螺旋体、立克次氏体、寄生虫等感染引起，有的可能是变态反应性疾病。常见流行性乙型脑炎、单纯性疱疹脑炎、带状疱疹性脑炎、巨细胞病毒性脑炎、EB 病毒脑炎、麻疹病毒脑炎、散发性脑炎等。不同病原体侵袭,临床表现各有不同。

（二）诊治方法

根据临床表现,结合既往脑炎病史及颅脑核磁、神经系统检查、实验室检查等,可以初步确立病证。

中医内治以行气活血,开窍通瘀为基本治疗原则,可分为阴虚内热、营卫不和、痰蒙清窍、痰火内扰、虚火内动、气虚血瘀、风邪留络,分别在行气活血,开窍通瘀基础上对症处理。

西医以神经营养、抗癫痫药物治疗为主,并配合康复训练,主要为神经发育疗法。

（三）中医外治法

1. 推拿疗法

（1）头颈部:仰卧位。按揉印堂、开天门,揉百会、四神聪、攒竹、太阳、四白、颧髎、地仓、承浆、廉泉、耳前三穴(耳门、听宫、听会)、风池,每个穴位操作5~10次,按揉胸锁乳突肌及颈后肌群1~2min,手法由轻到重循序渐进。伴有言语及吞咽困难,故可着重按揉面部肌群及颌下肌群。按揉面部肌群时,手法注意由点带面逐渐扩散,由轻到重使力量渗透下去,至深层肌肉;按揉颌下肌群时,手法作用同一部位控制在10秒内为宜。

（2）腰背部:俯卧位。循督脉及膀胱经走向施以按揉法、弹拨法为主,配合摩法,点按督脉及两侧膀胱经各穴。着重点按肝俞、脾俞、肾俞。腰臀部肌群按揉力度可稍大,应确保手法力度直达深层髂腰肌、腰方肌、梨状肌,并加以沿肌肉走行的弹拨。最后施以捏脊法,自下而上用双手中指、食指、无名指握成半拳形,拇食指前移捏起脊柱两侧皮肤,自尾椎两旁双手交替向前,推动至大椎两旁,强刺激5~10遍。

（3）上肢部:仰卧位、侧卧位。上肢于肩外旋伸肘掌旋前位,采用拿捏法、㨰揉法在肩胛周围施术,配合肩前屈、后伸、外展等被动运动。按揉肱二头肌及前臂肌群,然后用四指拿法从肩部至腕部拿捏,充分刺激肱二头肌、肱三头肌及前臂各肌群。手指关节采用捻法,对五指进行被动屈伸运动,点按肩髃、曲池、手三里、合谷等穴位。拇指内收、握拳不放的患儿,可点按合谷、后溪穴,拔伸手指,点按八邪穴。

（4）下肢部:仰卧位,采用按揉法,充分刺激股四头肌、内收肌群,由轻到重,并配合活动关节类手法,进行髋关节外展外旋运动,充分按揉后牵拉以扩大股角,保持3min;俯卧位,充分按揉股二头肌、小腿三头肌群,并配合点按环跳、委中、承山、昆仑、太溪,配合被动伸髋屈膝动作,保持 2~3min;固定膝关节,被动牵拉并过度背曲足部,以牵拉跟腱保持 1~2min。

(5)腹部:包括摩腹、推腹、点腹、揉腹、牵腹、顺腹等六部手法。

2. 针灸疗法

(1)体针:基础选穴及操作方法同脑出血后遗症。

(2)头针及舌针:头针及舌针可调节经气、通经活络。

1)头针取穴:顶中线、顶颞前斜线、顶颞后斜线、顶旁 1 线、顶旁 2 线、枕下旁线、焦氏头针舞蹈震颤控制区、头维等穴。操作方法:按照头皮针常规刺法,常规局部消毒,头皮针针刺选用 30 号 1 寸的不锈钢毫针,头皮针、头维穴采用平刺法,进针约 0.5 寸。以上穴位操作均为平补平泻法,留针 30min。

2)舌针取穴:脑神穴、脑明穴、脑灵穴、脑中穴、脑枢穴、脑源穴、襞中穴、肩穴、上臂穴等。操作方法:操作者左手以医用压舌板固定舌体,舌下充分暴露,选用 30 号 1 寸不锈钢毫针,在选定穴位上,进行点刺,进针约 0.5 寸,平补平泻,不留针。每日 1 次。

3. 耳穴　选穴:神门、皮质下、脑点、肾、肝、脾胃、大肠、心、轮 1~3、眼、面等穴区。

4. 中药敷贴蜡疗法　中药敷贴蜡疗法是利用活血化瘀中药方制成膏药,外敷于患儿四肢肌张力异常处,并辅助以温热蜡块覆盖其上的一种治疗方法。每日 1 次,每次 30min。

5. 中药熏蒸法　选用活血通络药物置于小儿熏蒸床中加热维持恒温后进行熏蒸,使体表亦能接触药蒸气的一种治疗方法。每日 1 次,每次 30min。

(四)外治举隅

脑炎后遗症案

徐某,女,10 岁 4 个月,于 2018 年 5 月 29 日首次就诊。

主诉:运动、语言、吞咽、意识障碍 9 个月余。

现病史:患儿于 9 个月前无明显诱因出现发热,反复意识丧失、抽搐发作,于北京某门诊抗惊厥治疗后,未有改善。后因出现昏迷、抽搐持续状态,于北京某医院,诊断为"脑炎、热性感染相关性癫痫综合征",住院治疗 2 个月,患儿抽搐发作逐渐减少,但意识尚未恢复,肢体瘫痪,语言、吞咽不能;7 个月前转诊于某医院,考虑"脑炎后遗症、热性惊厥附加癫痫",抗癫痫治疗和康复训练 1 个月余,患儿未再出现癫痫发作,意识渐清,仅上肢可做主动运动,语言、吞咽未有改善;1 个月前于河北某医院行康复训练治疗 1 个月,患儿可独坐,不能扶站,语言、吞咽仍未有改善。为进一步康复治疗就诊,诊断同前,初诊时患儿意识淡漠,可以理解他人简单言语,不能说话,不能自主吞咽,鼻饲饮食,能坐、不能扶站,坐轮椅前来,纳眠可,二便调。

既往史:既往体健。

过敏史:无明确过敏史。

体格检查:意识模糊,精神可,脊柱无畸形,双上肢略屈曲,左侧为著,双下肢硬直,运动受限。被动拉起时,双上肢屈曲用力,双下肢硬直;双肩肘关节抵抗明显,四肢肌张力高;立位不支持体重,双下肢硬直,髋关节屈曲;股角60°,左侧腘窝角90°,右侧腘窝角90°,足背屈角快角(左侧90°,右侧90°),慢角(左侧80°,右侧80°)。双侧巴氏征(+,+),踝阵挛(+,+),余病理征未引出。

实验室检查:①颅脑 CT:脑水肿、脑萎缩;②脑电图:异常范围儿童脑电图,左侧额区睡眠期尖波,热性惊厥附加癫痫可能性大。睡眠脑电图可见顶尖波、睡眠纺锤波,双侧波幅基本对称。左侧额区睡眠期尖波,可累及左侧前额区。

西医诊断:脑炎后遗症。

中医诊断:痿证(风邪留络)。

治疗处理:

(1)推拿疗法:对头颈部、腰背部、上肢部、下肢部、腹部按照具体操作方法,结合患儿的具体肌肉状态进行操作。

(2)针灸疗法:体针、头针、舌针及耳穴在方案基础上随症加减,操作方法同前描述。

(3)中药敷贴蜡疗法。

(4)电动起立床:患儿固定于电动起立床以维持其站立姿势,站立角度从初始的60°逐渐增大至90°,每日1次,每次30min。

(5)脑循环功能治疗:对脑部进行电刺激治疗,改善脑微循环,每日1次,每次30min。

(6)肢体训练:根据患儿的运动发展情况,制定月周期康复计划。

预防调护:及早预防接种,积极灭蚊、防蚊,保持室内通风,保证充足的营养,尽早对患儿肢体的肌肉进行按摩及做伸缩运动;卧床要注意避免发生褥疮,增强患儿自我照顾的能力和信心,协助患儿进行主动锻炼,病情变化前来复诊。

疗效情况:康复治疗3周后,患儿可扶走数十步;1个月后,撤鼻导管,可自主吞咽少量流质;1个半月后自己能独走;2个月后自己能骑自行车;3个月后开口说话,能开口叫妈妈;4个月后自己爬楼梯。现患儿意识清楚,能自主表达,语言能说整句,能与人交流、歌曲跟唱,能独走、骑行、自主上下楼梯,能自主饮食,咀嚼吞咽可。

按语:儿童脑炎在从婴幼儿到学龄期均可能发生。该患儿年龄相对偏大,经过前期9个月的康复治疗,仍意识模糊,不能扶站,语言、吞咽不能;初诊时鼻饲导管、坐轮椅从北京转诊前来,从一般情况到肢体状态,康复治疗难度较大。从中医辨证论治而言,患儿为久病痰瘀滞络,包括脑络与肢体经络,我们积极运用中医外治综合康复治疗,将推拿、针灸、中药外治诸多方法综合应用之后,患儿在意识、吞咽、语言、肢体功能等方面均有明显改善,家属非常满意。

(五) 外治心悟

脑炎后遗症为儿科常见疑难重病之一,其病程长,临床康复治疗效果往往难以满意。对于脑炎后遗症的康复治疗,首先,急性期后,应积极进行康复治疗;其次,根据不同的病原体感染,以及影像学检查,制定不同的康复治疗计划;第三,强调中西医结合综合康复治疗。总之,小儿脑炎后遗症的治疗,需要早发现、早治疗,并注重综合康复治疗,能减少或减轻后遗症对身体造成的损害,进一步提高患儿的生存和生活质量。

目前中医外治法治疗脑炎后遗症具有积极的意义,疗效确切,且安全可靠,对患儿没有太多不良反应,能够很好地为家长解决问题,缓解焦虑情绪。应采取多种类、多方式、多渠道的措施,尤其是推拿疗法、针灸疗法、中药敷贴蜡疗、熏蒸疗法都是可以优先考虑的方法。

(冯兆才)

九、脑出血后遗症

脑出血后遗症是指由于各种原因导致脑出血后所遗留的临床综合征,主要表现为四肢功能的活动障碍、言语障碍、认知功能障碍,口角歪斜、偏盲、偏身感觉功能障碍等,严重影响患儿的生活与学习,给其身心的发育以及家庭、社会都造成沉重负担。中医学对脑出血后遗症治疗积累了丰富的经验,结合针灸、推拿、中药等综合康复治疗,有效减轻脑出血后遗症的发生和发展,提高患儿生活治疗。

(一) 病因病机

中医认为小儿脑出血多为外伤、脑络受阻,或感受风邪等而致血溢脉外,横窜经络、气血运行不畅,痰瘀之邪阻于脑络,临床可见神志昏迷、口眼歪斜、半身不遂等。后遗症期则为气血经脉不通、痰瘀阻于脑络及周身经络,久而累及脏腑功能。

西医学认为,小儿脑出血临床多由外伤所致,原发性脑出血比例较少,但80%均能找到内在血管源性原因。常见病因有外伤、脑血管畸形、脑部肿瘤、动脉疾病(中枢神经系统血管炎、烟雾病等)、其他(如高血压脑病、血液系统疾病如血小板减少性紫癜、弥散性血管内凝血、血友病及应用抗凝药物等)。临床多以急性颅高压症状起病,主要表现为突发头痛、恶心、呕吐、意识障碍,依血肿部位不同表现为相应局限性神经损害症,另外还有癫痫、脑膜刺激征等表现。

（二）诊治方法

根据临床表现,结合脑出血的原因、部位以及范围,影像学检查、神经系统检查、实验室检查等,确立病证。

中医内治以益气活血、化瘀通络为基本治疗原则,病久者采用补益肝脾肾、强筋壮骨、疏通经络标本兼治的方法,不同原因所致的脑出血后遗症,其脏腑、气血功能略有差异,临床应辨证施治,随症加减。

西医以营养神经及对症支持治疗同时,尽早配合康复治疗。

（三）外治方法

1. 推拿疗法

头颈部:仰卧位。按揉印堂、开天门,揉百会、四神聪、攒竹、太阳、四白、颧髎、地仓、承浆、廉泉、耳前三穴(耳门、听宫、听会)、风池,每个穴位操作5~10次,按揉胸锁乳突肌及颈后肌群1~2min,手法由轻到重循序渐进。备注:脑出血患儿多有颅脑手术史,在进行头颈部操作时,手法宜轻,点到为止,达到疏通目的即可。

腰背部:俯卧位。循督脉及膀胱经走向施以按揉法、弹拨法为主,配合摩法,点按督脉及两侧膀胱经各穴。着重点按肝俞、脾俞、肾俞。腰臀部肌群按揉力度可稍大,应确保手法力度直达深层髂腰肌、腰方肌、梨状肌,并加以沿肌肉走行的弹拨。最后施以捏脊法,自下而上用双手中指、食指、无名指握成半拳形,拇指、食指前移捏起脊柱两侧皮肤,自尾椎两旁双手交替向前,推动至大椎两旁,强刺激5~10遍。

上肢部:仰卧位、侧卧位。上肢于肩外旋伸肘掌旋前位,采用拿捏法、擦揉法在肩胛周围施术,配合肩前屈、后伸、外展等被动运动。按揉肱二头肌及前臂肌群,然后用四指拿法从肩部至腕部拿捏,充分刺激肱二头肌、肱三头肌及前臂各肌群。手指关节采用捻法,对五指进行被动屈伸运动,点按肩髃、曲池、手三里、合谷等穴位。拇指内收、握拳不放的患儿,可点按合谷、后溪,拔伸手指,点按八邪穴。

下肢部:仰卧位,采用按揉法,充分刺激股四头肌、内收肌群,由轻到重,并配合活动关节类手法,进行髋关节外展外旋运动,充分按揉后牵拉以扩大股角,保持 3min 时间;俯卧位,充分按揉股二头肌、小腿三头肌群,并配合点按环跳、委中、承山、昆仑、太溪,配合被动伸髋屈膝动作,保持 2~3min;固定膝关节,被动牵拉并过度背曲足部,以牵拉跟腱保持 1~2min。

腹部:包括摩腹、推腹、点腹、揉腹、牵腹、顺腹等六步手法。

对于意识不清者,可清心经、清肝经、推上三关、退下六腑、清天河水、按天突等;对于语言謇涩者,可拿风池、拿哑门;对于吞咽困难者,可按天突、拿风池、拿风府。每日 1 次,每次 30min。

2. 针灸疗法

(1)体针:根据"治痿独取阳明",对于后遗症期患儿可针刺四白、地仓、外关、丰隆、涌泉等穴以开窍、行气、活血、通络;针刺百会、风池、太阳等穴以开窍醒神、疏通脑络;针刺华佗夹脊穴以通督活络,提升阳气。

根据临床辨证选穴:①上肢:肩髃、臂臑、曲池、手三里、合谷等;②下肢:髀关、梁丘、血海、足三里、阳陵泉、阴陵泉、三阴交、太冲等;③腹部:中脘、下脘、关元、天枢等。

(2)头针及舌针:头针及舌针可调节经气、通经活络。

1)头针取穴:顶中线、顶颞前斜线、顶颞后斜线、顶旁 1 线、顶旁 2 线、枕下旁线、焦氏头针舞蹈震颤控制区、头维等穴。操作方法:按照头皮针常规刺法,常规局部消毒,头皮针针刺选用 30 号 1 寸的不锈钢毫针,头皮针、头维穴采用平刺法,进针约 0.5 寸。以上穴位操作均为平补平泻法,留针 30min。

2)舌针取穴:脑神穴、脑明穴、脑灵穴、脑中穴、脑枢穴、脑源穴、襞中穴、肩穴、上臂穴等。操作方法:操作者左手以医用压舌板固定舌体,舌下充分暴露,选用 30 号 1 寸不锈钢毫针,在选定穴位上,进行点刺,进针约 0.5 寸,平补平泻,不留针。每日 1 次。

(3)耳穴:刺激耳穴能调整经脉、传导感应、调整虚实,使人体各部的功能活动得到调整,以保持相对平衡而达到治疗疾病的目的。选穴:神门、皮质下、脑点、肾、肝、脾胃、大肠、心、轮 1~3,眼、面等穴区。

3. 中药敷贴蜡疗法　中药敷贴蜡疗法是利用活血化瘀中药方制成膏药，外敷于患儿四肢肌张力异常处，并辅助以温热蜡块覆盖其上的一种治疗方法。每日 1 次，每次 30min。

4. 中药熏蒸法　选用活血通络药物置于小儿熏蒸床中加热维持恒温后进行熏蒸，使体表亦能接触药蒸气的一种治疗方法。每日 1 次，每次 30min。

（四）外治举隅

脑出血案

胡某，女，11 岁，2018 年 8 月 28 日就诊。

主诉：左侧肢体运动不灵活伴感觉障碍 2 个月余。

现病史：患儿 2018 年 6 月 23 日晚 8 点左右碰伤头部，具体受伤机制不详，伤后诉头痛伴恶心呕吐胃内容物，约 5min 后呼之不应，急诊于北京某医院，查头颅 CT 示右侧颞顶叶脑内血肿，急诊完善术前准备急诊行"右侧颞顶叶脑内血肿消除 + 去骨瓣减压术"，术中具体情况不详，考虑脑血管畸形可能性大。术后患者神志基本清楚，无发热，流质饮食，大、小便基本正常，左侧肢体不能自主活动，伴言语不清、感觉障碍。7 月 16 日在北京某医院行"右侧额顶叶残存脑血管畸形切除术"，手术顺利；7 月 26 日于某医院行"PT、ST、高压氧治疗"等康复治疗，患儿言语较前流利，仅个别音不清晰，认知功能仍欠佳，左侧肢体不灵活，感觉障碍。今为求进一步治疗来我院，现患者：左侧肢体活动不利，偏身感觉障碍，语言个别发音不准。左侧肩关节半脱位，活动受限；肘关节活动尚可；前臂内旋，手腕活动不灵活，拇指内收，左腿稍外展，右臀右大腿肌张力高，舌稍左偏。左上肢肌力Ⅰ～Ⅱ级、左下肢肌力Ⅲ级。

既往史：患儿 1 岁曾因右侧下肢走路不协调就诊于我院门诊，患儿家属自述其大运动发育较正常儿童落后，5 个月翻身，1 岁 3 月能走，但不稳且欠协调，诊为"发育迟缓"，行中医按摩治疗 2 个月余后好转，步态接近正常。

个人史：患儿发病前无明确头部外伤史，否认食物及药物过敏史；父母体健，否认家族遗传病史。

体格检查：神志清晰，发育正常，营养良好，查体合作。左侧肢体活动不灵活，不能独自进行坐、站等体位转换，左下肢肌力 3 级，左上肢近端肌力 2~3 级、张力 2 级；远端肌力 1~2 级、张力 3~4 级，左侧巴宾斯基征阳性，右侧肢体肌力肌张力正常，病理征阴性。

辅助检查：头颅 CT：右侧颞顶叶脑出血术后改变。头颅 MRI：右侧颞顶叶脑出血术后改变。后行头颅 CT 平扫：右侧脑血管畸形并出血术后复查，右侧部分颅骨术后缺如,相应区域脑组织向外膨隆;右侧额颞顶叶、侧脑室旁大见片状高低混杂密度影,边界不清,右侧侧脑室受压,中线结构稍左偏。

西医诊断:脑出血清除 + 去骨瓣减压术后;脑血管畸形;脑出血后遗症。

中医诊断:脑中风(瘀血阻络)。

治疗处理:

(1)推拿疗法:对头颈部、腰背部、上肢部、下肢部、腹部按照具体操作方法,结合患儿具体的肌肉状态进行操作。

(2)针灸疗法:体针、头针、舌针及耳穴在方案基础上随症加减,操作方法同前描述。

(3)中药敷贴、蜡疗法。

(4)具体康复训练

早期:①康复评定:左下肢肌力 3 级,左上肢近端肌力 2~3 级、张力 2 级;远端肌力 1~2 级、张力 3~4 级,感觉功能减退,肢体平衡协调差;②康复计划:坐 - 站等体位转换训练,患侧下肢支撑负重训练、肌力及肌耐力训练、平衡协调练习;上肢肩、肘、腕三关节主动 - 辅助运动训练;左侧肢体感觉训练。

中期:①康复评定:左下肢肌力 4 级,左上肢近端肌力 3~4 级、远端肌力 2~3 级,感觉功能差,步态较前协调,臀肌较右侧萎缩;左上肢前屈、外展正常活动范围,前臂不能旋前,腕能背伸,左上肢存在联合运动;②康复计划:单脚跳以加强左下肢肌力、开合跳以促进上下肢协调运动,臀大肌、臀中肌、臀小肌力量训练;肩关节后伸、耸肩、水平收展训练、肩胛带活动度训练,前臂旋前旋后训练,手指精细运动训练;感觉促进训练。

后期:①康复评定:左下肢步态接近正常,肩关节活动大致正常范围,前臂旋前较前好转,手指精细运动功能较前好转,感觉较前好转但仍欠佳;②康复训练:原地踏步训练,前臂旋前训练及拇指 - 四指对指、分离训练。

预防调护:循序渐进地进行康复治疗,避免激进引发异常姿势及步态。

疗效情况:患儿现症:下肢肌力 5 级,髋膝踝足活动度正常,步态可,感觉稍差;上肢近端肌力 5 级,远端肌力 4 级,肩关节活动度大致正常范围,肘关节和腕关节活动度正常,拇指小指对指差,其余手指对指可,感觉较前好转。

按语:临床数据表明,在 0~14 岁周期群体中,1~5 岁阶段的婴幼儿群体发生脑血管疾病的概率相对较高。该患儿 11 岁发病,经过前期的手术及康复治疗,患儿仍存在左侧肢体运动功能及感觉障碍,独走不协调,不能跑、跳,伴有左侧肩关节半脱位,认知功能欠佳。从中医辨证论治而言,患儿为血溢于脑、脑脉痹阻所致,包括脑络与肢体经络。我们积极运用中医外治结合康复治疗,将推拿、针灸、中药外治、康复训练等诸多方法综合应用之后,患儿在认知、感觉、肢体功能等方面均有明显改善,家属非常满意。

(五)外治心语

脑出血后遗症为儿科康复科常见病之一,其病程长,单一临床康复治疗效果往往难以满意。对于脑出血后遗症的康复治疗,首先,急性期后,应积极进行康复治疗;其次,治疗应循序渐进,避免激进造成异常姿势,且应充分发挥患者主观能动性;第三,强调中西医结合综合康复治疗。总之,小儿脑出血后遗症的治疗,需要早期干预、综合康复,循序渐进,争取患者主动参与,减少或减轻该病对患儿肢体、心理造成的损害,进一步提高生活质量,帮助其回归家庭、学校和社会。

目前中医外治法治疗脑出血后遗症疗效确切,且安全可靠,在改善患儿肢体功能、认知功能方面具备优势。临床治疗中,应采取多种类、多方式、多渠道的综合、协调措施,尤其是推拿疗法、针灸疗法、中药敷贴、熏蒸疗法、理疗等都是优先考虑的方法。

(冯兆才)

十、臂丛神经损伤

小儿臂丛神经损伤是指分娩时由于胎儿体重较大,胎位不正,或使用助产器具等原因,致使臂丛神经纤维撕伤或断裂,引起完全性或不完全性肌麻痹的周围性神经损伤病证。主要造成上肢、肩部和胸背部的运动和感觉障碍。

(一)病因病机

臂丛神经损伤属于中医“痿证”的范畴。由于外界因素导致局部气血、经脉受阻,而致上肢筋脉失于濡养,不能自主活动;血不循常道而致瘀,难产暴露而感风寒湿邪,寒瘀、痰瘀、风痰等内外相合,造成病程缠绵。病机为气血经脉不畅,风痰瘀诸邪侵袭,筋脉失其濡养。

西医认为新生儿臂丛神经损伤多因巨大儿、难产、引导手术助产所致,如肩难产、臀位分娩、横位、胎位不正、产钳助产、宫缩乏力、子宫强烈收缩等。近50% 臂丛神经损伤患儿有难产或围生期窘迫史,45% 左右臂丛神经损伤是由肩难产所致。

(二)诊治方法

根据患儿出生时臂丛神经损伤史及临床表现,可初步确立病证,再结合临床神经系统检查、神经电生理检查得以判定。

中医治疗以行气活血、疏通经脉、强筋壮骨为基本治疗原则。临床常分肺热伤津、湿热浸淫、脾胃虚弱、肝肾亏虚四种证型,治以清热润燥、利湿清热、健脾益胃、补益肝肾。

西医根据损伤程度选择是否外科手术治疗,保守治疗方法见于药物注射A型肉毒毒素、鼠神经生长因子、神经节苷脂、甲钴胺等,配合物理疗法,如上肢及躯干功能训练、理疗等。

（三）外治方法

1. 推拿疗法

（1）分部施治

1）颈部:取仰卧位。按揉三角肌及颈后肌群约 1min,重点按揉 $C_5\sim T_1$ 平行的肌肉群,手法由轻到重循序渐进。

2）上肢部:患儿取仰卧位。患侧上肢肩外旋伸肘掌旋前位,采用揉法在上臂、前臂部操作,同时配合患侧被动运动,反复操作 2~3min 左右。用拿法作用于肱二头肌、肱三头肌及肩部周围,并用指按揉法在肩髃、臂臑、曲池、尺泽、手三里等穴处应用。手指关节采用捻法,对五指进行被动屈伸运动,用拿法作用于腕关节,并对腕关节进行被动运动。手功能障碍患儿要对其手掌进行按揉,手指注意牵伸。

3）肩背部:俯卧位。循督脉及膀胱经走向施以按揉法为主,配合点按揉两侧膀胱经诸穴。重点按揉患侧背部诸穴,最后施以捏脊法,以两手拇指置于脊柱两侧,自下而上推进,边推边以食指、中指二指捏拿起脊旁皮肤,由尾骶推动至大椎两旁,强刺激 3~5 遍。

4）运动关节:坐位。分别对患侧肩、肘、腕关节运用摇法、屈伸法和牵拉法等。

（2）分型施治

1）上臂型:治疗时在主要手法基础上以上臂为主,揉拨缺盆,拿拨极泉,按揉锁骨下,被动活动患侧上肢,使肩关节被动外展、外旋、上举,使肘关节屈伸,腕关节屈伸,捻揉五指节。

2）下臂型:主要手法治疗后,加强下臂及手掌指各肌群的刺激,防治手部肌群萎缩,如捏揉大、小鱼际,叩击手掌,捻揉手指。对手指不灵活者可点按合谷、后溪、八邪等穴,约 1~2min;对存在 Horner 三联征的,患侧头面部局部点揉攒竹、太阳、四白、颊车、地仓、迎香等穴,直推患侧坎宫,按揉面部肌肉。

3）全臂型：首先排除胸锁乳突肌血肿，锁骨或肱骨骨折。对此类型臂神经损伤患者进行推拿治疗时手法宜轻柔，治疗后可拍打上肢各肌群，促进患侧上肢血液循环，防治肌肉萎缩。

2. **针刺联合电针**　根据"治痿独取阳明"，取患侧肩髃、肩贞、肩髎、臂臑、曲池、手三里、外关、合谷、阳池、后溪、八邪等穴联合阳明经排刺，针刺得气后，选取 2~4 对穴，连接电针仪，疏密波，强度以患儿能耐受为度，20~40min，每日 1 次。

分型施治

1）上臂型：治疗时在主要手法基础上以手三阳经为主，如肩关节不能外展，加肩贞；屈肘不能，加曲池、肘髎、手五里等；握拳、手指屈曲，加八风、八邪等。

2）下臂型：主要手法治疗后，加强下臂及手掌指各肌群的刺激，防治手部肌群萎缩。手内肌、手腕与手指长屈肌无力，加内关、鱼际、大陵、劳宫等；对存在 Horner 三联征的，患侧头面部加攒竹、太阳、四白、颊车、地仓、迎香等穴。

3）全臂型：首先排除胸锁乳突肌血肿，锁骨或肱骨骨折患者，除对此类型患者行主要手法外，加予极泉、尺泽等穴快针强刺激以促进受损神经根功能修复。

3. **中药湿敷联合蜡疗**　中药湿敷联合蜡疗是利用活血化瘀中药方制成膏药，外敷于患儿患侧上肢，并将加热至 45~55℃ 的石蜡敷于膏药之上的一种治疗方法。每日 1 次，每次 30min。

4. **药物熏洗法**　药物熏洗法是利用中药药液配合蒸气熏蒸或直接擦洗患侧上肢的一种治法。本法可选用活血通络药物置于小儿熏蒸床中进行熏蒸。每日 1 次，每次 30min。

5. **梅花针叩刺法**　采用梅花针循经叩刺手阳明经，通过振奋阳明经经气，改善局部血液循环，兴奋神经，进而促进损伤神经的功能恢复。具体操作为梅花针由合谷至巨骨沿手阳明经依次由下到上重手法叩刺，用腕力叩刺，频率 70~100 次 /min，连续叩刺 3~5 遍，以隐隐出血为度。1 次 /d，20 天为 1 个疗程。

6. **埋线疗法**　将羊肠线剪成适当长度，浸泡在 75% 乙醇里消毒，穴位常规消毒后，用注射器的针尖将羊肠线送入穴位内。20 天埋线 1 次，4 次做疗效评定。

7. **穴位注射疗法**　将营养神经的药物沿臂丛神经走向选择穴位点注入，

每穴 0.5ml 药水,每次 2~3 个穴位,进针推药要快,出针慢,采用强刺激手法,15 天为 1 小疗程,休息 5 天行第 2 疗程,治疗 3 个月为 1 大疗程。

8. 运动疗法 运动疗法是最常使用的康复治疗方法,对患肢做被动或主动运动及关节松动。被动运动(肌力 3 级以下),维持或增加关节活动度,防止关节挛缩及肌肉萎缩。主动运动(肌力 3 级及以上),防止患肢的废用,患肢的主动运动起到肌肉泵的作用,加快患肢血液循环及代谢产物的排出,增强肌力及关节活动度。具体训练内容包括:

(1)上臂型:主要以恢复肩、肘关节的相应功能活动及肌肉力量训练,肩上举、外展、后伸训练,腕、肘关节屈伸及旋转训练,肩肘关节松动,减轻关节挛缩。

(2)下臂型:手指抓握训练,应用 Rood 疗法进行感觉刺激,精细捏拿,双手协调训练及日常生活活动能力训练等。手关节松动以减轻组织粘连。

(3)全臂型:主要以肩、肘、腕及手指关节各种主动和被动关节活动度训练,加以关节松动减轻关节挛缩。

9. 良姿位保持 根据患儿上肢功能进行良姿位保持和固定,对上肢下垂明显的患儿将肩关节稍外展位,屈肘至 90°,前臂旋前 80°~90°,三角巾将上肢悬吊固定于胸前,对于垂腕明显患儿予以佩戴手托治疗,保持腕背伸、拇指外展良姿位等,根据患儿手功能改善情况逐渐调整姿位。

(四)外治举隅

臂丛神经损伤案

赵某,女,1 岁,2018 年 4 月初诊。

主诉:右上肢活动不利 11 个月余。

现病史:患儿 11 月余前发现右上肢异常,以无张力不活动为主,未予系统诊治,患儿 1 月龄时右上肢仍不能活动,外院查肌电图示"右臂丛神经损伤"(累及上、中、下干,以上、中干为重),诊为"右臂丛神经损伤",予对症治疗数月不效。现为求系统诊治就诊于我科。现症:右上肢无力,上举、后伸活动不灵活,右手抓握不灵活,纳眠可,二便调。

查体:神清,精神反应可,生长发育正常,专科查体:脊柱及四肢无畸形,肩肘关节被动活动抵抗,左上肢肌力 V 级,右上肢肌力 Ⅲ 级。右上肢上举、前屈后伸、旋前旋后均受限,右手可上梳至右耳,右上肢不能反手于背,前伸不能至对侧肩,右夹纸试验(-),左夹纸试验(+)。

辅助检查:肌电图检查示右臂丛神经损伤(累及上、中、下干,以上、中干为重）。

其他情况：母孕期健康：患儿系 G2P2，足月顺产，出生后无窒息，产伤病史。生长发育正常。

西医诊断：臂丛神经损伤。

中医诊断：痿证（痰瘀滞络）。

治疗处理

（1）推拿疗法：按照上臂型辨证加减进行推拿治疗。

（2）针刺联合电针：按照上臂型辨证加减进行针刺治疗。

（3）中药湿敷联合蜡疗法。

（4）康复训练。

（5）肌电生物反馈疗法、中频电疗法。

预防调护：注意家庭康复，加强其患肢功能锻炼，循序渐进，避免加重病情，规律治疗，注意防寒保暖。

疗效情况：康复治疗 3 个月后患儿右上肢后伸角度较前明显增大，6 个月后右上肢上举可至头后部，1 年后患儿右上肢活动较前明显改善，右上肢肌力Ⅳ级，右手可上举过头，可前伸至对侧肩，可旋前旋后，右手可灵活抓握。

按语：本案患儿属产伤引起的右侧臂丛神经损伤，上臂型，于外院治疗数月后效果不明显，就诊于我院后，通过辨证分型，积极运用推拿、针灸、电针、蜡疗、药物敷贴等中医外治法综合康复治疗，患儿右侧肢体功能恢复显著，家属非常满意，为更接近正常上肢，患儿目前继续中医外治法综合康复治疗。

（五）外治心悟

康复治疗是臂丛神经损伤的主要治疗方法，常规康复治疗为西医运动疗法，但中医外治法在治疗臂丛神经损伤也具有一定的特色及优势。中医外治法具有选择方法多，不良反应少，临床疗效确切等特点，如推拿、针灸、电针仪、蜡疗等均为临床常用的中医外治法。多项研究表明，综合方法治疗臂丛神经损伤疗效更显著，因此中医外治法的多选择性为患儿家长提供更多可能，是值得广泛推荐的治疗方法。

（冯兆才）

十一、脑性瘫痪

脑性瘫痪简称"脑瘫"，属中医"五迟、五软"范畴，是一组由于发育中胎儿或婴幼儿脑部非进行性损伤引起的动作、姿势持续性发育障碍综合征，导致患儿活动受限,常伴有感觉、知觉、认知、交流及行为障碍。近年来由于大龄产妇增多,妇产技术及高危儿抢救技术不断进步,加之不良孕期环境如生活压力过大、辐射、饮食、环境恶劣等多方面因素,很多低体质甚至患有严重疾病的新生儿得以分娩并存活,随之带来的是优生率下降,脑瘫发病率增加。

(一) 病因病机

本病病因多为先天禀赋不足,亦包括后天调养失宜。先天多为父母精血虚损,或孕期调摄失宜,精神、起居、饮食、药治不慎等因素遗患胎儿,损伤胎元,或年高得子、或早产、或堕胎不成而为胎者,先天精气未充,髓脑未满,脏气虚弱,筋骨肌肉失养而成。后天多为分娩时难产、产伤,使颅内出血,或生产过程中胎盘早剥、脐带绕颈,生后护理不当,发生窒息、中毒,或温热病后,因高热惊厥、昏迷造成脑髓受损,或乳食不足,喂养失调,致脾胃亏损,气血虚弱,精髓不足,而致生长发育障碍。

(二) 诊治方法

西医诊治参照 2014 年第六届全国儿童康复、第十三届全国小儿脑瘫康复学术会议通过的痉挛型脑瘫诊断标准:①中枢性运动障碍持续存在,且功能障碍为持久性、非进行性,但并非一成不变;②运动和姿势发育异常;③反射发育异常;④肌张力及肌力异常。

中医诊治参照 2012 年中华中医药学会发布实施的《小儿脑性瘫痪中医诊疗指南》:小儿半岁前后头项软弱下垂为头项软,咀嚼无力、时流清涎为口软,手臂不能握举为手软,2 岁后不能站立、行走为足软,皮宽肌肉松软无力为肌肉软。治疗以补为大法,可分为肝肾亏损证、心脾两虚证、痰瘀阻滞证,分别予加减六味地黄丸、调元散、通窍活血汤合二陈汤加减治疗。

(三) 外治方法

1. 头针疗法

(1)取穴:四神聪、百会、颞三针、智三针、脑三针、运动区、足运感区、平衡区、言语区等。

(2)体位:患儿取坐位,保持头部相对稳定。

(3)针具选择:采用一次性使用无菌针灸针:12 个月以下患儿选用 13mm×0.25mm 规格头针,12 个月以上患儿选用 25mm×0.25mm 规格头针。

(4)方法:准确定位针刺穴区,用 75% 酒精进行严格消毒后,使针身与头皮成 15° 左右夹角进针,针尖抵达帽状腱膜下层后使针体与头皮平行,沿刺激线再次进针 0.5~1 寸。

2. 穴位注射疗法

(1)取穴：头部百会、四神聪、运动区、言语区等；四肢躯干穴位包括足三里、丰隆、阳陵泉、三阴交、肩髃、肩髎、曲池、手三里、天柱穴等。

(2)药物：临床多选用鼠神经生长因子、脑苷肌肽注射液、维生素 B_{12} 等。

3. 推拿疗法

(1)头部推拿方法：以五指用适宜的力度反复叩击按揉百会、四神聪、双侧风池、太阳、头部运动区、足运感区、平衡区、感觉区。每穴区刺激 15~20 次。

(2)循经点穴法：沿膀胱经、胆经、肾经、脾经自上而下施用擦法，每经擦按 3 次；然后重点按揉伏兔、风市、委中、足三里、承山、阳陵泉、太溪、三阴交、解溪穴，每穴按揉 15~20 次。

(3)捏脊疗法：沿督脉自长强至大椎，并在推至脾俞、肾俞时予重点提捏刺激。

(4)节段性推拿法：沿脊柱两侧上下推捏，痉挛型双瘫患儿重点推拿脊柱腰骶段两侧的区域。

(5)足底推拿法：对足底的大脑、肾脏、肝脏、平衡、脾脏反射区域推拿。

4. 中药药浴

(1)痰瘀阻滞证：羌活、独活、杜仲、黄芪、当归、川断、木瓜加减。

(2)心脾两虚证：川断、寄生、狗脊、枸杞子、川牛膝加减。

(3)肝肾亏损证：五加皮、丹参、艾叶、川牛膝、赤芍、桑枝、伸筋草加减。

5. 艾灸疗法　取神阙、肾俞、足三里、大椎等穴。用艾灸 1~2 壮，每穴 5~10min，以皮肤表面温热为宜，每日 1 次。

6. 穴位敷贴

(1)方药：桑寄生、川牛膝、续断、盐杜仲、川芎、桂枝、透骨草、伸筋草、生黄芪等药加减。

(2)位置：神阙、天柱、大椎、脾俞、胃俞、肾俞、足三里等。

7. 石蜡疗法　将医用石蜡放至蜡疗仪中，加热至80℃左右使其溶解为液体石蜡，将其倒入铺有医用毛巾的蜡疗盘中冷却至 55~60℃，制成胶冻状蜡饼，将蜡饼连同医用毛巾从蜡疗盘中取出敷于患肢高肌张力部位。

8. 运动训练　运用 Bobath 法对患儿采用一对一训练，包括上肢、躯干及下肢训练，依据患儿具体情况制定个体化方案。

(1)控制关键点。

(2)反射性抑制模式。

（3）运动促进技术。

（4）运动控制训练。

9. 作业训练

（1）让患儿寻找颜色鲜明、有声响的玩具；给患儿讲故事、听音乐以培养其专注能力。

（2）直观教育加以形象示范讲解，结合患儿生活中常见事物，提高感知觉能力。同时结合实际动手操作，从简单操作如套圈、穿珠等开始到日常生活训练如更衣进食等。

（3）日常生活活动能力训练：包括拿勺子、筷子，穿脱衣裤鞋袜，系鞋带、拉拉链、洗脸、如厕等。

（四）外治举隅

五迟、五软案

男，2岁3个月，2019年3月就诊。

主诉：至今2岁3个月不能独站。

现病史：患儿自出生至今不可独站，患儿第一胎第一产，足月顺产，出生体重3.1kg，生后一般情况可，无产伤、窒息史，无黄疸史，饮食睡眠可。患儿5个月可抬头，11个月翻身，1岁6月可独坐。认知可，言语可，人际交流可，寐可，纳可，二便调。

既往史：既往体健。

过敏史：无明确过敏史。

体格检查：神清，精神反应可，咽部无充血，扁桃体无肿大，心肺腹查体未见异常。左下肢肌张力Ⅲ级，右下肢肌张力Ⅳ级。生理反射存在，病理反射未引出。舌淡红苔黄厚，指纹淡紫隐现风关。

实验室检查：无。

西医诊断：脑性瘫痪。

中医诊断：五迟、五软（痰瘀阻滞）。

治疗处理：

（1）头针疗法

取穴：四神聪、百会、颞三针、智三针、脑三针、运动区、足运感区、平衡区等。

针具选择：选用25mm×0.25mm规格头针。留针20min后取出，每日1次。

（2）穴位注射：取双侧天柱，穴位注射药物：鼠神经生长因子，每日1次。

（3）推拿疗法：运用头部推拿方法、循经点穴法，每日1次，30min/次。

（4）运动疗法：运用 Bobath 法对患儿采用一对一训练，采用控制关键点、反射性抑制模式、运动促进技术、运动控制训练等，30min/ 次，每日 1 次。

（5）作业疗法：以训练患儿上肢精细运动功能为主，30min/ 次，每日 1 次。

（6）中药药浴：采用痰瘀阻滞方加减：羌活、独活、杜仲、黄芪、当归、川断、木瓜。30min/ 次，每日 1 次。

（7）艾灸疗法：取神阙、肾俞，用艾灸 1~2 壮，每穴 5~10min，以皮肤表面温热为宜，每日 1 次。一周 5 次，20 次为 1 个疗程。

预防调护：嘱家属注意家庭康复，加强其下肢功能锻炼，避风寒，节饮食，预防呼吸道及消化道感染疾病，防止坠床及下肢肌肉拉伤。

疗效情况：2 个疗程后双下肢肌张力明显下降，可独站；3 个疗程后可独走 10m 左右，无姿势异常；4 个疗程后走路可，可上台阶，稳定性可。

按语：经 5 个疗程治疗，患儿粗大运动功能明显进步。患儿为年小幼儿，现 2 岁 8 个月，可独走，无异常姿势，稳定性可，认知可，言语可，人际交流可。患儿家属非常满意，注意监测后期生长发育问题。

（五）外治心语

小儿脑性瘫痪作为儿科主要致残疾病之一，对患儿个人生存价值的实现、家庭幸福度及社会稳定性关系密切，广泛受到医家重视。脑性瘫痪病因复杂，病机不明，寻求外治疗法具有积极的意义，安全可靠，无明显不良反应，疗效明显。

（黄　茂）

十二、儿童湿疹

儿童湿疹是一种可表现为急、慢性发作的皮肤损害，发于婴儿期者称为"婴儿湿疹"，通常初发皮损部位为面颊部，初起表现为瘙痒性红斑，继而在此基础上出现针尖样大小的丘疹、丘疱疹，密集成片，皮损呈多形性，搔抓、摩擦后糜烂、渗出和结痂，皮疹可以扩展至头皮、额、颈部、腕部、四肢等。儿童期多在四肢屈侧或伸侧，常限于肘窝、腘窝等处，属于特应性皮炎范畴，或称异位性皮炎、遗传过敏性皮炎。中医对此病早有认识，《诸病源候论》载有"小儿面上癣，皮如甲错，起干燥，谓之乳癣"，总体属于"奶癣""湿疮""风""疮""乳癣""四弯风""乳头风""旋耳疮"等范畴。

本病发病率近年呈增长趋势，因其瘙痒不适、反复发作等特点，很大程度上影响患儿的生活甚至生长发育，给患儿及家长带来严重困扰。

（一）病因病机

西医学对本病认识尚不清楚，可能与遗传、免疫、环境、皮肤屏障功能异常有关，或者是多种渠道的综合因素。

古今中医学者对本病的病因病机有所论述，有从内外因素论者，有从先天因素和后天因素论者。有认为是由心火、脾虚受风所致；有从热、毒、湿、瘀、风论处，所论直接明了，对治疗有明确的指导意义。当然，胎儿受秉父母，与禀赋有密切相关，此与西医学之遗传因素吻合。孕母在妊娠过程中，过食辛辣炙煿，膏脂厚味之品，使得胎中内蕴热毒，湿热熏浊，生后外发肌肤，此亦不离热、毒、湿、瘀、风。

（二）诊治方法

本病诊断不难，根据临床表现可以诊断，但有年龄的分期以及急、慢性的区别。西医学治疗目的是缓解或消除临床症状，消除诱发和加重因素，减少和预防复发，提高生活质量。轻症多采取皮肤护理，注重油性护肤品的使用。重症急性期可以外用糖皮质激素，瘙痒严重影响睡眠时可以考虑抗组胺的药物。

中医对该病的治疗方法众多，有内服，有外治。内服注重辨证论治，多根据证型确立相应的治法，热者清热，毒者解毒，湿者除湿，瘀者活血，风者祛风。当然，各种病因常兼而并发，如热毒、瘀热、湿热等常并发，此即当设立相应复合治法，且风邪为百病之长，常兼其他邪气而致病，故而在治疗时常兼祛风，并蓄"治风先治血，血行风自灭"之意。外治有针刺疗法、涂抹疗法、药浴疗法、耳针疗法等治疗方法，疗效可靠。

（三）外治方法

1. **单独针刺法** 采用清热利湿的治则。选取手阳明、足太阴经，主穴为曲池、阴陵泉、血海、阿是穴、风市。若湿热浸淫配合谷、内庭；脾虚湿蕴配足三里、脾俞；血虚风燥配膈俞、三阴交。患部阿是穴采用毫针围刺法。

2. **涂抹法** 采用西药或中药外用涂抹患部。可选用肤痔清软膏，其组成为金果榄、土大黄、苦参、黄柏、野菊花、紫花地丁、朱砂根、雪胆、重楼、黄药子、姜黄、地榆、苦丁茶，具有清热解毒，化瘀消肿，除湿止痒，用于湿热蕴结所致本病。具体方法为外用，先用温水洗净患处，取本品适量直接涂擦于患处并施以轻柔按摩，轻症每日1次，重症早晚各1次。

3. **皮肤针法** 选大椎、大杼至白环俞。叩刺强度中等，至皮肤潮红为度。

4. **耳针疗法** 选取肺、肝、神门、相应病变部位。采取毫针刺法或压丸法。

5. **药浴疗法** 该法是一种非常方便的外用方法,在口服药的基础上,多可配用该法。可用自拟小儿湿疹清洗剂,组成为苍术、黄柏、生薏米、川牛膝、赤芍、紫草、白鲜皮、蛇床子、蒲公英、桑白皮、土茯苓、生甘草等,具有清热解毒,祛湿除疹的功效,适用于一切属于湿热蕴结证的急、慢性干、湿性湿疹以及皮疹。具体使用方法为先制作药液,加入开水,先在药液上进行熏蒸,至 40℃左右可洗澡,水凉后可以适度添加热水,继续洗澡。另本方可以酌情涂抹,或可以涂到空心面膜上敷面。

(四)外治举隅

湿疹案

孙某,男,4 岁 3 个月。2018 年 2 月 1 日就诊。

主诉:反复渗出性湿疹皮疹 4 年余。

现病史:患儿自出生以来反复间断皮肤起疹、糜烂、渗出,甚至结痂,多发于颜面部、双手、肘膝关节及四肢。痒甚,多导致睡眠不安。多家医院求诊均诊断为儿童湿疹,予以艾洛松、肤乐霜等对症治疗,多短暂缓解后复发。进食可,口中异味,小便黄,大便日行 2 次。脉滑数,舌淡苔薄黄腻。

既往史:无。

过敏史:无明确食物、药物过敏史。

家族史:父亲食海鲜过敏。

西医诊断:儿童湿疹。

中医诊断:湿疮(湿热蕴结)。

治疗方法:

(1)中药口服治疗。

(2)西药口服:盐酸西替利嗪滴剂,0.5ml/ 次,每日 1 次。

(3)局部涂抹:采用肤痔清软膏,清洗后直接涂擦于患处并施以轻柔按摩,早晚各一次。

(4)药浴疗法:采用自拟小儿湿疹清洗剂,按照上述治疗操作。

预防调护:孕期、哺乳期母亲及逐渐添加辅食后的小儿饮食宜清淡,少食辛辣、海味、腥味食品(葱、蒜、辣椒、韭菜、鱼虾等),患儿最好吃母乳。牛奶喂养的患儿,牛奶煮沸时间要稍长,奶粉调好后稍加热,从而减少异性蛋白质的摄入。本病患儿衣着要轻软、宽松,切忌用力搔抓、摩擦患处。

疗效情况:1 周后明显好转,瘙痒明显减轻,渗出物减少,湿疹范围减少。2 日前因进食新鲜肉出现轻度腹泻,食纳可,睡眠不实,时抓皮肤。坚持 1 个月治疗,皮损全部结痂愈合。

按语：本案属于顽固性湿疹,患者家长非常焦虑与自责,孩子也痛苦,经常因为湿疹而睡眠不踏实。本案采取中西医结合治疗,内治外治治疗,尤其两种外治方法,大大地改善了患者的依从性,在口服中药期间有吐药、漏服药的情况。在心理调护方面,患儿因湿疹瘙痒难耐、烦躁不安,父母往往会产生自责心理,求治欲强烈,并且害怕本病复发,易出现洁癖、饮食过分单一、限制其活动范围等行为,反而使患儿出现营养不良或免疫功能失衡,适应外界环境的能力降低,从而使本病变得更加顽固难治,应该从此方面多加以宣教与解释,纠正不良哺育行为。

（五）外治心悟

本病轻者遵照能食疗不药物原则,不用药,强调皮肤护理,或者食疗。本病应该采取中西医结合,急者西医,之后中医,不急者纯中医;采取内治与外治结合,增加疗效,增加依从性,从而更快促进疾病痊愈。本病应该注重体质调理,注重巩固调理,尤其应该注重外治疗法,如涂抹法、药浴疗法,疗效确切,并且操作方便,家长普遍容易接受,使得患儿尽早、尽快受益。

（刘应科）

第六章　儿童外治疗法文献研究

第一节　儿童外治法研究进展

我国最早的外治专著《理瀹骈文》载有"外治之理,即内治之理;外治之药,亦即内治之药……虽治在外,无殊治在内也……所以与内治并行,而能补内治之不及者此也",指出了外治法与内治法的区别主要在于给药方法上的不同。小儿服药困难,但皮肤娇嫩,易施外治,疗效可观,故中医外治法对其治疗有一定优势。临床上中医外治的内容非常丰富,概括起来可分两大类:即药物和非药物外治法,在临床中往往相互配合,综合运用。现临床上小儿的非药物外治法常有拔罐、针刺、推拿、刺络放血、艾灸等。药物外治法有穴位敷贴、穴位注射、雾化疗法、灌肠、滴药疗法、吹药疗法、熏洗疗法、药袋疗法、经皮治疗、热熨疗法等。

一、传统外治法之非药物外治法

(一)推拿疗法

推拿可以通过作用于人体体表特定部位,对神经 - 内分泌 - 免疫三大系统起到积极的干预作用,能够促使人体自我调节、自我恢复,提高机体抵抗病痛的能力,可用于治疗小儿肺炎、便秘、厌食、哮喘、咳嗽、反复呼吸道感染、高热、遗尿、汗证、面瘫、惊厥等病证。熊应雄在推拿穴位及方法上做出很大创新,例如在头面部新增了"坎宫穴""耳后高骨穴",并将"坎宫穴"作为头面部有次序操作的第一个步骤,外感内伤均可用之。"耳后高骨穴"能治风热之证,也可作为治疗早期面瘫的穴位之一,应用时与轻擦患侧面部的方法配合使用。陈玉等运用推拿治疗小儿便秘 180 例,取穴:清大肠、运内八卦、按揉膊阳池,摩腹(泻法)、揉中脘、天枢、揉龟尾、推下七节骨、揉足三里,随症加减,总有效率约为 97%。单杰等采用三字经派小儿推拿手法治疗小儿外感咳嗽 56 例,取穴:运内八卦、清肝经、清肺经、清天河水、揉二马,痰多者加揉掌小横纹,均有效。李明等采用推拿治疗小儿遗尿,取穴:中脘、丹田、肾俞、龟尾、三阴交等。脾肺气虚者,加按百会、补脾经、补肺经、揉外劳、点按足三里、捏脊;肾气不足者,加补肾经、推三关、揉关元、揉命门、擦八髎;心肾失交者,加清心经、补肾经、运内劳、揉小天心、按揉百会,总有效率约 90.0%。何玉华总结张宝兰老师运用小儿推拿疗法治疗小儿湿疹的经验,治疗时医者以手对患儿手掌、手背及上肢易暴露部位之特定穴进行各种不同手法的操作。操作:揉一窝风、外劳宫,揉掐小天心,运内八卦,清补脾经,推掐四横纹,补肾水,揉总筋,清天河水,退六腑,揉曲池、风市,掐太冲,捏脊。临床中根据患儿的不同兼证灵活配穴运用,或用常用穴但加长推拿时间,一般全程需 20~30min。一般采用泻法,手法宜重,但对久病体虚患儿可采用平补平泻法;操作时需配用适当的介质(润滑剂),以防止皮肤破损。每日 1 次,10 天为 1 个疗程,经上述施治,轻症患儿可在 7~8 天内减退至痊愈,重症患儿甚至糜烂、流水、结黄痂,大约需要 4~5 个疗程。

捏脊是小儿推拿中必不可少的,通过手法的刺激,促进胃肠的经气循行,促进血液、淋巴循环,增加胃肠的蠕动作用,提高机体免疫功能,能够治疗小儿便秘、腹泻、腹痛、厌食、咳嗽等疾病。任丽辉等采用捏脊疗法中传统的“捏三提一”来治疗小儿腹痛,具体方法为从龟尾至大椎,一般为捏 3 次后提 1 次,随后点压膀胱经的脏腑腧穴到皮肤潮红,根据中医辨证证型加减捏揉,治疗的总有效率约为 87.09%。

（二）针刺疗法

针刺疗法可以调节人体自稳功能,通过对人体自稳功能调节的触发与强化而完成双向调节的作用,常用于治疗小儿哮喘、咳嗽、便秘、湿疹、遗尿、腺样体肥大、脑瘫等疾病。王云松采用排刺法治疗小儿咳嗽 413 例,取定喘、定喘上 1 寸、定喘上 2 寸、肺俞、丰隆。外感咳嗽加列缺、合谷、风池;虚证咳嗽加太渊、足三里、三阴交,均有效。李菲采用针刺法治疗痉挛性脑瘫,头针取双侧顶颞前、后斜线;体针选取双侧风池、曲池、合谷、足三里、悬钟,治疗 3 个疗程后随访半年,有效率约为 72.4%。刘东华对小儿急性扁桃体炎所引发的高热不退者,采用少商点刺放血,速刺曲池(双)、合谷(双)、劳宫(双)、涌泉(双),针刺1次后,观察疗效,总有效率约为94.12%。赵研敏针刺治疗小儿实证便秘56例,取大肠俞、天枢、支沟、上巨虚、合谷、曲池、丰隆、承山、水道(左)、归来(右),总有效率约为85.7%。毛服民针刺遗尿穴治疗顽固性遗尿,将双足小趾底部最下面的一个横纹中点命名为遗尿穴,当针尖触到骨膜后遂加大针刺强度,留针15min并捻转,所治7例均痊愈。崔金星采用针刺治疗小儿湿疹,取穴叩刺耳后静脉,针刺曲池、血海、大椎。风湿热型加风市、天枢;脾虚湿困型加足三里;阴虚内热型加三阴交、太溪;风湿瘀阻型加天枢。除大椎外均取双侧,风湿热型用泻法,其余各型均用平补平泻法,每周2次,5次为1个疗程。68例患儿经过1~3个疗程治疗,痊愈36例,有效27例,总有效率约为92.6%。

刺四缝穴是中医儿科常用的外治方法,可改善胃肠血液循环,刺激胃液分泌,使肠中胰蛋白酶、胰淀粉酶和胰脂肪酶的含量增加,加强胃肠道蠕动,具有促进肠黏膜吸收的作用,可用于治疗小儿厌食、夜啼、轮状病毒感染引起的腹泻等疾病。易蔚等应用子午流注针法治疗小儿厌食症,于每日上午辰时(7~9时)与巳时(9~11时)点刺四缝穴、足三里、太白,平补平泻不留针(每隔2天针刺1次),总有效率约为94.4%。王尚臣等针刺四缝穴治疗因惊惕而夜啼患儿34例,以三棱针对准穴位速刺疾出,深度1~3mm,继以拇、食指自两侧向掌面中央挤压,挤出少许黄白色黏液或血液,治愈率约达94.0%。

刺络放血疗法是针刺法的另一种,是根据"泻热出血"为治疗总则的一种独特的中医外治疗法。通过特殊的针具如三棱针刺破局部表浅络脉,使邪热、热毒等随血液一并排出体外,从而调节机体阴阳平衡,可用于小儿急性高热、过敏性紫癜、急性荨麻疹、肺部感染、湿疹、腺样体肥大等疾病。曹世强等采用刺络放血疗法治疗上呼吸道感染发热,对大椎、少商、关冲等穴进行三棱针针刺放血,证明刺络放血治疗上呼吸道感染发热有显著疗效,其有效率高达97.5%。黄伟采用刺络放血疗法治疗过敏性紫癜,取主穴:耳背静脉、大椎、肺俞、血海;配穴:踝关节疼痛加申脉、照海,膝关节疼痛加委中,肘腕关节痛加曲池,腹痛加足三里,效果显著,同时指出针刺手法宜轻、浅、快,出血量不宜过多,针尖要刺中血管,应用刺络疗法不宜过勤。刁灿阳采用刺络放血法治疗小儿腺样体肥大,辨证取穴:少商、商阳、中冲、耳尖、大敦、隐白、厉兑,交替使用。出血量以染红一支棉签为度。

此外,尚有通过低效率激光束直接照射腧穴表面或深部从而达到防治病证的治疗方法,称为激光穴位治疗或激光穴位照射、激光针、光针等。它与传统针刺疗法有类似功效,通过外部能量对人体特定部位进行物理刺激,对免疫功能有良好的调节作用,可用于治疗小儿支气管哮喘、肺炎、腹泻、遗尿、消化不良等疾病。施炳培用激光穴位照射治疗小儿腹泻,主穴常选神阙、足三里,配止泻穴,每穴照射 3~5min,5 次为 1 个疗程,总有效率约为 92.5%。邱德明用激光穴位照射治疗小儿遗尿,以低功能 He-Ne 激光针作经络穴位照射,主穴常选中极、会阴、三阴交、百会。激光针头直接与穴位局部皮肤相接触,治疗总有效率达 95.6%。

（三）拔罐疗法

拔罐疗法通过排空罐内的空气形成负压,使局部皮肤充血,从而改善局部血液循环及淋巴循环,具有祛风散寒、舒筋止痛,促进气血流畅、营卫运行的作用。临床上单独使用拔罐治疗小儿疾病报道较少,一般都是拔罐联合针刺或作为辅助疗法治疗,可用于小儿高热、毛细支气管炎、咳嗽、反复呼吸道感染、湿疹、轮状病毒感染等疾病。丛方方等采用闪罐治疗小儿咳嗽 60 例,取定喘、大椎、肺俞、风门、肩髃、肩贞、肺底穴（肺底穴为经验穴,位于背部肺俞穴下,用于降逆平喘）,总有效率约为 98.33%。田彩霞等采用扶正方穴位敷贴配合穴位拔罐治疗小儿反复呼吸道感染,并于每次穴位敷贴前服用汤剂及穴位拔罐,每次拔 10min,总有效率约为 95.74%。

（四）艾灸疗法

灸法具有散寒、透热、扶正等功效,主要用艾绒或以艾绒为主要成分制成的灸材,点燃后悬置或放置在穴位或病变部位,进行烧灼、温熨,借灸火温热之力以及药物的作用,达到治病、防病和保健目的。临床上艾灸疗法单独治疗疾病较少,一般配合针刺或推拿疗效更佳,常用于小儿厌食、遗尿、腹痛、腹泻、夜啼、汗证、反复呼吸道感染等疾病。丁海岩运用艾灸疗法治疗小儿遗尿,取穴:关元、气海、中极、肾俞、膀胱俞、三阴交、命门、百会,针刺得气后行补法并留针,施以温针灸,每次灸 5min,以皮肤微红为度,待艾条燃尽后留针 20min,前 3 天每天治疗 1 次,3 天后隔日治疗 1 次,10 次为 1 个疗程,治疗 93 例,总有效率约为 96.8%。莫金花运用艾灸配合推拿疗法治疗反复呼吸道感染获良效,艾灸取足三里、神阙、关元、大椎;推拿行开天门、推坎宫、运太阳、揉风池、风府,摩腹,拿肩井,揉肺俞、脾俞、肾俞,推脊、捏脊。倪珠英在刮痧基础上对患儿进行扶阳罐温灸,取背部脾俞、胃俞、大肠俞,腹部神阙、阑门、中脘、天枢、下丹田等穴,虚证和 / 或有寒象的患儿每穴操作约 2min,以局部皮肤温热发红为度,实证和 / 或有热象的患儿每穴操作约 1min,仅以局部皮肤微发红为度。

（五）刮痧疗法

刮痧疗法主要采用刮痧板、刮痧刷等工具，通过刮痧使推刮部位产生热效应、神经刺激效应，通顺周身气血，畅通经络，平衡阴阳，具有活血化瘀、调理气血、舒筋活络、祛邪排毒的功效，可用于小儿咳嗽、感冒、厌食、遗尿等疾病。李香玉等运用刮痧疗法治疗积滞化热证复感患儿，主要选取督脉、足太阳膀胱经，重点刮拭脾俞、胃俞等，结果治疗组临床总有效率为80.33%，且免疫球蛋白 IgA、IgG 的含量在治疗后明显提高。陈亚杰等对 60 例反复呼吸道感染发作期发热温度为 38.1~39.2℃的患儿进行刮痧治疗，头面部取印堂、天门、太阳，背颈部取大椎、颈夹脊穴、脊柱两旁膀胱经，上肢取三关、六腑、天河水，采用单向反复刮动，遵循"刮前刮后，阴阳对刮""宁失一穴，不丢一经"的原则，治疗总有效率约为 95%。需要说明的是，由于刮痧对皮肤有一定的刺激，而小儿肌肤娇嫩，治疗中产生的疼痛较为明显，局部存在皮肤破溃、感染的风险，使患儿对本疗法的依从性不高，在临床上尚未得到广泛的应用。

（六）啄治法

啄治法是在中医传统外治法的基础上加以改进的一种治疗方法，借鉴疮科破脓刺血经验，应用针刀在扁桃体表面做雀啄样动作，通过切开刺破扁桃体，促使分泌物排出，达到疏导瘀滞、邪热外泄、疏通脉络的目的，主要应用于小儿扁桃体炎。

（七）磁疗法

磁疗法是利用磁场作用于机体以治疗疾病的一种方法。磁场对细胞生物活性有一定影响，磁场产生的磁力线有促进血液循环等作用，常用于治疗小儿遗尿、面肌痉挛等疾病。何氏采用 CL-2 型电磁疗机治疗小儿遗尿 20 例，将双磁头线接于磁疗机后置于穴位上（中极、关元、归来、三阴交），每穴每次 15min，每日 1 次，5 次为 1 个疗程，疗效明显。磁疗很少单独使用，多配合敷脐、透皮给药、推拿、穴位敷贴等使用。

（八）穴位埋线

穴位埋线疗法是根据针灸疗法的原则选定穴位，然后将医用肠线埋入穴位中，初起对穴位产生机械性刺激，随之肠线液化，吸收产生化学性刺激，作用持久而温和，可起到穴位注射和针灸疗法的双重治疗作用，可用于治疗小儿脑瘫、遗尿、哮喘等疾病。陈学农等埋线治疗小儿脑性瘫痪 300 例，取穴以肾俞、大椎、风池透翳风等为主，对症配穴，肢体功能障碍取患肢曲池、外关、大陵、合谷、环跳、髀关、风市、足三里、悬钟；肌张力低下加脾俞、三阴交；共济失调加少海、阴陵泉；混合型加肝俞、脾俞、阳陵泉；伴智力低下加心俞、神庭；据腧穴部位和有无透穴等穴位埋线，25天治疗1次，3次为1个疗程，连续治疗2个疗程，疗效较好。张俊峰采用穴位埋线治疗小儿遗尿，取穴：关元、中极、三阴交（第1组）和肾俞、膀胱俞、足三里等（第2组），用2号羊肠线做埋线治疗，每组穴位间隔10天左右，总有效率约达95.0%。

（九）割治疗法

割治疗法常取两手大鱼际处割治，具有调和气血，促进脾胃运化等功效，常用于小儿疳症、哮喘等疾病的治疗。皮纯炎用割治疗法治疗小儿哮喘，首次割治选双手鱼际穴或食、中指之间的根部，第2次选定喘穴，第3次选膻中或肺俞，两次割治间休息1周，疗效显著。李迎春采用挑割法治疗慢性扁桃体炎，使用一次性无菌钩刀进行挑割，对准扁桃体表面隐窝组织，呈十字形挑开，上、中、下各选取隐窝1~2个，共取5~6个，挑割出血即可，每周2次，10次为1个疗程，治疗1个疗程后总有效率约为93.75%。

（十）药线点灸疗法

药线点灸通过经络传导，在穴位施以调气治疗，能达到调节和畅通人体气血的作用，常用于治疗小儿汗证、厌食等疾病。王小平等应用壮医药线点灸治疗小儿汗证，采用药物浸泡过的苎麻线（长约30cm，直径约0.25mm），以食指和拇指持线，点燃一边线头后吹灭明火，将线头火星对准事先选好的穴位（肝俞、肾俞、三阴交、神门、足三里、内关、太溪、中冲、劳宫、百会），用拇指将火星压在所选穴位上，火灭即为1壮。施灸时，需掌握"以轻应轻，以重对重"的原则，即病情轻则将火星快速按压在穴位上，火星接触穴位时间短为轻，病情较重或病程长者则相反。每天1次，7日为1个疗程，1个疗程后，小儿汗证治愈率约为73.5%，总有效率约98.0%。

二、传统外治法之药物外治法

用药物刺激皮肤黏膜、经络穴位以达到治疗疾病的目的，包括敷贴疗法、熏洗疗法、药袋疗法、吹药疗法等。

（一）敷贴疗法

敷贴疗法是指将膏药或用各种液体调和药末而成的糊状制剂，敷贴于一定的穴位或患部，通过药物对穴位的刺激和药物本身的药理作用来治疗疾病。以中医整体观念和辨证论治为原则，根据药物各自的属性，辨证用药，在相应的腧穴上进行敷贴，通过刺激穴位可疏通经络、调理气血，使之在病体的相应穴位进行吸收,发挥药理作用。由于敷贴疗法方法简便,作用直接,安全性高,毒副作用微小,无疼痛感,对一些疾病治疗效果优良等优势,是现代临床上比较常用的外治方法。临床常使用具有清热解毒、消肿散结、化痰平喘、摄涎止汗等作用的药物,用于治疗小儿感冒、肺炎、咳嗽、乳蛾、汗证、便秘、腹泻、遗尿、湿疹、轮状病毒感染、鹅口疮等疾病。丁务高等治疗小儿急性扁桃体炎60例,常规西医治疗基础上加用釜底抽薪散涌泉穴敷贴治疗(药物组成为吴茱萸、大黄、黄连、胆南星各3g),安全性好,疗效确切,治疗组总有效率约97.7%。詹甜等运用葶苈大枣理肺贴治疗小儿咳嗽,其一为清肺贴,将葶苈子、薄荷、冰片、大枣等捣成泥贴于膻中、神阙、涌泉穴上,治疗小儿风热和痰热咳嗽;其二为温肺贴,组成为葶苈子、干姜、细辛、大枣等,用法同上,治疗小儿风寒和寒痰咳嗽,取得较好疗效。张梅在小儿支原体肺炎的治疗中,提倡在对症支持治疗的基础上加用敷贴疗法,在患儿双侧肺俞穴予中药敷贴(组成:麻黄、金银花、黄芩、鱼腥草、板蓝根、石膏、桔梗、生甘草),通过其清热解毒润肺的功效最大限度地缓解症状。罗唯一在治疗小儿汗证方面选取治汗膏进行外敷,将五倍子、五味子、黄芪三味中药研磨成粉后,利用淡醋调成糊状,在傍晚时敷贴在患儿膻中、肺俞位置,在第二天清晨取下,设置8天为1个治疗周期,均有效。苏日顺采用中药穴位敷贴治疗腹泻,在腹泻常规治疗的基础上,取丁香5g、苍术20g、吴茱萸5g、白胡椒3g研磨成细粉状,磨好后取药粉1~2g,并用适量清水调制呈糊状,将调好的药物纳入患儿脐中,并用敷贴对药物进行固定,每天1次,每次10h,有效率约为94.88%。祝艳华使用敷贴疗法治疗鹅口疮,选用黄芩10g、黄连3g、黄柏6g、大青叶15g、牛膝5g、白及6g,将诸药混匀,每次取5~8g,放入冰硼散3g,用香油调成糊状,涂抹溃疡面处,每日2~3次,效果明显。

(二)耳压疗法

耳压疗法是根据中医经络学说以王不留行籽代替针具持续压迫耳穴,促使经络传导,推动气血运行,从而达到疏通气血、改善机体功能、促进新陈代谢、提高机体免疫功能的作用。耳穴疗法一般不单独用于治疗疾病,而是作为一种疾病的辅助治疗手段。赵瑞英用耳压祛痰法治疗儿童哮喘,以导痰、宣肃肺气、调整全身脏腑功能为治疗原则,以导痰穴、排便穴、肺组穴为主穴,根据整体观念,对耳穴进行辨证加减,以达到宣通肺气、化痰定喘的目的,观察总有效率约为86.7%。张秀英等以耳穴贴压(肝、脾、胃、大肠、小肠贴压耳贴)联合药物(丁香、苍术、砂仁、白术、鸡内金、厚朴)敷脐治疗小儿厌食症,总有效率约为 97.0%。董锡华等用耳穴贴压法治疗哮喘,在哮喘急性期以肺、支气管、平喘、内鼻、交感、神门、肾、枕等主穴,肾上腺、皮质下、内分泌为配穴;在缓解期则以肾、脾、肺、胃、内分泌为主穴进行耳穴贴压,每日按压耳穴 4~5 次,每穴按压 1~2min,双耳轮换治疗,3 天更换 1 次。一般急性期耳穴压丸治疗 2 周,缓解期耳穴压丸治疗 1 个月,治疗后观察 1 年,总有效率约 96%。

(三)经皮疗法

经皮治疗是利用现代科学技术与祖国传统医学穴位敷贴相结合,采用了先进的透皮吸收治疗方法,是对传统皮肤用药的重大突破。透皮给药技术集药疗、电疗、灸疗、磁疗、热疗为一体,将中药制成药贴贴于皮肤穴位处,使其在电流脉冲的作用下经皮肤进入由于局部受热而扩张的毛细血管从而进入局部或全身血液循环发挥药效,具有退热化痰、收敛止泻、解痉镇痛、提高机体免疫功能等作用,常用于小儿肺炎、支气管炎、哮喘、腹泻、肠系膜淋巴结炎等病证。王金平在对症处理基础上加用透皮给药治疗肺炎,将药物贴片(主要组方为柴胡、金银花、杏仁、鱼腥草、蒲公英等制成的肺炎贴片)固定在两个电极板上,并置于背部两侧肺俞处,或肺部听诊啰音密集处,结果治疗组治愈率约为 69.23%,好转率约为 23.08%。向梅单用中药穴位透皮治疗肠系膜淋巴结炎180 例,具体用中药贴片(药物组成:山药、木香、延胡索、枳实、黄连、麦芽、薄荷油及表面活性剂,加工制成膏状)贴于中脘、神阙及关元,根据年龄选择不同时间、温度和强度,总有效率达 96.67%。

(四)熏洗疗法

中医熏洗疗法是以中医基本理论为指导,根据具体患者病情配药,采用一定的设备,把中药煎煮后,利用中药的蒸汽熏蒸、药液淋洗、浸浴全身或湿敷局部患处的一种治疗疾病的方法,是中医外治疗法的重要组成部分。熏洗疗法通过渗透穴位,疏通经络,益气养血以调节机体阴阳平衡,能促使其腠理疏通,气血流畅,刺激神经系统和心血管系统,不仅具有发汗解表、和卫散邪的作用,还有疏通腠理、调气和血、解毒避秽、防疫保健、杀虫止痒等功效,常用于小儿肺炎、腹泻、过敏性紫癜、湿疹、汗证、直肠脱垂等疾病。侯江红用中药药浴疗法治疗小儿发热,药浴方药由麻黄 20g、桂枝 20g、荆芥 20g、生姜 20g、青蒿 40g、艾叶 20g、川芎 10g 组成,38~40℃ 温度洗浴 15~25min,每日洗浴 2 次,退热疗效显著。焦巧云等用中药熏洗治疗小儿直肠脱垂 36 例,熏洗方药为乌梅 50g、蛇床子 30g、枳实 20g 或五倍子 30g、石榴皮 30g,坐浴 15~20min,每日2 次,6 日为 1 个疗程,观察 3 天后行第 2 疗程,治愈 33 例,明显好转 3 例。张欣使用泡洗疗法治疗过敏性紫癜,泡洗方药为:鲜芦根 15g、鲜茅根 15g、鸡血藤 15g、金银花 15g、牛膝 9g、茯苓皮 9g、牡丹皮 9g、鲜皮 9g、赤芍药 9g、丹参 9g、赤小豆 15g,获良效。

(五)药袋疗法

药袋疗法是将药物研末装袋,制成香袋、肚兜、香枕等以治疗或预防疾病的一种外治法。佩挂药袋常使用具有辟秽免疫、祛风燥湿功效的药物,临床常用香囊(袋)法和兜肚法。香囊(袋)法是将中药粉末装袋中,佩戴于颈项、胸前。兜肚法是将药物铺撒在各层棉纱布中间,缝制成肚兜,兜护在脐腹部,可用于小儿厌食、腹痛夜啼,预防小儿感冒,增强反复呼吸道感染儿童免疫力。宋辰斐采用佩戴香囊法预防反复呼吸道感染,药物选用苍术、肉桂、黄芩、山奈、冰片,研粉制成每只 6g 的防感散香袋,佩戴于天突上,每 7 天更换 1 次,连用 2 个月,佩戴期间配合服用玉屏风散颗粒剂(黄芪 3g、白术 6g、防风 6g),水冲 100ml,每日分 2 次口服,总有效率约为 73.4%。

(六)吹药疗法

吹药疗法是将药物研制成极细的粉末,喷吹在咽喉部、口腔黏膜、鼻腔黏膜上及耳窍内,使药物直达患处的一种方法。本法常使用具有清热解毒、消肿止痛、除痰祛腐、生肌收敛、凉血止血、祛邪通窍等功效的药物,用于小儿鹅口疮、乳蛾喉风、耳疮脓耳等疾病。刘汉玉使用吹药疗法治疗口疮,选用冰片 1.92g,珍珠粉 0.38g、青黛 3.85g、白及 3.85g,由患儿家长每日吹涂至患儿口腔内溃疡面,一天 3 次,疗程 3 天,疗效显著。

(七)滴鼻疗法

滴鼻疗法是用具有芳香通窍、收敛止涕、凉血止血等作用的药物制成水剂、油剂,将药液滴入鼻内的治疗方法,可用于治疗小儿外感发热、过敏性鼻炎、腺样体肥大等疾病。刁本恕用滴鼻疗法治疗小儿外感发热,方药:退热滴鼻方(鲜青蒿 30g、金银花 30g、黄芩 30g、板蓝根 30g、辛夷花 30g,打粉装瓶备用),每次用药粉 50g,沸水浸泡半小时后滴鼻,每半小时 1 次,配合中药辨证施治,治疗组总有效率约为 94.34%。

(八)雾化疗法

雾化疗法是近些年发展起来的外治法,主要利用气体射流原理,将水滴撞击的微小雾滴悬浮于气体中,形成气雾剂而输入呼吸道,以进行呼吸道湿化或药物吸入的治疗方法,是全身用药治疗的辅助和补充,具有直接作用于病变部位,局部病灶药物浓度高于静脉给药和口服给药等优势。临床常使用具有清肺化痰、止咳平喘功效的药物,用于小儿支气管肺炎、毛细支气管炎、急性喉炎、哮喘、反复呼吸道感染等疾病。梁雪采用细辛脑注射液雾化吸入治疗小儿支气管哮喘,可明显缓解患儿哮喘症状,扩张气道,疗效显著,总有效率达到90%。

(九) 灌肠疗法

灌肠疗法是在中医辨证论治理论指导下,将中药药液灌注于肠道内治疗疾病的一种方法。由于肺与大肠通过经脉络属构成表里关系,药物自大肠吸收入体内,通过经脉复归于肺,肺朝百脉,宣发肃降,将药物输布于五脏六腑、四肢百骸,从而达到整体治疗作用。若病位在肠腑,灌肠疗法可使药物直达病所,充分发挥局部疗效。临床常使用具有清热解毒、解表化湿等功效的药物,可用于小儿便秘、腹痛、腹泻,局部发挥作用治疗肠炎、中毒性肠麻痹、细菌性痢疾等疾病;亦可发挥全身作用,如治疗乙型脑炎、重症肺炎、高热惊厥等危重患者。刘玲等采用结肠滴注法治疗小儿湿热型泄泻,取方:清肠止泻煎剂(黄连、黄芩、葛根、莪术、苍术、赤石脂、乌梅、炙甘草等),水煎后取结肠滴注,滴注结束后需按揉腹数分钟,每天2次,疗程3天,总有效率约为92%。

(十) 坐药疗法

栓剂是一种将药物与适宜基质混合制成的具有一定形状的供人体腔道内给药的固体制剂,临床上也称坐药疗法。其在室温下为固体,塞入腔道后,靠体温融化或软化后起作用,可用于小儿发热、小儿便秘、小儿肺炎喘嗽、小儿哮喘等疾病。王军等予自制蜂蜜栓塞肛治疗小儿便秘50例,结果有39例能够自主排便,无不良反应。

(十一) 穴位注射

穴位注射疗法又名水针疗法,是以经络学说为指导,将经络、腧穴、药物效应有机结合起来,药力直达病灶,直接渗透穴位,综合了穴效、药效两大效应,从而使整体疗效优于静脉注射、肌内注射或单纯性针刺,使临床疗效得以大幅提升。注射选取药物既可以是中药提纯、纯化、浓缩、干燥后的液体,也可以是西药制成的液体,常用于小儿哮喘、周围型面瘫、小儿智力低下等疾病。耿文治疗小儿周围型面瘫,选用注射器吸取脑神经生长素注射液,取患侧翳风、健侧合谷进行穴位注射治疗,总有效率约为97.2%。吴瑞华等采用本院自制的生地注射液和附子注射液分别轮流对哮喘儿童取穴足三里配丰隆、足三里配天府进行注射,疗效显示近期(治疗1年)总有效率达90.63%,远期(治疗后7年)总有效率达97.10%。

（十二）涂擦疗法

中药涂擦法是将各种外用药物直接涂于患处的一种治疗方法,可配合不同的按摩手法达到行气、舒筋活络、温经散寒的作用,可用于治疗小儿外感高热等病证。刁本恕使用涂擦疗法治疗小儿高热,方药选用:麻黄、细辛、柴胡、青蒿、黄芩、板蓝根、冰片各30g。取白酒100ml,将冰片溶入其中,其余诸药熬成200ml,兑入其中,瓶装备用。取棉花或纱布少许,浸入所备中药瓶中,浸透取出,涂擦患儿"五心"(即手心、足心、头顶心、前心、后背心)10~20min。涂擦中药液时,动作宜轻柔,以皮肤微红为宜,不可损伤皮肤。

三、其他疗法

此外尚有多种其他外治法,如:含漱法是用某些药物做成冲剂或水剂,多次漱口,含漱完后吐出,用于治疗口腔和咽喉疾病的一种方法;嚏法是运用粉剂、蒸汽或烟类药物刺激鼻黏膜,取其打嚏作用而达到通关急救或发散解肌的治疗方法;灌鼻或塞耳法是用药物灌口或灌鼻或塞耳,以达到急救复苏、醒脑开窍作用的一种治疗方法;摩擦法是利用水剂、粉剂或油剂药物作为引药,摩擦局部皮肤,促进气血流通,使药性易于渗透于内而起到治疗作用的一种治疗方法,如用生姜擦斑秃;撒法是将药末直接撒在创面上;扑法用粉剂布包,顿扑患处,如煅龙骨、煅牡蛎粉扑身止汗;点法是用药末点眼角,或用有腐蚀性药物直接点患处,如点痣;滴法是用药水滴眼、滴鼻等;塞法是将药物制成锭剂,或将药末用绢包裹塞入鼻孔、耳内、阴道、肛门等处;兜肚法是将药末布包做成兜肚状,一般用于胃肠病;踏法是将足踏在药物上,下面用火烘,治湿毒脚气;夹握法是以药物夹于腋下、胯间或握于手掌等。

四、总结

自古有"良医不废外治"之说。在儿科的治疗中,小儿喂药困难,且相对于药物治疗,中医外治法操作简单,临床效果满意,简便易行,不良反应少,易于被患儿及家长接受,值得推广使用。但现今对中医外治的基础研究还不够透彻,大多中医外治遵循的是中医内治的机制,而两者机制到底是否真的相同,值得思考,故临床上中医外治只是作为一种辅助手段,而不单独使用某种外治进行治疗。若想让中医外治临床中被广泛使用,更好地发挥疗效,对中医外治的基础理论研究势在必行,而对中医外治未来的发展,笔者认为可分为两类,一类是借助现代科学技术所取得的成果使中医外治更加现代化,另一类是向基层普及推广简、便、廉、验的外治法,以便更好地为基层服务。此外,还应继续深入探索外治疗法,加大针对疾病治疗机制的研究以扩大适应病证范围,拓展临床应用领域,进一步提高临床疗效。

(袁　斌　孔慧敏　陶嘉磊)

第二节　经典籍对外治疗法的认识

一、《黄帝内经》中的外治法

《黄帝内经》所记载的外治法包括针灸、推拿、砭石等 12 种,大体可分为药物外治、手法外治、器械外治三类。《内经》时期针灸体系就已经基本成型了,统归属于器械外治法,手法外治法专指推拿手法。推拿手法至今在现代临床中仍在广泛运用,还有一些外治法在外治理论及临证方面均存在相对不足。

（一）药物外治法

药物外治法包括涂、熨、渍、浴、熏、吹耳、取嚏 7 种,使用的药物有固态和非固态两种剂型。涂、熨用药多为固态剂型,渍、浴用药多为中药药液,熏法取汤药之烟、汽,吹耳、取嚏之药用的是散剂。

1. **涂法**　治疗经筋拘急诸症或筋缓之症,涂抹豕膏还可以用来治疗米疽。《灵枢·经筋》有治疗足阳明筋病的记载,"治之以马膏,膏其急者;以白酒和桂,以涂其缓者……以膏熨急颊……"明确指出"膏"有缓解拘挛之功效。《类经·十二经筋痹刺》:"马膏,马脂也,其性味甘平柔润,能养筋治痹,故可以膏其急也"。

2. **熨法**　熨法指的是将药物加热后涂敷局部或贴烤患处的疗法,有很好的温通功效。《内经》中关于熨法的记载有药熨、膏熨、汤熨 3 种,其中以药熨的记载最是详细。

药熨,即用药物温熨患处,用于治疗寒痹及骨病。《灵枢·寿夭刚柔》记载"刺寒痹内热奈何……刺大人者,以药熨之"。并且还详细记载了制备药熨的材料、流程以及注意事项。膏熨,例如用白酒和桂末涂于面部肌肉迟缓的一侧。《灵枢·痈疽》记载"发于腋下赤坚者,名曰米疽,治之以砭石,欲细而长,疏砭之,涂以豕膏,六日已,勿裹之"。《内经知要·病能》对此进行了注释,"砭石欲细者,恐伤肉也,欲长者,用在深也,故宜疏不宜密。勿裹之者,欲其气疏泄也。豕膏者,即猪油煎当归,以蜡收者也"。意思是先用砭石疏通气血,然后外涂豕膏以濡润之。

汤熨,即用装有热水或热药汁的容器紧贴于患处进行治疗的方法,多用于治疗痹证。需要说明的是,与现代熨法比较,《内经》中的熨法缺少摩法配合的操作。

熨法还常常和其他外治法联合使用,如熨刺和熨引。熨刺,就是针刺和熨法并用的方法,用于治疗痹证、厥病、痛等病证。熨刺又有先熨后刺和先刺后熨之不同。《灵枢·周痹》:"故刺痹者,必先切循其下之六经……熨而通之",说明此处治痹是先熨后刺的方法。邪居肌表卫气不和而不仁,故先汤熨通表,后灸刺以除寒痹。《灵枢·刺节真邪》还有"治厥者,必先熨调和其经……火气已通,血脉乃行,然后……刺而平之"的记载。《素问·玉机真脏论》中记载"今风寒客于人……或痹不仁肿痛,当是之时,可汤熨及火灸刺而去之"。寒痹者寒气较盛,其治宜温,故辛热之药可治寒痹。根据记载"熨寒痹所刺之处""每刺必熨"可知此处的寒痹治法是熨刺结合,先刺后熨。熨引,即热熨与导引并用的方法。《类经·五方病治不同》记载"导引,谓摇筋骨,动肢节,以行气血也"。熨可温通,导引可舒筋骨行气血,故熨引可用于筋病的治疗。《素问·血气形志》:"病生于筋,治之以熨引"。《灵枢·经筋》记载有"足少阴之筋……病在此者,主痫瘛及痉,在外者不能俯,在内者不能仰……在内者熨引饮药"。"在内者"即足少阴经筋病在腹阴部。《类经·十二经筋痹刺》也有"熨引所以舒筋,饮药所以养血"的认识。

3. **渍法**　渍即浸润,浸泡。可散在表之寒邪,调和营卫气血。《素问·六元正纪大论》:"少阳之政奈何……故岁宜咸宜辛宜酸,渗之泄之,渍之发之……"。《类经·六十年运气病治之纪》:"渍之发之,所以去腠理之邪也"。明确指明渍法可去肌表腠理的邪气。《素问·阴阳应象大论》:"其有邪者,渍形以为汗"。此处的"有邪"即表邪,汤浴可散之。正如《圣济总录·渍浴》所载:"盖邪之伤人。初在肌表。当以汗解……须借汤浴。疏其汗孔,宣导外邪,乃可以汗"。《素问·五常政大论》:"西北之气散而寒之……气寒气凉,治以寒凉,行水渍之……病在中而不实不坚,且聚且散……行水渍之,和其中外,可使毕已"。意思是说西北天气寒冷,肌腠紧密以御寒,久之则阳气内郁,故以汤液浸渍来通阳达表。病在中,无常形,当为气乱,汤渍通经而和内外。

4. **浴法**　即用辨证中药水煎取汁洒洗患部或全身,用于治疗脾风、五疫。《素问·玉机真脏论》:"肝传之脾,病名曰脾风,发瘅,腹中热,烦心出黄,当此之时,可按可药可浴"。《类经·风传五脏》记载,按、药、浴法可"解其表里之风热"。《说文解字》中解释"浴,洒身也",即淋洒于身,以药液淋洒或冲洗患部,而不是浸于其中。浴时身体与药液接触的时间较短,而"渍"是指将患处浸泡在药液中,时间较久。可见,"渍"与"浴"含义有明显不同。

5. **熏法**　熏法分烟熏和蒸汽熏两种。通过烟气或者蒸汽,利用药力与热能作用于体表的患处及穴位乃至周身,促使腠理气血流畅,达到调整脏腑功能、温通营卫经络的目的。《内经》中记载的烟熏和蒸汽熏示例有:①烟熏法治疗足阳明筋脉拘急。《灵枢·经筋》:"足阳明之筋……即以生桑灰置之坎中,高下以坐等。"《医述·方药备考》载生桑灰"性锐力足,通节窍,祛风痹"。此法以温通取效,复借生桑灰之烟以增效。②蒸汽熏法用于治疗败疵。《灵枢·痈疽》:"发于胁,名曰败疵。败疵者,女子之病也……坐于釜上,令汗出至足已。"败疵即发于胁部的痈疽,病因责之肝郁气滞,通过蒸汽熏至汗出则郁结之气得到宣达而痊愈。

6. **吹耳法**　用于治疗尸厥的方法。《素问·缪刺论》中"尸厥……不已,以竹管吹其两耳"。《类经·缪刺巨刺》指出吹耳法可"温助五络,气可复通也"。五络指的是手足少阴经和太阴经以及足阳明之络,此五络皆聚于耳中,若邪客于此,导致五络竭绝而发为尸厥。

7. **取嚏法**　可用于呃逆的治疗。《灵枢·杂病》:"哕,以草刺鼻,嚏,嚏而已"。《类经·刺诸病诸痛》指出:"哕,呃逆也……嚏则气达而哕可已"。

（二）器械外治法

《内经》中的器械外治法包括砭石、牵引、放腹水、结扎、截趾5种。所用器械明确记载的有砭石、桑钩和箭针3种,结扎和截趾仅有"束""斩"的名称记载,没有相关器械的描述。

1. **砭石法**　即用砭石刺穴治病。用的是经原始打磨过的锐石,或者有锋,或者有刃,故又称针石或镵石。《内经》中所有外治法中以砭石法的记载最多最详,共有21篇,其中《素问》15篇,《灵枢》6篇。详细描述了砭石的源流、主治、禁忌等。如源流,《素问·异法方宜论》记载"东方之域……其病皆为痈疡,其治宜砭石,故砭石者,亦从东方来"。原文是根据东方地域人们的饮食习惯推知东方人病多痈疡,砭石治效,故言砭石源于东方。如主治,言砭石具有疏通气血的功效,重在泻。可用于治疗痈疽、咳喘带血、疝气、脓血等病证。《素问·病能论》:"有病颈痈者……夫气盛血聚者,宜石而泻之"。《类经·气口独为五脏主》中明确指明"针石之道,法三才而调阴阳,和气血而通经络"。《灵枢·玉版》言痈疽"其已成脓血者,其唯砭石铍锋之所取也"。《素问·示从容论》:"于此有人,四肢解堕,喘咳血泄……下砭石,病愈多出血,血止身轻。"该病病机为阳明盛于外而太阴虚于内,阳明多气多血,太阴脾主四肢,故有诸症。砭石刺阳明出其血气以治其疾。《灵枢·刺节真邪》:"此病荥然有水,不上不下,铍石所取,形不可匿,常不得蔽,故命曰去爪"。铍石即铍针、砭石。"此病"指的是疝气,邪气导致气血运行和水液代谢异常致病,以铍针和砭石疏通。《灵枢·九针论》:"病生于肉,治之以针石。"《类经·形志苦乐病治不同》:"肉病者,或为卫气留,或为脓血聚,故当用针石以取之。"医史学家推论砭石于此处一是治疗化脓性感染的脓肿,一是以石刺病可能包括有针刺穴位的针灸疗法在内,即用锋利尖锐的石片来切割脓疱或浅刺身体的某些部位达到治病的目的。结合人类对疾病认识史的发展规律来推断,这两种医疗器械最有可能被最先用于治疗的当为皮肤外伤、疮疡之类的疾病。如禁忌,《素问·腹中论》:"有病膺肿颈痛胸满腹胀……名厥逆……石之则狂……阳气重上,有余于上……石之则阳气虚,虚则狂"。《素问·奇病论》:"无损不足者……身羸瘦,无用镵石也"。

2. **牵引法** 《灵枢·经筋》:"卒口僻……以桑钩钩之……"。桑钩,即桑枝弯曲尖利者,入药,能祛风通络。意思是说,以桑钩牵引患者的口角来治疗卒口僻。《类经·十二经筋痹刺》"桑之性平,能利关节,除风寒湿痹诸痛,故以桑钩钩之者,钩正其口也"。也就是说除了牵引,还要加上桑钩的功效来助力疗效。

3. **放腹水法** 《内经》中有"箭"针治疗徒水的记录。"箭"即筒,"箭"针指的是中空的针。《灵枢·四时气》:"徒㽷,先取环谷下三寸,以铍针针之,已刺而箭之,而内之,入而复出,以尽其㽷。"《类经·肾主水水俞五十七穴》:"有水无风,故曰徒水。"《太素·疽痈逆顺刺》:"环谷,当是脐中也。脐下三寸,关元之穴也。"据此可知,"箭"针是通过放腹水以治疗"徒水"。

4. **结扎法** 《内经》称之为"束",即捆、缚,用于疟疾防治、徒水和痿厥病的治疗。书中较详细地记载了用结扎法防治疟疾、治疗痿厥的时机及治疗水肿的结扎部位和可能反应。《素问·疟论》:"疟之且发也,阴阳之且移也,必从四末始也。阳已伤,阴从之,故先其时坚束其处,令邪气不得入,阴气不得出"。意思是说在阴阳二气交争发疟之前,结扎疟疾始发的四肢末端处,以求阴阳难于交争而达到防治疟疾的目的。

5. **截趾法** 用于治疗足趾发痈的脱疽。《灵枢·痈疽》:"发于足指,名曰脱疽,其状赤黑,死不治;不赤黑,不死。治之不衰,急斩之,不则死矣。"痈发足部易致脏腑败坏,色黑者病重当截趾。

目前在临床实际应用中,《内经》外治法中的药物外治法传承较好,而器械外治法中只有砭石法得以继承,其他器械外治法则已经被西医取代。此外,有些方法已经放弃使用了,如吹耳法治疗尸厥。当代治疗尸厥证,多以针刺醒神,或以西医治疗手段进行急救。

二、《伤寒论》中的外治法

医圣张仲景在《伤寒论》中系统地论述了外治法的医理,并创造了很多外治的方法和药剂。早在《伤寒论》成书之前的先秦时期就有很多医学典籍关于外治给药的方法描述,但都属于萌芽阶段的论述。依据后世流传的著述内容来看,大部分属于散在于各种文献中的经验方,关于外治方法及理论的论述尚不成系统。这些医家的有效方药和各具特色的实践经验和《黄帝内经》《难经》《胎胪药录》等典籍著作构建的中医基础理论共同成就了《伤寒论》外治法的理论基础。这种渊源关系可以在《伤寒论》的自序中得到明确的证实——"撰用《素问》《九卷》《八十一难》《阴阳大论》《胎胪药录》,并平脉辨证,为《伤寒杂病论》合十六卷"。在《伤寒论》所记载的 112 首方剂中,除内服的 110 方外还收载了 49 条治疗热病的外治法,其中最多的是针法,其次是服汤药后的助力方法——"覆取微似汗"法,其他还有如火法(熨、被火、火劫、火迫、火熏)、艾灸法、粉扑法、蜜导法和灌法等。另外,关于误治的外治法描述有 16 条,误治原因除灌法外还有温针、烧针和诸火法,而治疗的有 31 条,剩下的就是用来预防再度感寒和探察死生的一些方法。

(一)温复助药力

无论是桂枝汤还是麻黄汤都是以辛温解肌、调和营卫为治疗目标。关于桂枝汤的服法,仲景详细记载了药后除按法喝稀粥益中气以资汗源,此用法即是取助药力之意也,同时还详细记载了具体的操作方法——"温覆令一时许,遍身漐漐,微似有汗者益佳"。意思是加盖衣被使周身温暖等待遍身微微出汗。反复嘱咐"不可如水流漓,病必不除"(第 12 条),意在强调若使汗出淋漓则真气疏泄太猛,反易导致邪气逗留于内。其他的条文还有如桂枝加葛根汤、桂枝加厚朴杏子汤、桂枝加附子汤、桂枝去芍药汤、桂枝去芍药加附子汤、桂枝麻黄各半汤、桂枝二麻黄一汤,均在最后注明"将息如前法"(第 14、15、20、21、22、23、25 条);而在葛根汤、葛根加半夏麻黄汤后面注明,应"覆取微似汗"

（第31、33、35条）等。这些均是使用温覆法来助药力从而达到驱邪外出、调和营卫的治疗目标。

（二）针刺和解泄热

针刺治疗伤寒热病，主要是利用其通行经气、疏泄邪热的功效。《伤寒论》明确注明应用针刺治病的条文有9条。第142条"太阳与少阳并病，头项强痛或眩冒，时如结胸，心下痞硬者，当刺大椎第一间、肺俞、肝俞。慎不可发汗，发汗则谵语，脉弦。五六日谵语不止，当刺期门"。第171条"太阳少阳并病，心下硬，颈项强而眩者，当刺大椎、肺俞、肝俞，慎勿下之"。意思是说邪在太阳、少阳时候，既不宜汗也不宜下，此时最好是用针刺大椎、肺俞来泻太阳之外邪，刺肝俞泻少阳之邪气，只有这样方能达到祛散寒邪而不伤正的目的。又比如妇人中风或阳明病热入血室者应当针刺足厥阴肝经的期门穴来泻血室之热，此即"随其实而泻之，濈然汗出则愈"（第143、216条）。若"伤寒腹满谵语"出现肝旺克脾的现象（第108条）或"伤寒发热，啬啬恶寒，大渴欲饮水，其腹必满"此为肝气旺而肺病（第109条），亦可刺期门以泄肝经之邪气。同时还提出如果药对证而服后不效可先针刺而后再服药，如第24条"太阳病初服桂枝汤，反烦不解者，先刺风池、风府，却与桂枝汤则愈"，先刺二穴泄太阳之风邪，风邪得挫再服桂枝汤则能使邪去。另外，针刺还有流通经气、增强抗病能力的作用。第8条"太阳病，头痛至七日以上自愈者，以行其经尽故也，若欲作再经者，针足阳明，使经不传则愈"。虽然张仲景用针刺时选取的穴位不多，但是具有开创性的示范作用，为后世刺委中、十宣以治热病的刺血疗法奠定了基础。

（三）艾灸回阳救厥逆

伤寒深入少阴时是正气极度衰惫的时候，可见到阳虚阴盛的证候，或者是传变至厥阴，阴阳交争剧烈见到四肢厥逆（第292、304、325、343、362条）。此时病势急迫，汤药已是缓不济急，仲景示范了艾灸法急救回阳。第343条"伤寒六七日，脉微，手足厥冷，烦躁，灸厥阴，厥不还者死"。由此可见，施灸法后厥回与否是判断死亡的重要指征。

（四）熏法助火散寒邪

仲景只有在第48条谈到以火熏法治病。"二阳并病……若太阳病证不罢者，不可下，下之为逆。如此可小发汗，设面色缘缘正赤者，阳气怫郁在表，当解之熏之"。意思是说如果二阳并病，在太阳病未解时根据先表后里的原则当小发汗，如果看到面色不断发红说明表邪郁遏太甚，此时除小发汗外，还须用熏法取汗，方可达到疏解的目的。至于如何熏法并未详述。另外在第117条中,因烧针后而发奔豚者,是由于针处被寒,寒邪入内所致,仲景用火灸配合内服方药而愈,这也是取其火法以祛散寒邪之意。

（五）皮肤扑粉

第 38 条大青龙汤方后有文记载为"取微似汗,汗出多者,温粉粉之"。对于"温粉粉之"的认识有两种观点:一种认为是粉之以止汗,防汗出过多;一种认识是粉之以护表,防重感寒邪。

（六）蜜煎肛门给药

阳明病腑实证便秘因热实所致者当用承气汤攻下,但是如果是因发汗太过或者是小便自利导致的津液泄下,肠间缺乏津液濡润而出现的大便干涩不解且无腹满、痛、燥、实等征象的,此乃大便硬屎燥结在直肠部位难出肛门则无须攻之,先圣张仲景创蜜煎导法治疗。即以蜜煎作剂,推纳入肛门以求润窍滋燥。或者土瓜根宣气通燥,或者是猪胆汁清热润燥,皆可为引导之剂型。如第 233 条"阳明病,自汗出,若发汗、小便自利者,此为津液内竭。虽硬不可攻之,当须自欲大便,宜蜜煎导而通之。若土瓜根及大猪胆汁,皆可为导。"后世的甘油栓、开塞露皆类此。

关于外治致误的条文,经统计有 18 条,需要说明的是全部是假设,并不是已经误治的病例。除因喂灌致误外,全部是温针、烧针、艾灸、火劫、被火、火迫、火熏等造成的火逆证。治伤寒禁用火攻法,这是仲景的鲜明观点——"一逆尚引日,再逆促命期"(第 6 条)。

除上述的条文,仲景在《伤寒论》中还列举了许多外治法,如鼻吸入法——把药末吹入或吸入鼻腔内,通过鼻黏膜的吸收来治疗鼻腔、头部或全身的某些疾病。"湿家……头痛鼻塞而烦……内药鼻中则愈"。洗浴法就是把药物的浸出液或煎汤剂趁热熏洗患部进行浸浴以治疗局部或全身性疾病者,如苦参汤、狼牙汤等。药熏法就是用药物烧烟熏灸患部或某一特定部位来治疗疾病,如雄黄外熏。外敷法就是把药物研细直接敷于局部或以酒、醋、油等液体调和后放于体表的特定部位来治疗疾病,如用王不留行散治疗金疮。扑粉法就是把药物研极细粉末外扑于皮肤局部来治疗疾病。如治疗表实内热证或溢饮症的大青龙汤,注明"汗出多者,温粉粉之"。用黄连粉治疗浸浮疮及感染的外科疾病。肛内用药法则是把药物置于肛门内的一种治疗方法;塞入之法是用药物或制成便于塞入形状的制剂,塞入有孔窍的器官的一种治疗方法。塞肛门的亦称导法,塞阴道亦称坐药,如蜜导煎以食蜜微煎,稍凝如饴状,捻成锭约 6~7cm 长,粗如指,每用 1 条塞入肛门中用来治疗燥屎不下。蛇床子散是用蛇床子为末,加铅粉少许,和药如枣大,棉裹纳入阴道内,用来治妇人阴中寒湿。近代用于治疗滴虫性阴道炎的蛇床子栓剂就是此法的变迁,功效甚佳。其他还有脐部给药、按压等方法。蔡秋生、刘建华两人总结仲景的外治法,将其归纳为孔窍给药法,具体包括舌窍、齿龈、鼻窍、耳窍、前阴、后阴、毛窍七窍给药法。这些特殊的治疗手段在当时挽救了很多生命,其中一部分至今仍不失为临床各科治疗多种疾病的重要手段。张仲景在外治方中选用的多为常见药物,如黄连、苦参、雄黄、附子等,这些药物经现代药理研究证实,多具有杀菌消毒的功效。

总结归纳《伤寒论》外治法的特点,主要有四点:一是以整体观念指导外治法的应用实践,二是在外治法应用中重视辨病与辨证相结合,三是内治法常配合外治法一起使用以增强内服药的疗效或者减轻内服药的副作用,四是外治法还可以"治未病"。《伤寒论》外治法丰富了外治法的治疗方式和内容,奠定了外治法辨证论治的原则,为后世外治法的发展应用奠定了坚实的理论基础。

三、《备急千金要方》与《千金翼方》中的外治法

唐代医学大家孙思邈在其所著《备急千金要方》和《千金翼方》中所记载的儿童外治法有 27 种 290 条之多,扩大了儿科治疗方法,丰富了医者的治疗手段。书中所列的治疗眼病有 93 方,其中外用方达到 64 个,约占 68.82%。将外治法广泛应用于各种眼病的治疗,由此可见孙思邈对眼病外治的重视。点眼法是应用较多的治法,按所用剂型又分为散点和膏点两种。其他还有滴眼法、洗眼法、熏眼法、纳入法、敷法、按摩法、吹法、药枕法、针割法。同时,孙思邈也是养生大家,他还记载了针灸、按摩用于美容的外治疗法。

(崔瑞琴 杨嘉豪 王 璐)

第三节 历代代表医家对外治法的认识

外治法起源于古代中国人民生活经验的积累和总结,在《黄帝内经》时期外治法就已经形成了一个基本的框架。《内经》中的"内者外治,外者内治",不仅首次提出了"外治"这一概念,还为外治法的发展奠定了理论基础。此后,外治法在唐宋时期得到了进一步的发展,并成熟于明清时期,到了现代,中

医工作者在总结前人外治法经验及理论的基础上,借鉴了西医学的知识,进一步丰富了外治法的内容,使得中医外治法理论和治法愈加成熟。

一、秦汉时期

《黄帝内经》中的外治法体现着天人相应的理论,并用来指导养生,如提出春天运动肢体以生发少阳之气,夏天夜卧早起以使气机开泄,秋天收敛精神以使神智精气内收,冬天去寒就温以避寒邪等;其中提到的皮为脉之分部,脉行于皮中,外邪经皮入于脉中,脉受邪气而后生病,可以通过外治法治疗皮与脉以达到治愈疾病的目的,即因势利导的外治法理论的体现。此外,《内经》中还提到"治未病"和"虚实补泻"等外治理论。《黄帝内经》中具体的外治法可分为三大类,即药物外治法、器械外治法和手法外治法。其中药物外治法包括涂、熨、渍、浴、熏、吹耳、取嚏共 7 种。器械外治法包括砭石、牵引、放腹水、结扎、截趾共 5 种,如《内经》中常将砭石用于排脓,《灵枢·玉版》中提到:"其已成脓血者,其唯砭石铍锋之所取也",认为脓血唯有砭石可达,并强调砭石属于泻法,对于正气亏虚者禁用,以防损伤正气。手法外治法则主要是推拿手法,在现今临床应用较普遍。

张仲景继承了《黄帝内经》中外治法的理论,提倡辨证论治,不仅丰富了外治法的种类,还丰富了外治法的剂型。张仲景把"治未病"的思想运用到了外治法中,比如:"若人能养慎,不令邪风干忤经络,适中经络,未流传脏腑,即医治之……",又如其"先安未受邪之地"的思想,均是"治未病"思想的体现。在针法和灸法的选择上,张仲景提出"阳证宜针,阴证宜灸",概因针法重泻,而灸法重于温阳,例如《伤寒论》中第 143 条治妇人中风,"热入血室",刺肝经穴位期门以泻血分实热;《伤寒论》第 292 条治少阴阳虚吐利,手足逆冷,脉不至,灸太溪以温阳救急,对临床针灸的选用具有指导意义。仲景的外治法具有开创性,比如舌下给药法和润导法,均是历史上首次提出。此外,张仲景还首次运用妇科外治坐药及阴道冲洗药物,详细描述了冲洗药物、坐药的制作、使用方法,如《金匮要略·妇人杂病脉证并治》曰:"妇人阴寒,温阴中坐药,蛇床子散主之"。如今,坐药疗法已成为治疗妇科疾病的常用方法之一。

二、魏晋南北朝时期

葛洪是东晋时期著名的医学家、道家、炼丹家,其著作《肘后备急方》是我国第一部中医急救手册,不仅内容丰富,体系完善,而且操作简便,既是中医临床要捧读的经典,又是老百姓的"家庭实用急救手册"。本书记载的外治法有:针法、灸法、塞入法、熨法、灌注、敷法、熏法、泡洗、膏摩、吹法等。葛洪重视灸法和吹法,主要用于治疗昏迷、昏厥及沉睡不醒的神志类疾病,例如《肘后备急方》中记载了用菖蒲屑吹鼻加上舌下含服肉桂屑治疗卒中,效佳。这两种治法在《黄帝内经》中均有出现,但葛洪在《内经》的基础上拓展了疾病的治疗范围。不仅如此,葛洪还首创了隔物灸,对灸法的发展更是具有开创性的意义。

龚庆宣是南北朝时齐梁间外科医家,他在中医外科学上的突出贡献就是总结编写了《刘涓子鬼遗方》,作为最早的中医外科学专著,其理论上承《内经》,下启后世,理法方药俱全,为中医外科学从理论走向临床奠定了基础。龚庆宣主要继承和发展了《灵枢·痈疽》篇的外科理论,总结了南北朝以前外科学术成就。他重视外治,提出应根据痈疽的不同阶段采用不同的治法,初期多用散(粉)剂或膏剂外敷,以使肿块消散。而成脓后则应切开排脓,并提出了根据脓肿的位置、深浅来选择切口方向和排脓器械,如"所破之法,应在下逆上破之,令脓得易出,用排针脓深难见,上肉厚而生者,火针"。

陈延之是南北朝的医家,著有《小品方》,丰富了外治法理论及方法。他重视灸法,认为灸法易于掌握,能够推广应用:"针术须师乃行,其灸则凡人便施……"。并将施灸应加以注意的 38 个穴位分为"禁不可灸"和"无病不可灸"两类,还对艾炷大小和施灸壮数进行了说明。陈氏主张化脓灸,"灸得脓坏,风寒乃出。不坏,则病不除也"。并提出了隔盐灸,如"治霍乱,呕哕吐逆,良久不止方,以盐纳脐中,上灸二七壮"。陈氏还对外科病证的外治法进行了阐述,如对丹毒的症状表现进行了详细描述,并提出了治疗丹毒的方法:用赤小豆、鸡子白和如泥涂之。有症有法,便于临证。他还研制了丹参膏,用于治疗恶肉、恶核、瘰疬、风结、诸脉肿痛等。

皇甫谧是晋代著名的针灸大家,他重视针灸原则,强调"神"在针灸治疗中的作用,提出:"凡刺之真,必先治神"及"用针之要,勿忘其神"。他认为针刺应因人制宜,不仅区分人的肥瘦体质、男女老少,还区分人的社会地位:"刺布衣者,深以留,刺王公大人者,微以徐"。他亦强调针刺因时制宜,认可《内经》中的"冬刺井穴、春刺荥穴、夏刺输穴、长夏刺经穴、秋刺合穴"的治疗原则,他提出"顺天之时,而病可与期,顺者为工,逆者为粗",认为是否顺应天时行针灸治疗是衡量医者水平的标杆。皇甫谧在外治法中强调辨证论治及整体调理,并确立了针灸治疗的禁忌,如明确提出"禁不可刺"穴 8 个,即神庭、脐中、五里、伏兔、三阳络、承筋、乳中、鸠尾,禁灸和慎灸的穴位,即头维、承光、脑户、风府、哑门、下关、耳门、人迎、丝竹空、承泣、脊中、白环俞、乳中、石门、气街、渊腋、经渠、鸠尾、阴市、阳关、天府、伏兔、地五会、瘈脉、心俞、素髎,丰富了中医针灸学的内容。

晋代沈括著《苏沈良方》中有许多薄贴的记述,如术膏方,用白术配伍松脂、附子等熬膏,治疮痈肉烂坏死,是用白术外治的最早记述。该书含有川芎的方剂50余首,其中数首用川芎去腐生肌,已视为治疗外科疮疡的重要药物;对久病疥癣,诸恶疮毒用五黄膏,金疮出血用金疮止血散,既可内服,又可外用,其治疗范围涵盖整个外科疾病。

三、隋唐时期

巢元方是隋代医家,他重视灸法在儿科的应用,在承袭前人经验的基础上灵活变通,主张应根据病情轻重、年龄大小不同用灸。在其著作《诸病源候论》中记载了灸背俞治疗小儿发热、灸五脏俞治疗小儿中风、分经灸治疗小儿惊风疾病等;另外,针对当时灸法的流行,他提出了小儿慎灸的观点,认为针灸易伤经络,若病情轻微则不能妄用,可用洗浴、粉扑、按摩等外治法替代,如在《诸病源候论·小儿杂病诸候》中提到:"风池在颈项筋两辕之边,有病乃治之。疾微,慎不欲妄针灸,亦不用辄吐下。所以然者,针灸伤经络,吐下动腑脏故也。"

唐代孙思邈博览群书,勤于实践,著有《备急千金要方》及《千金翼方》。孙思邈系统总结了唐以前的医学经验,对外治法进行了继承和发展。孙思邈传承《黄帝内经》"治未病"的思想,推崇上古医家的养生理念,重视疾病的预防和早期治疗。注重发挥多种治法互补作用,将针灸与药物配合使用是其重要治疗思想,"针而不灸,灸而不针,非良医也;针灸而不药,药而不针灸,尤非良医也"亦强调针灸的重要性:"汤药攻其内,针灸攻其外,则病无所逃矣,方知针灸之功,过半于药矣。"孙思邈对于灸法的运用,提倡早灸、急灸。对于急症,他认为艾灸可以弥补针刺之不及,《备急千金要方·针灸》提出:"大凡人有卒暴得风,或中时气……皆须急灸疗"。在治疗小儿皮肤病上孙思邈提出了溻浴法,如用枣根煮汁沐浴五六度治疗小儿发背发丹、泡浸法治疗小儿身疮、淋身法治疗小儿肘气等。此外,孙思邈还在《备急千金要方》中对小儿推拿方法及所治病证予以详细论述,为小儿推拿医学的发展做出了重要贡献。

王焘是唐代著名医家,其著作《外台秘要》几乎引用了当时所有医学著作,可谓是博采众家之长,后人评价他"上自神农,下及唐世,无不采摭"。王焘在外治法中重灸法而轻针法,采集诸家医方,将唐以前数十家灸法之经验与实践融为一体，广泛应用于临床各科。在儿科方面，王焘主要论述了囟陷、重舌、遗尿、脱肛、病气等 30 余种病证，其中灸法为主要治法，概因小儿治病依从性差，而灸法相对于其他治法来说则易于接受。如卷三十五小儿诸疾门转录《千金方》中小儿痫病的诊断治疗中，王焘认为小儿痫病非汤药所能及，当急灸之。他还单独列出了五脏痫、六畜痫、膈痫、肠痫等不同痫证的不同灸法，对临床小儿痫病的治疗具有指导意义。除针灸疗法外，王焘还在其著作《外台秘要》中介绍了其他外治法，如：敷贴法、涂法、熏吸法、吹法、粉敷法、滴法、洗法、浴法、蒸法、灌法、缠绕法等，保留了中医多种治疗疾病的方法，为后世研究中医外治剂型提供了丰富的资料。

四、金元时期

窦汉卿为金元时期的著名针灸家，他精于针灸，著有《针经指南》一书，总结出"流注八穴"的主治病证，创立针下得气说和手指十四法，丰富和发展了针灸的学术理论。"流注八穴"是指奇经八脉与十二正经相通的 8 个穴位，窦氏指出在选用"流注八穴"治疗时，先刺主证穴，如果效果不显，再取相应穴位，重在停针待气，才能使气上下贯通，以取得好的疗效，即"先刺主证之穴，随病左右上下所在取之，仍循扪导引，按法祛除。如病未已，必求合穴，未已，则求之须要停针待气，使上下相接，快然失其所苦，而后出针"，并介绍了"八穴"的具体位置。这一理论在后来被总结为"八脉交会八穴歌"指导着临床上针灸的应用，即：公孙冲脉胃心胸，内关阴维下总同，临泣胆经连带脉，阳维目锐外关逢，后溪督脉内眦颈，申脉阳跷络亦通，列缺任脉行肺系，阴跷照海膈喉咙。他重视"得气"，并将"得气"做了生动的描述，如：气之至也，若鱼吞钩饵之浮沉；气未至也，似闭处幽堂之深邃。此外，窦氏在前人手法基础上提出动、退、搓、进、盘、摇、弹、捻、循、扪、摄、按、爪、切等"手指十四法"，用于针刺过程中激发经气，促使气至，或气至病所，或调节经气盛衰，以提高临床疗效。

张从正，金元四大家之一，善于运用汗、吐、下三法。他将外治中有汗者统归于汗法，独创外治汗法治疗体系，提出："凡解表者，皆汗法也"。成国春等总结了张从正汗法的运用，统计出在《儒门事亲》卷六至卷八"十形三疗"中，共录 162 条病案，其中运用到外治法发汗的有 34 例，包括灸、蒸、熏、渫、洗、熨、烙、砭刺、导引、按摩、涌吐等法，所治病证多达 20 余种，涉及内、外、妇、儿、五官、皮肤等临床各科。例如在治疗小儿啼哭不止上，张从正通过运用浴法使其发汗，从而达到治愈的效果，如："小儿悲哭，弥日不休，两手脉弦而紧。戴人曰：心火甚而乘肺，肺不受其屈，故哭。肺主悲……令浴以温汤，渍形以为汗也。肺主皮毛，汗出则肺热散矣。浴止而啼亦止。"张氏还运用刺络放血法治疗肾风，并提出，"出血之与发汗，名虽异而实同"，即认为放血疗法也归属于汗法，可达到与发汗同样的作用，如：发泄逐邪，疏风宣毒，通经散瘀，决壅泻火，清灵苗窍等，且取效更捷，符合"血实者决之"的治疗原则。

齐德之是元代著名的外科医家，著有《外科精义》。他提出了许多外治法，如砭镰法、贴熁法、溻渍法、针烙法、灸疗法、内消法、追蚀法、托里法、止痛法等，认为应将不同治法应用于不同的发病阶段。其原则概括为："疽则宜灸不宜烙，痈则宜烙不宜灸，丹瘤肿毒宜溻渍之，肿皮光软则针开之。"例如，他将贴熁法运用于疮肿初起及脓溃者，并根据疮肿浅深寒热之不同而辨证用药："若疮肿初生，似有者，即当贴温热药，引出其热，毒火就燥之义也；于四畔赤熁处，捣生寒药贴熁之，折伏其热势，驱逐其邪恶，扑火之义也"。理论明晰，操作详尽，便于后人学习，为中医外科学及外治法做出了卓越的贡献。

五、明代时期

明代陈实功立足于整体观念，认为外科疾病的发生不仅是体表的病变，还与内在因素联系密切。他在《外科正宗》中提到："盖痈疽必出于脏腑乖变，关窍不得宣通而发也。"他认为痈疽的发生不离火热内虚，强调审证当首辨阴阳。在治疗方面，他强调内外兼治，内治上提出了消、补、托三法，外治上善用腐蚀之品，并且在继承前人经验的基础上对腐蚀之法进行了系统总结。此外，陈实功还擅长使用刀圭，《外科正宗》记载了钹针、刀、剪、钩、乱麻团、丝线、绷带等手术器材，并记述了多种手术方法，如切开排脓术、眼胞菌毒切除术、药线枯痔术、鼻痔套除术、剪割坏腐术、铜管取痣术、腹腔穿刺排脓术、下颌关节复位术、指关节离断术等。如他在《外科正宗》中提到"脓胀而痛者开之，恶肉侵蚀者去之……损而痛者续之"，在治疗痔疮上，用枯痔和药线结扎疗法，即是"恶肉侵蚀者去之"的体现。在预后上，陈实功在前人基础上对疾病的善恶顺逆进行全面总结，编成"痈疽五善歌"和"痈疽七恶歌"，成为后人判断疾病转归预后的重要方法。他不仅对明代以前的中医外科学成就进行了继承和总结，而且丰富了中医外治在理论、诊治和手术等方面的内容，进一步推动了中医外治法的发展。

李时珍在继承前人外治经验的基础上，结合自己的医疗实践，把外治法普及推广应用于内外科多种疾病的治疗，如内科疾病中危急重证的中风、卒厥、暴死、霍乱、腹泻、癫痫、小儿惊风、癃闭等。例如:"胡粉,小儿腹胀,盐炒摩腹",即用盐炒胡粉摩腹治疗小儿腹胀;又如:"小儿初生不啼,外以葱鞭之",用药物抽打治疗小儿初生不啼,与现今拍打新生儿臀部有相通之处。在运用外治法时,李时珍善用天然物产之药治疗疾病,如:"雪水洗目而赤退,咸水濯肌而疮干"。又如汤泉浴治疗疥癣、肌皮顽痹,并解释"汤泉多作硫黄气,浴之则袭人皮肤"。李时珍还运用药液熏洗、外敷涂贴、艾灸针熨等治疗诸多内科疾病,在艾灸方面,李时珍认为"艾火灸百病",《本草纲目》中记载了如"艾叶灸诸风口噤""艾叶,癫痫诸风,灸谷道正门当中,随年壮"等具体治法。

此外,李时珍对外用药也进行了详细阐述。《本草纲目》共收录了 1 000 多种外用药,黄锦华等总结了李时珍在应用外用药时的规律:①善用辛烈药和芳香药治疗危急重症;②常用泻火解毒药治疗痈肿诸疮;③常用收敛固涩、杀虫止痒及解毒化腐药治疗脱证、血证及汗证等。在儿科方面,李时珍也记载了诸多治法,如用黄柏末或龙骨煅研涂脐治疗小儿脐疮不合,白矾烧灰涂脐治小儿脐肿汗出不止等。

张介宾在深入研读《内经》的基础上,对针灸理论进行了研究和阐发,并撰写《类经》。其作为一代温补大师,注重用灸法,也是其针灸思想的主要内容。他认为人之生气以阳为主,难得而易失者为阳,既失而难复者亦为阳,并提出了"阳非有余"及"真阴不足","人体虚多实少"等理论。他总结灸法的三大作用:一是行气活血,二是回阳补气,三是散风拔毒。如在治疗痈疽时,他在《景岳全书》提到"治疽之法,灼艾之功胜于用药",认为在治疗痈疽时灸法的效果远胜于药物治疗。张介宾认为灸法重温补,因此他反对用灸法治疗热证,并明确提出了灸法的使用禁忌:"其有脉数、躁烦、口干、咽痛、面赤、火盛、阴虚内热等,俱不宜灸,反以助火。不当灸而灸之,灾害立至矣。"张氏用针多是泻邪外出,祛积消痞,针对的多为顽疾,体现出了灵活的辨证论治思路,如用针刺放血疗法治疗霍乱:"刺委中穴出血,或刺十指头出血,皆是良法。今西北之人,凡病伤寒热入血分而不解者,悉刺两手、腘中出血,谓之打寒,盖寒随血去,亦即红汗之类也。故凡病受寒热霍乱者,亦宜此法治之。"此外,在针灸方面,他还完善了针灸图,扩大了腧穴的主治范围,并提出了"气络"说,为中医外治法的理论和临床做出了伟大的贡献。

六、清朝时期

徐灵胎在其《医学源流论》中提到:"《内经》治病之法,针灸为本,而佐之以砭石、熨浴、导引、按摩、酒醴等法。病各有宜,缺一不可。盖服药之功,入肠胃而气四达,未尝不能行于脏腑经络。若邪在筋骨肌肉之中,则病属有形,药之气味,不能奏功也。故必用针灸等法,即从病之所在,调其血气,逐其风寒,为实而可据也"。他认为疾病的病位不同,治法也不同,在脏腑经络的服药可达,而病位在筋骨肌肉的则必用针灸、膏贴等外治法。例如徐灵胎在《医学源流论·水病针法论》中提到的用针法治疗水肿病时,必刺五十七穴,因"水旺必克脾土,脾土衰,则遍身皮肉皆肿,不特一经之中有水气矣",即水肿涉及周身经络,只有用针刺五十七穴的方法才可到达病所。他还提出用膏贴法治疗一些处于筋骨肌肉间的"有形"之邪,因"闭塞其气,使药性从毛孔而入,其腠理通经贯络,或提而出之,或收而散之,较之服药尤有力"。

程鹏程是清代医家,他推崇外治,著有《急救广生集》。急救者,救急也,程氏的这本书是为救急而设,他推崇外治,因外治简便有效而安全,但他并不排斥内治法,认为:"子汇此集,非谓尽外治之法可以废汤饮之剂也,不过取便于仓猝,使病者勿药有喜之意。"因此,其外治法通常有简、便、验、廉的特点,例如:"产后心闷而死者用红花数十斤,入大锅内煮之,候汤沸,以杉木桶盛汤于内。取格卧,产妇于其上。汤气渐冷,换热汤熏之,少顷必苏"。此为产后血晕,多因产后恶露不下,气血逆乱而致,用红花煎汤熏蒸,能活血祛瘀,从而使其清醒。又如,在治疗小儿患痘发热时,他"须于微发热时,用手蘸真芝麻油,摩其背脊间,直至尻骨"。该法看似简单,背后却有中医理论的支撑,背脊为督脉循行的路线,脏腑气血输注之所,用手摩之,能通阳散热。诸如此类的外治法程氏还介绍了很多,一些外治法至今还在沿用。如其治黄疸时,"热病发黄,瓜蒂为末,以大豆许,吹鼻中,轻则半日,重则一日,流出黄水乃愈"。该法在1976年被上海市传染病总院证实能够提高机体免疫力,使淋巴细胞转化率和淋巴细胞绝对数均有明显提高。程鹏程专事外治,用以佐内治的不足,为临床提供了不同的思路,也为我们留下了宝贵的外治经验。

清代吴师机是一位中医外治法的集大成者,其著作《理瀹骈文》是我国唯一一部外治法专著。全书内容丰富、文采斐然,建立了完备的外治理论体系,是一部承前启后、影响深远的中医外治法专著。吴师机在《理瀹骈文》中提出"外治之理,即内治之理;外治之药,亦即内治之药,所异者法耳",即认为内治和外治只是给药途径和给药方法不同,其理是相通的。治法上,他不仅运用膏药以外治,还运用敷、熨、熏、浸洗、擦、坐、嚏、缚、刮痧、火罐、推拿、按摩等12种方法。在膏药的使用上,他认为一要辨阴阳,二要辨四时五行,三要审求病机,四要度病情,五要辨别病形。在治法上吴尚先最突出的贡献是提出了"三焦分治"。但他又指出三焦分治的理论并不僵固,临床上应灵活应用,"凡上焦之症下治,下焦之症上治,中焦之症上下分治,或治中而上下相应,或三焦并治,其法俱不出于此"。在儿科方面,吴师机认为"小儿纯阳之体,不受暖药,且脏腑未坚,并不受诸药",但小儿肌肤柔嫩,脏气清灵,外治之法,作用迅速,可直达病所,能于无损伤的治疗中取得疗效,而且使用安全,毒副作用相对较小,适应证广,易于推广。因此,他提出了嗅、擦拭、敷、贴、熏、洗、熨、抹背、兜肚、佩挂、药枕、冰敷、填脐、坐药、导法、刮痧等适合用于治疗小儿疾病的外治法。在临床上,很多医家都把外治法应用于喂药困难的小儿上。例如刁本恕在治疗小儿外感发热时用中药洗浴法、擦洗法、滴鼻法等代替中药内服,并根据证型的不同采用不同的方药,临床疗效较好。

王孟英是清代温病四大家之一,其所处时代常有温病、霍乱、疫疠等病流行肆虐,尤以霍乱为重。王孟英潜心钻研多年,著成《随息居重订霍乱论》。此书将"霍乱转筋"分为热霍乱和寒霍乱。书中不仅对寒、热霍乱的病情、治法、方剂、医案进行了深入阐释,而且在治法篇中也详细载述了治疗霍乱病所用到的中医外治法,如刮法、淬法、刺法、拓洗、熨灸等。在刮法篇中阐释了刮法治霍乱的必要性和操作方法。应用灯火灸治疗霍乱也是王孟英对外治法的贡献。灯火灸,亦称灯火淬法,即以灯芯草蘸油点燃刺激穴位的一种中医外治方法。他用此法时将中草药与外治疗法相结合,通过对天应穴(红色斑点处)的刺激减轻患者的病情,充分体现了他治疗霍乱病之病、证、症辨治的精妙。

王孟英治疗时疫霍乱除以药物见长外,也十分重视刺血疗法的运用,认为刺血疗法可"泄邪外出",让"邪有出路"而达到"邪去则正安"。在经典理论的基础上对霍乱刺血疗法的选穴及操作方法进行了创新性阐述,对霍乱的治疗既注重迫邪外出,又注重维护患者自身之正气,少选或不选少血多气经脉之腧穴,以防刺血时邪随血出而伤正气;同时也对刺血疗法的禁忌证做了描述。在清代,重药轻针,王孟英能将中药和中医外治法(包括针灸、刮法、淬法、拓洗等)两者有效结合治疗霍乱病,从一定程度上推动了分经辨证用药理论的发展,促进了针药结合,也间接带动了针灸学的发展。

赵学敏是清代著名医药学家,著有《串雅内编》《串雅外编》及《本草纲目拾遗》。其中《串雅内编》和《串雅外编》是在总结族人赵柏云的有效方的基础上,加入了一些自己生平所录奇方,编撰而成,总结了民间简便廉效的外治法,为后世留下了珍贵的外治法资料。其外用药具有方便、简洁、起效快的特点,并强调"以毒攻毒"的思想,如其外用方常用的药物有:雄黄、轻粉、朱砂、水银、巴豆、蟾酥、硫黄等有毒药物。治疗痈肿丹毒的吹消散中有蟾酥、辰砂、儿茶、乳香、没药、麝香,共研细末,撒于膏药上贴患处。此外,赵学敏还首次提出了不少药物的外治作用,如言鼻烟"通关窍,治惊风,明目,定头痛,辟疫";又言普洱茶膏"受暑擦破皮血者,研敷立愈"。

陈复正是清代著名儿科医家,著有《幼幼集成》,是中医儿科学的集大成者。他在《幼幼集成》中列出"神奇外治法"这一小节,总结了九条外治法,即:疏表法、清里法、解烦法、开闭法、引痰法、暖痰法、纳气法、通脉法、定通法等。疏表法是将葱捣烂取汁,麻油和匀,涂抹于小儿五心、头面、项背等处,涂后以厚衣被裹之,令其微微汗出。该法能够疏通腠理、宣通经络,令邪气外出,又不损伤正气,是治疗小儿发热疾病的良法。又如定痛法,是将食盐于锅内炒热,以布包之,向胸腹从上熨下,能软坚止痛,用于治疗小儿胸中饱满,脐腹疼痛。陈复正提出的这九种外治法,都有取材简便,操作简单的特点,适用于无法即时取得药物的情况。

七、民国时期至现代

张锡纯是民国时期把中西医融会贯通的中医大家,著有《医学衷中参西录》。他不仅精于内治,还重视外治法在疾病治疗中的作用。张锡纯在该书中介绍了大量的外治法,如:熏蒸法、薄贴法、敷贴法、脐疗法、灌肠法、点眼法、鼻嗅法、点穴法等治法。他对外治疗法的使用较为广泛,方法多样,给药途径多。如他在治疗便秘时,无论合并食积还是外感,服用通利药物无效时,均可采用葱白熨法。在儿科方面,小儿脐带未落之前,用脐风散填充小儿脐部,可预防脐风。他重视针灸在危急重症中的作用,在当时西医开始冲击中医传统医学思维模式时,提出:"西人窥天地气化之精微以创无线电,可列于科学,古圣能窥人身之气化精微,以定十二经,而目之为荒渺,此又平情之论乎",可见他对中医针灸理论的信心。在临床上,张锡纯认为"外治之法,针灸为最",强调针灸治疗应因病制宜,并开创了许多新治法,如:首次提出素髎穴点刺放血治疗霍乱;对少商、尺泽、委中及病变部位局部放血,治疗白喉、猩红热引起的喉咙肿痛,并配合服用清热消肿的药物加强疗效。对于灸法,他认为其简便易学,便于推广,并认为,灸法与针法相比,更适用于筋骨诸病、沉疴之疾,为济世之慈航。不仅如此,他还拓展了外治法的用药方式,比如在治疗霍乱吐泻转筋时,于承山注射盐酸海洛因等西药,并提出"宜温用不宜凉用"的操作细节,这也是我国穴位注射法的雏形。在外治法上,张锡纯不仅集合了中医历代医家的经验,还结合了西医西药,是一位划时代的中医大家。

到了现代,许多医家更是将外治法作为开展临床救治工作的重要方法,并且做到了有继承有发展有创新,中医外治法在现代医家的临床实践中发展得越来越好。比如全国名中医迟景勋,主要从事周围血管疾病的诊治,在他50余年的临床实践中,中医外治疗法得到了较好的运用。他认为中医外治法是中医外科有别于西医外科的最主要的特点,也是中医的优势所在。他在外治法中重视溻渍法、消敷贴法及蚕食清创法的中医特色疗法运用。迟老在临床上重用溻渍疗法治疗疮疡疾病,用解毒洗剂治疗臁疮,活血洗剂治疗动脉硬化症,五花透骨汤治疗痹证,在临床上取得了较好的疗效。迟老把对传统外用制剂的传承与现代制药技术结合起来,研发了黑玉膏,在外用制剂透皮吸收方面,提出并运用氮酮作为中药透皮增效剂,极大地提高了传统药物的疗效。在手术清创中迟老提倡蚕食清创法,主要用于治疗慢性皮肤溃疡,比如糖尿病足、动脉硬化闭塞症、臁疮、皮肤痈疽等,配合外用制剂,取得了显著的疗效。

第四节　儿科外治法的应用变迁

虽然说外治法早在先秦时期就已经应用在临床,但是并没有进行成人与儿科的应用区分,直到魏晋南北朝时儿科应用外治才出现在医籍当中。

晋代陈延之的《小品方·小儿门·小儿方例》记载了"凡人年六岁以上为小,十六以上为少……其六岁以下,经所不载,所以乳下婴儿有病难治者,皆为无所承据也"。《小品方》中记载的外治法用于治疗小儿病的21种外治法方中涉及17种疾病,其中以药敷法为主,还有药浴法、药粉涂身以及针刺消肿等方法。此时的药物外治方法有单方熬汤给小儿洗澡来退热,并指出应"避目及阴处"。用黄连、贝母、牡蛎磨成粉擦在小儿身上来治疗阴虚火旺导致的小儿盗汗以及药敷法。针灸方面的应用有如《小品方》中记载的"小儿刺悬痈方。可以绵缠长针,末刃如粟,以刺决之"。意思是用长针裹上棉絮刺破上颚所生的悬痈以排脓消肿。还有用针刺穴位的方法来治疗小儿癫痫、惊风等病,开创了针刺专论小儿治疗的先河,促进了小儿外治法中针刺法的发展。到了隋唐时期,比前朝更加重视小儿疾病的研究。

隋唐时期中医儿科外治法的发展在魏晋南北朝的基础上更上一层,应用特点更加鲜明。一是在全身治法中混合有针对性的局部治疗。如孙思邈在《备急千金要方》中记载的"儿立夏后有病,治之慎勿妄灸,不欲吐下,但以除热汤浴之,除热散粉之,除热赤膏摩之,又以膏涂脐中,令儿在凉处,勿禁水浆,常以新水饮之"。二是出现了保健、治疗两用的外治法。如"治少小新生肌肤幼弱,喜为风邪所中,身体壮热,或中大风,手足惊掣,甘草、防风(各一两),白术、桔梗(各二十铢),雷丸(二两半),上五味,㕮咀,以不中水猪肪一斤煎为膏,以煎药,微火上煎,消息视稠浊,膏成,去滓,取如弹丸大一枚,炙手以摩儿百遍,寒者更热,热者更寒,小儿虽无病,早起常以膏摩囟上及手足心,甚辟风寒"。这种按摩与涂药结合、保健治疗两用的外治法是儿科外治法在唐代的一大进步。三是针对同一疾病的外治法更加丰富。

医家在选用同一种外治法的时候有了更多的选择方案;而针对同一疾病也有不同的外治方法。如在唐代的《古今验录》中关于蘠内赤眼的治疗给出了四种不同方案——"取竹沥拭之""取鲤鱼胆傅之""取车前草汁和竹沥点之""以人乳浸黄连点之"。这些方法都是用药物外敷或涂药但所用药物有不同。

而在治疗小儿惊痫上,魏晋南北朝时期只有针刺治疗的相关论述,在唐代出现了艾灸治疗小儿惊痫的专论;另外,所用穴位与《针灸甲乙经》中所论述的根据症状所选的穴位也完全不同。孙思邈将前人所论述的惊痫病划分成五脏痫和六畜痫,并针对不同的惊痫给出了不同的艾灸治疗方法;取穴也有不同,有局部取穴,有循经取穴,有特效穴。

上述都标志着儿科外治法的进步。到了现代,中医外治法被运用到儿科临床,极大地弥补了汤药的不足,使得患儿和家长的依从性更高,也加深了对中医的认可度。发挥中医外治法在临床特别是儿科临床中的优势,是使中医学发扬光大的必经之路。

(袁 斌 彭珊珊 陶嘉磊 郑海涛)

主要参考文献

1. 崔霞 . 实用儿科常见病中医外治法 [M]. 北京 : 中国中医药出版社 , 2018.
2. 钱乙 . 小儿药证直诀 [M]. 上海 : 上海中医药大学出版社 , 1999.
3. 刘昉 . 幼幼新书 [M]. 北京 : 中国医药科技出版社 , 2011.
4. 陈复正 . 幼幼集成 [M]. 太原 : 山西科学技术出版社 , 2013.
5. 吴师机 . 理瀹骈文 [M]. 北京 : 人民卫生出版社 , 1984.
6. 张振鋆 . 厘正按摩要术 [M]. 北京 : 中国医药科技出版社 , 2018.
7. 张颖清 . 生物全息律 [J]. 自然杂志 . 1981, 4 (4): 243-248.
8. 梁文权 , 梁秉文 , 刘淑芝 . 中药经皮给药制剂技术 [M]. 北京 : 化学工业出版社 , 2017.
9. 朱家壁 . 现代生物药剂学 [M]. 北京 : 人民卫生出版社 , 2011.
10. 俞大方 . 推拿学 [M]. 上海 : 上海科学技术出版社 , 2010.
11. 佘继林 . 冯氏小儿捏脊 [M]. 北京 : 北京出版社 , 2017.
12. 徐荣谦 . 刘弼臣实用中医儿科学 [M]. 北京 : 中国中医药出版社 , 2018.
13. 王立新 . 新生儿推拿 [M]. 北京 : 人民卫生出版社 , 2017.
14. 吴力群 . 中医儿科学 [M]. 北京 : 科学出版社 , 2017.
15. 张奇文 , 朱锦善 . 实用中医儿科学 [M]. 北京 : 中国中医药出版社 , 2016.
16. 廖品东 . 小儿推拿学 [M]. 北京 : 人民卫生出版社 , 2016.
17. 杨上善 . 黄帝内经太素 [M]. 影印本 . 北京 : 人民卫生出版社 , 1956.
18. 郭霭春 . 黄帝内经词典 [M]. 天津 : 天津科学技术出版社 , 1991.
19. 李中梓 . 内经知要 [M]. 上海 : 商务印书馆 , 1955.
20. 赵佶 . 圣济总录 (上册)[M]. 北京 : 人民卫生出版社 , 1987.